U0325638

出入境检验检疫

报检实用教程 （第二版）

Entry-Exit Inspection & Quarantine Applications

洪 雷 / 编著

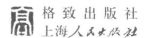

格致出版社

上海人民出版社

第二版前言

根据修订版《商检法》及其实施条例的规定,国家质检总局对出入境检验检疫报检从业人员实施注册许可。自 2003 年起,为了加强对报检员的管理,规范报检员的报检行为,维护正常的报检工作秩序,国家质检总局对报检员资格实行全国统一考试制度。报检从业人员必须通过报检员资格全国统一考试,取得《报检员资格证》,方可办理报检员注册申请。该项制度实施多年来,已引起了广泛的社会关注,同时报检员资格考试逐渐成为一种影响较大的国际商务人员资格考试。

本教材的第一版于 2009 年 3 月出版至今,已连续三次印刷,深受广大读者的认可。其间,国家质检总局根据《食品安全法》及其实施条例等新的法规要求,相继出台了一系列相应的部门规章制度,对原有行政许可项目的依据、条件、程序做了重要修订。为了能使本教材所阐述的内容更好地为高等学校国际经济贸易专业服务,培养社会经济发展所需的人才,作者根据最新的信息、资料,对第一版内容进行了较大幅度的修改,删除或调整了相关内容,为有关章节补充了相应的案例或技能实训题,同时增补了 2009 年调整后的报检员资格考试全真试题及答案。这样做既有利于教师教学时选用,也有利于学生在及时地掌握报检员考试内容重点及试题题型变化的过程中,对相关问题做深入的研究与思考。

《出入境检验检疫报检实用教程》第二版的章节安排基本维持第一版的设置。第一版的附录除小部分保留外,其余的已被删除或更新。第二版除延续第一版全面、实用的特点外,结构更合理,体例更得当,内容更丰富,非常适合作为国际经济贸易专业本科及专科的同名专业课程的教材,亦可作为全国报检员资格考试的辅导用书。

本教材所涉及的出入境检验检疫内容比较广泛,且具有较强的政策性,有的是与国家出入境检验检疫报检相关的目录,例如法检商品、可用作原料的进口固体废物、旧机电产品、实施强制性产品认证的产品、需查验的出口纺织品等;有的是实施动态管理,如认证产品目录;有的每年做适当的调整,如法检商品目录;有的根据新法规做调整,如固体废物目录等。读者在学习中要随时查询下述重要的网站,及时更新所掌握的信息,这对提高本教材的实用价值是十分有益的。

(1)国家质量监督检验检疫总局门户网站:http://www.aqsiq.gov.cn。

(2)中国国家认证认可监督委员会:http://www.cnca.gov.cn。

(3) 中国检验检疫电子业务网：http://www.eciq.cn。

(4) 中国检验检疫服务网：http://www.ciqcid.com。

此外，作者仍要强调第一版的三点学习要领，作为本教材的最佳学习方法，即循序渐进，逐步加深理解；抓住要点，把握内在联系；联系对比，融会贯通，侧重培养读(学)者通过理论知识和实务操作技能的训练，消化吸收本教材的内容，使得学习效果事半功倍。换句话说，本教材的核心指导思想是引导读(学)者围绕出入境检验检疫报检这一主题进行应用训练。

在第二版的修订过程中，笔者得到了上海世纪出版股份有限公司格致出版社的领导和有关同志的热情关心和支持，他们提出了许多颇具价值的建议，在此一并表示感谢。同时恳切地希望读者对本教材的不足给予批评，以便在重新修订时加以改进。

编 者

第一版前言

　　出入境检验检疫报检是出入境检验检疫工作中的一个重要环节,具有很强的政策性、技术性、法制性和涉外性。从事出入境检验检疫报检工作的相关人员俗称为"报检员"。通俗地说,报检员就是报检企业与出入境检验检疫机构联系的桥梁和纽带,他们的素质高低直接影响出入境检验检疫工作的效率和质量。因此,一个合格的报检员不仅应具备良好的政治素养、较强的法律意识和工作责任心,还需具备一定的检验检疫专业知识,必须通过国家统一考试认可。在当今的外贸企业出入境贸易活动中,报检员所起的作用越来越重要,已成为外贸服务行业中一种新的职业。

　　《出入境检验检疫报检实用教程》是为国际经济贸易专业本科及专科的同名专业课程编写的教科书,也适合经济管理类其他专业的教学,如国际商务专业、国际货运代理专业和国际物流专业等相关课程使用。本教材是以出入境检验检疫理论为基础,围绕出入境检验检疫管理制度,阐述出入境检验检疫报检业务及其操作流程,内容丰富、通俗易懂,颇具知识性、实用性和可操作性。它对于广大外经贸学生理解和掌握进出口商品检验检疫全过程所必须具备的基础知识、专业知识和实际工作技能有很大帮助,也可作为其他高职高专毕业生自学参加报检员资格全国统一考试的读本,具有非常重要的参考价值。

　　本教材编写的基本原则是在强调理论知识为业务操作服务的同时,注重教材编写与全国报检员职业资格证书考试纲要内容的结合,使学生在掌握理论的同时,也具备一定的应试能力和实际操作能力。为了方便学生对教学理论的理解和掌握,本教材在每章设置与其内容相关的课外练习和复习思考题。因此,本教材的特点可归纳为:结构新颖、内容完整、业务详实、方法具体、实例丰富、样例齐全,具有较强的实用性。

　　本教材共有 12 章。第 1 章为出入境检验检疫的基本知识,侧重介绍出入境检验检疫制度、机构的变化及其在国际贸易中的作用。第 2 章和第 3 章为报检企业、报检员职业资格与行为规范,重点论述报检企业、报检员义务、职责以及报检管理制度等问题。第4章为出入境货物的管理制度,主要研究直接涉及货物顺利出入境问题,国家为此所出台的管理制度及政策措施。第5章至第10章为出入境检验检疫报检基本知识,主要研究商品检验、动植物检疫与卫生检疫的综合基础理论,内容涉及出入境(或进出特殊区域)货物、工具、包装、人员、动物及其产品、植物及其产品检验检疫的一般工作程序和报检要求,具有知识面广与内容丰富的特点,是一个合格报检员所必须具备的专业基础知识。第11章和第12章为报检制单操作技能,主要研究报检员如何规范填制相关单证。本教材遵循出入境检验检疫报检的操作程序,从实用性出发,根据每章节内容安排配套的复习与综合练习,同时以案例分析、图表、提示等形式加以说明,并从第5章起,根据每章节内容,增加操作实例,以加深学生对所学知识的掌握。此外,附录篇重点罗列的报检员日常报检制单相关的代码和目录,使本书的实用功能得到进一步完善。

学习本教材的目的要求是:掌握出入境检验检疫报检基本理论、基本知识和基本技能,培养学生在实际中加以运用的本领,也为学生通过报检员全国资格考试创造条件,拓展学生走上社会的就业路。

此外,从2005年7月起,所有报检单位或企业必须凭证持证报检。这就意味拥有自营进出口权自理报检的广大企业必须积极采取行动,着手培养自己的报检员。所谓持证报检,指的是进出口企业在例行申报检验检疫项目时,必须由单位中获得报检员执业资格证书的人员进行申报,办理申领有关证单。无注册报检员的企业,不得自行申报,必须通过有报检资格的代理报检单位办理相关业务。因此,本书编写的另一个宗旨就是帮助相关单位通过本书的学习,掌握报检基础理论,了解进出境检验检疫报检业务,为企业花小本钱自我培养报检员提供了一本不可多得的实用性教材。而对于从未涉猎检验检疫专业知识的广大青年来说,本教材也是为立志于从事报检员业务人员量身定制的教辅材料。

本教材理论性、业务性、政策性强,涉及出入境检验检疫的内容广泛,操作技能也有一定难度。要实现上述要求,必须掌握学习方法,以提高学习效果。为此,读者学习时要注意四个方面。

1. 循序渐进,逐步加深理解。教材中有些概念不能一次说透讲清,而要在不同章节,从不同角度才能理解。例如,出入境检验检疫报检,在第1章中仅对相关内容作了概述,从第2章开始侧重介绍报检管理制度,货物、包装、集装箱等出入境的管理措施及其报检程序,逐步加以扩展,最后在第12章才论述完毕出入境检验检疫报检的全过程。因此,在学习下一章时,要做好前面章节的复习思考题,重温讲过的相关内容,由浅入深地逐步加以串联。

2. 抓主要点，把握内在联系。学习本教材，切忌死记硬背，要抓住教材的重点，掌握其内在联系，把知识学活。例如，第4章出入境货物的管理制度是本教材的重点，具体操作贯穿在各相关章节中。抓住了"管理制度"的重点，就能掌握基本操作的内在联系，把理论知识学活。

3. 联系对比，融会贯通。在学习过程中，应把相对应的政策、措施、制度、概念和业务等加以联系，找出它们之间的相同点与不同点，以锻炼自己的分析、综合能力，做到融会贯通。例如3C验证、入境验证、IPPC标识、CIQ标识等，在学习过程中加以联系对比，提高分析问题与说明问题的能力。

4. 单证填制训练，用于实际。本教材涉及多方面的单证填制，诸如入境货物报检单、出境货物报检单、出/入境集装箱报检单等等，学习过程应熟练掌握填制单证的技能，应用于实际业务。

本教材中引用的部分实例是由上海出入境检验检疫局周建平、金翕、肖文清、徐诚、顾建飞、徐文军等同仁们提供。同时编者在编写过程中，也得到原上海对外贸易学院周秉成教授、上海世纪出版股份有限公司格致出版社的领导和有关同志的热情帮助和大力支持，谨在此表示衷心的感谢。

编者学识水平有限，在编写过程中难免有不妥和错误之处，敬请使用本教材的老师、学生和读者不吝批评指正。

编　者

2008年春节于上海

2008年11月于桂林

目　录

1 | 出入境检验检疫概述

学习目标

　　了解出入境检验检疫的产生、发展；掌握出入境检验检疫的含义、性质、任务；掌握出入境检验检疫部门和检验检疫机构行使权力的基本原则及其特点、内容；熟悉出入境检验检疫管理体制和机构的设置。

知识要点

　　出入境检验检疫是指依法行使国家职权的检验检疫部门，按照国家法律、行政法规和国际惯例等要求，对出入境的货物、交通运输工具、人员进行检验检疫、认证及签发官方检验检疫证明等监督管理工作。检验检疫部门有权对不符合国家法律规定的进出境货物不予放行、除害（消毒）处理或销毁，对相关人员实施相应的行政处罚。

1.1　出入境检验检疫及其工作

1.1.1　中国出入境检验检疫的产生和发展

　　中国出入境检验检疫产生于 19 世纪后期，迄今已有百年多历史。中国第一个办理商检的机构，是 1864 年由英商劳合氏的保险代理人上海仁记洋行代办水险、船舶检验和鉴定业务。中国最早的动植物检疫是 1903 年在中东铁路管理局建立的铁路兽医处，对来自沙俄的各种肉类食品进行检疫工作。1873 年，由于印度、泰国、马来半岛等地霍乱的流行并向海外传播，在上海、厦门海关设立卫生检疫机构，订立相应的章程，这是中国出入境卫生检疫的雏形。新中国成立后，尤其是 1978 年以来，出入境检验检疫工作得到了长足、迅速和全面的发展。

　　为适应中国入世后融入经济一体化国际贸易发展的需要，借鉴国际上通行的做法，中国对检验检疫管理体制进行了两次重大改革。1998 年 3 月，由原国家进出口商品检验局（CCIB）、原农业部动植物检疫局（APQS）和原卫生部检疫局（FHQB）合并，组建国家出入境检验检疫局（CIQ），实现了"三检合一"；2001 年 4 月 16 日，又由原国家出入境检验检疫局（CIQ）和原国家质量技术监督局（CQTS）合并，成立中华人民共和国国家质量监督检验检疫总局［简称国家质检总局（AQSIQ）］，为国务院正部级直属机构，对全国出入境检验检疫工作实行垂直领导。

　　国家质检总局的成立,标志着中国出入境检验检疫管理新体制的建立,形成以国家质检总局,即"商检部门"及其在全国各省、自治区、直辖市设立的检验检疫机构(CIQ),即"商检机构"为行政执法主体,以经国家商检部门认可的社会检验鉴定机构,即"检验机构"为依靠和补充力量的新型管理体系。这种新体制既是政府职能转变以适应社会主义市场经济体制的需要,又符合国际通行规则,有利于把好出入境检验检疫关,有利于我国在 WTO 规则内更好地开展国际合作和竞争。

1.1.2　出入境检验检疫的概念

　　出入境检验检疫,简称"检验检疫",是由"进出口商品检验"、"进出境动植物检疫"和"国境卫生检疫"组合演变出的新名词。因此,出入境检验检疫实际包含了商品检验、动物及动物产品检疫、植物及植物产品检疫和卫生检疫四个专业很强的业务范畴,其实质性内容就是"检验"和"检疫"。

　　1. "出入境"的含义

　　"出入境"(或称"进出境")的"境"有两层含义,即"国境"和"关境"。国境是一个国家主权行使的区域。关境是各国海关通用的概念,指适用同一海关法或实行同一关税制度的领域。关境与国境的关系一般分为三种:

　　(1) 在一般情况下,关境的范围等同于国境,货物进出国境也就是进出关境。

　　(2) 关境可能大于国境,如欧洲共同体各国有各自的国境,但同属一个关境。

　　(3) 关境可能小于国境,若在某国内设立了自由港、自由贸易区等特定区域,因进出这些特定区域是免税的,因而该国的关境即小于国境。如那些进入中国各口岸经济保税区的其他国家货物,虽然海关视为未通过关境不征税,但实际上货物已跨入国境,因而仍在应检验检疫之列。因此,中国的国境大于关境。

　　2. 检验的含义

　　"检验"在以往"商检学"中的表述侧重于对进出口商品的品质检验。其具体的含义是指在国家授权下,以法律为依据,按照合同、标准或来样的要求,运用各种手段,包括感官检验、化学检验、仪器分析、物理测试、微生物学的分辨分析方法,对进出口的商品,含各种原材料、成品和半成品的品质、规格、等级等进行检查,确定其是否符合外贸合同(包括成交样品)、标准等规定的过程。

　　世界贸易组织技术性贸易壁垒协定适用的检验的用语,即为"合格评定",是指在合格评定程序①中通过观察、测量、测试或度量等手段,判断某个产品、过程或者服务符合规定要求

---

　　① 合格评定程序:是指直接或者间接地确定必须实施检验的进出口商品是否满足国家技术规范的强制性要求的程序。

的程度。合格评定程序包括：抽样、检验和检查；评估、验证①和合格保证②；注册、认可和批准以及各项的组合。所以"检验"在现行的《商检法》中采用了上述国际惯例中表述的技术法规，即商检机构实施的对列入《出入境检验检疫机构实施检验检疫的进出境商品目录》（以下简称"实施检验检疫的进出境商品目录"或《目录》，俗称"法定商检目录"）③的进出口商品的检验，是指确定其是否符合国家技术规范的强制性要求的合格评定活动。

3.　检疫的含义

"检疫"（quarantine）是以法律为依据，包括国际通行惯例、法律与法规和国家法律与法规，国家授权特定机关对有关生物及其产品和其他相关的商品实施科学检验鉴定与处理，以防止有害生物在国内蔓延和国际间传播的一项强制性行政措施，或者说是为防止人类疫病的传播所采取的防范管理措施。

"quarantine"一词源自拉丁文"quarantum"，本意是40天。早在14世纪中叶，由于欧洲对外经济贸易的发展，鼠疫、天花、霍乱、黄热病等传染病相继通过海上客轮或货轮运输传入欧洲，严重威胁人类的生命安全。为防止传染病传入，各国纷纷对要求入境的外来船舶和人员，采取进港前一律在锚地滞留、隔离40天的防范措施。这种带有强制性的隔离措施，在当时医药尚不发达的条件下，对阻止疫病的传播蔓延起到了很大的作用。此方法在国际上被普遍采用，并逐渐发展形成了"检疫"的概念。这种始于人类防范疫病的隔离检疫措施（即卫生检疫），被人们逐步运用到阻止动物、植物危险性病虫害的传播方面，产生了动物检疫和植物检疫学理论。

现引申到出入境检验检疫学中，它又含有"阻止"或"禁止"之意。因此，"检疫"的含义可表述为：在国家授权下，以法律法规为依据，对有关生物及其产品和其他相关物品实施科学检验鉴定与处理，以防止有害生物传入国内或国际间传播的一项强制性行政措施。

1.1.3　检验检疫部门④的性质与工作内容

1.　出入境检验检疫机构的性质

（1）检验检疫部门是国家行政机关。

检验检疫部门是管理进出口商品检验、动植物检疫和卫生检疫工作的国家行政机关，从属于国家行政管理体制，是我国最高国家行政机关——国务院的直属机构。检验检疫部门

---

① 验证：一般是指通过检查和提供论据来证实规定的要求已得到满足。
② 合格保证：是对产品、过程或者服务满足规定要求的置信程度采取一定的方式作出说明。
③ 《目录》：2008年1月1日起实施的《出入境检验检疫机构实施检验检疫的进出境商品目录》，H.S编码统一调整为10位数字。
④ 检验检疫部门：是国家质量监督检验检疫总局、出入境检验检疫局及其分支机构的统称。

代表国家依法独立行使行政管理权。

(2) 检验检疫部门是国家行政监督机关。

检验检疫部门依照有关法律、行政法规并通过法律赋予的权力,制定具体的行政规章和行政措施,对出入境的商品(包括动植物产品)以及运载商品、动植物和旅客的交通工具、运输设备,分别实施检验、检疫、鉴定、监督管理,对出入境人员实施卫生检疫及口岸卫生监督。

(3) 检验检疫部门的检验检疫与监督管理是国家行政执法活动。

检验检疫部门通过法律赋予的权力,对出入境货物、运输工具、人员、物品进行监督管理,并对违法行为依法实施行政处罚,以保证这些社会经济活动按照国家的法律规范进行。因此,检验检疫部门的检验检疫与监督管理是保证国家有关法律、法规实施的行政执法活动。

检验检疫部门的依据是"四法四条例",即《进出口商品检验法》及其实施条例、《进出境动植物检疫法》及其实施条例、《国境卫生检疫法》及其实施细则和《食品安全法》及其实施条例以及其他有关法律、行政法规。"四法四条例"是管理出入境检验检疫事务的基本法律法规。现行的《进出口商品检验法》及其实施条例分别是 2002 年 10 月 1 日起和 2005 年 12 月 1 日起实施的修订本。其他法律是指全国人民代表大会或者全国人民代表大会常务委员制定的与出入境检验检疫与监督管理相关的法律规范。主要包括宪法、基本法律(如《刑法》、《刑事诉讼法》等)以及其他行政管理法律(如《对外贸易法》、《海关法》、《动物防疫法》、《畜牧法》、《传染病防治法》等)。行政法规是指国务院制定的法律规范,包括专门用于检验检疫部门执法的行政法规(如《中华人民共和国认证认可条例》、《出入境检验检疫收费办法》等)和其他与检验检疫部门管理相关的行政法规(如《无规定动物疫病区评估管理办法》、《国务院关于加强食品等产品安全监督管理的特别规定》、《农业转基因生物安全管理条例》等)。

2. 检验检疫工作内容

根据"四法四条例"以及其他有关法律法规,出入境检验检疫机构依法对出入境人员、货物、运输工具、集装箱及其他法定检验检疫物(统称法定检验检疫对象)实施检验、检疫、鉴定等检验检疫业务。

出入境检验检疫工作的基本内容包括 13 个方面。

(1) 进出口商品检验。

列入《目录》内的商品,检验检疫部门依法实施检验,判断其是否符合国家技术规范的强制性要求。法律法规还规定了一些出入境货物必须经检验检疫机构检验,如废旧物品(包括旧机电产品)、须做外商投资财产价值鉴定的货物、须做标识查验①的出口纺织品、援外物资等,无论是否在《目录》内均须实施检验检疫。《目录》外的进出口商品,检验检疫机构可根据有关规定实施抽查检验。

① 标识查验:包括查验出口纺织品、食品等商品的全套标签、挂牌和包装唛头内容。

（2）动植物检疫。

检验检疫机构依法实施动植物检疫的对象包括：进境、出境、过境的动植物、动植物产品和其他检疫物；转载动植物、动植物产品和其他检疫物的转载容器、包装物、铺垫材料；来自动植物疫区的运输工具；进境拆解的废旧船舶；有关法律、行政法律、国际条约规定或者贸易合同约定应当实施进出境动植物检疫的其他货物、物品。对于国家明令禁止的进境物（如动植物病原体、害虫及其他有害生物、动物尸体、土壤等），检验检疫机构作退回或销毁处理。对来自疫区的运输工具，口岸检验检疫机构实施现场检疫和相关消毒处理。

（3）卫生检疫与处理。

检验检疫机构对入出境的人员、交通工具、集装箱、行李、货物、邮包等实施医学检查和卫生检疫，对未染有检疫传染病或者已实施卫生处理的交通工具，签发入境或者出境检疫证。

（4）进口废物原料、旧机电产品装运前检验。

国家对允许作为原料进口的废物和涉及国家安全、环境保护、人类和动植物健康的旧机电产品，实施装运前检验制度。

（5）进口商品的认证管理。

国家对涉及人类健康和动植物生命和健康，以及环境保护和公共安全的产品实行强制性认证制度。凡是列入《中华人民共和国实施强制性产品认证的产品目录》内的商品，必须经过国家指定认证机构认证认可合格，取得指定认证机构颁发的认证证书，并加施认证标志后，方可进口。检验检疫机构按规定实施验证、查验单证、核对货证是否相符。

（6）进口许可制度民用商品的入境验证管理。

对进口许可制度民用商品，检验检疫机构按有关规定实施入境验证。在入境通关时，由检验检疫机构核查其是否取得进口质量许可等必需的证明文件。在入境以后，抽取一定比例批次的商品进行标志核查，必要时按照许可制度规定的技术要求进行检测。

（7）出口商品质量许可和卫生注册管理。

国家对重要出口商品（如机械、电子、轻工、机电、玩具、医疗器械、煤炭等）实行质量许可制度。检验检疫部门单独或会同有关主管部门共同负责发放出口商品质量许可证的工作，未获得质量许可证书的商品不准出口。

国家对出口食品及其生产企业（包括加工厂、屠宰场、冷库、仓库等）实施卫生注册登记制度。实施卫生注册登记制度的出口食品生产企业，应向检验检疫机构申请卫生注册登记，取得卫生注册登记证书后，方可生产、加工、储存出口食品。

（8）出口危险货物运输包装检验。

生产危险货物出口包装容器的企业，必须向检验检疫机构申请包装容器的性能鉴定。包装容器经检验检疫机构鉴定合格后，方可用于包装危险货物。生产出口危险货物的企业，必须向检验检疫机构申请危险货物包装容器的使用鉴定。危险货物包装容器经检验检疫机构鉴定合格的，方可包装危险货物出口。

(9) 外商投资财产价值鉴定。

对于外商投资企业及各种对外补偿贸易方式,检验检疫机构对境外(包括港、澳、台地区)投资者用以作价投资的实物以及外商投资企业委托国外投资者用资金从境外购买的财产进行价值鉴定。外商投资财产价值鉴定内容包括外商投资财产的品种、质量、价值和损失鉴定等。检验检疫机构进行价值鉴定后出具《价值鉴定证书》,供企业到所在地会计事务所办理验资手续。

(10) 货物装载和残损鉴定。

对装运出口易腐烂变质的食品、冷冻品的船舶、集装箱等运载工具,承运人、装箱单位或者其代理人必须在装运前向检验检疫机构申请清洁、卫生、冷藏、密固等适载检验,经检验检疫机构检验合格方可装运。对外贸易关系人及仲裁、司法等机构可向检验检疫机构申请办理海运进口商品的检视、载损、监视卸载、海损、验残等残损鉴定工作。

(11) 原产地证业务。

检验检疫机构是签发一般原产地证的官方机构,同时也是我国政府授权签发普惠制产地证的唯一机构。出口单位可向各地检验检疫机构申请办理普惠制①产地证和一般原产地证。

(12) 涉外检验、鉴定、认证机构的审核认可与监督管理。

对于拟设立的中外合资、合作进出口商品检验、鉴定、认证机构(或公司)由国家质检总局对其资格信誉、技术力量、装备设施及业务范围等进行审查,对审查合格的出具《外商投资检验公司资格审定意见书》,由外经贸部门批准并在工商部门领取营业执照后,再到国家质检总局办理《外商投资检验公司资格证书》,方可开展经营活动。

国家质检总局对从事进出口商品检验、鉴定、认证业务公司的经营活动实行统一监督管理,对境内检验鉴定(认证)公司设在各地的办事处实行备案管理。

(13) 与外国和国际组织开展合作。

检验检疫部门承担世界贸易组织贸易技术贸易壁垒协议(WTO/TBT)和《实施动植物卫生检疫措施的协议》(WTO/SPS)咨询业务;承担联合国(UN)、亚太经合组织(APEC)等国际组织在标准与一致化和检验检疫领域的联络点工作;负责对外签订政府部门间的检验检疫合作协议、认证认可合作协议、检验检疫协议执行议定书等,并组织实施。

3. 出入境检验检疫工作流程

出入境检验检疫工作流程是指报检/申报、计/收费、抽样/采样、检验检疫、卫生除害处理、签证放行的全过程。

(1) 报检/申报。

---

① 普惠制:是进口国海关征收关税的制度。它是发达国家对发展中国家某些适合的产品在进口时给予减免关税的优惠待遇。

报检/申报是指申请人按照法律、法规或规章的规定向检验检疫机构申报检验检疫工作的手续。检验检疫机构工作人员审核报检人提交的报检单内容填写是否完整、规范、应附的单据资料是否齐全,是否符合规定,索赔或出运是否超过有效期等,审核无误的,方可受理报检。对报检人提交的材料不齐全或不符合有关规定的,检验检疫机构不予受理报检。

（2）计/收费。

对已受理报检的,检验检疫机构工作人员按照《出入境检验检疫收费办法的规定》计费并收费。

（3）抽样/采样。

对须检验检疫并出具结果的出入境货物,检验检疫人员需到现场抽取（采取）样品。样品及制备的小样①经检验检疫后重新封识,超过样品保存期后销毁。

（4）检验检疫。

检验检疫机构对已报检的出入境货物,通过感官、物理、化学、微生物等方法进行检验检疫,以判定所检对象的各项指标是否符合有关强制性标准或合同及买方所在国官方机构的有关规定。目前,检验检疫的方式包括全数检验、抽样检验、型式试验②、登记备案、符合性试验、符合性评估、合格保证和免于检验等九种。

（5）卫生除害处理。

按照《国境卫生法》及其实施细则、《动植物检疫法》及其实施条例的有关规定,检验检疫机构对有关出入境货物、动植物、运输工具、交通工具等实施卫生除害处理。

（6）签证与放行。

出境货物,经检验检疫合格的,检验检疫机构签发《出境货物通关单》,作为海关核放货物的依据;经检验检疫不合格的,签发《出境货物不合格通知单》。

入境货物,检验检疫机构受理报检并进行必要的卫生除害处理后或检验检疫后,签发《入境货物通关单》,海关据此验放货物后,经检验检疫机构检验检疫合格的,签发《入境货物检验检疫证明》;不合格的,签发检验检疫证书,供有关方面对外索赔。

1.2　出入境检验检疫管理体制与机构

1.2.1　出入境检验检疫的管理体制

全国人大常委会制定的《商检法》、《动植物检疫法》、《国境卫生检疫》和《食品安全法》明确规定,国务院设立进出口商品检验部门、进出境动植物检疫部门和出入境卫生检疫部门,

---

①　小样:是指所抽取（采取）的样品不能直接进行检验,经一定加工制成的样品。

②　型式试验:即是为了验证产品能否满足技术规范的全部要求所进行的试验。

作为授权执行有关法律和主管相应方面工作的主管机关。1998年和2001年国家对检验检疫管理体制进行了两次重大改革后组建的国家质检总局（即国家商检部门）及其各地设立的出入境检验检疫局（即商检机构），继承了原商品检验、动植物检疫和卫生检疫机构的行政执法活动，成为四个法律的执法部门。

国家质检总局是质检系统①的最高领导部门，主管全国出入境检验检疫工作，直属国务院的正部级单位。国家质检总局在全国31省（自治区、直辖市）共设有35个直属出入境检验检疫局，海陆空口岸和货物集散地设有近300个分支局和280多个办事处（统称出入境检验检疫机构，即商检机构），共有检验检疫人员三万余人。国家质检总局对出入境检验检疫机构实施垂直管理。

1.2.2 出入境检验检疫的组织机构

出入境检验检疫的组织机构分别为国家质检总局、出入境检验检疫局及其出入境检验检疫分支机构三级。出入境检验检疫分支机构由直属出入境检验检疫局领导，向直属出入境检验检疫局负责；直属出入境检验检疫局由国家质检总局领导，向国家质检总局负责，如图1.1所示。

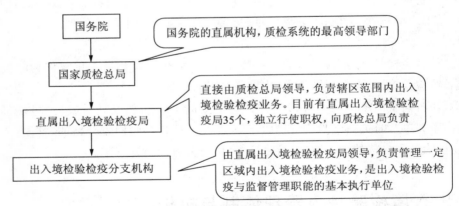

图 1.1 集中统一的出入境检验检疫组织的垂直领导体制

1. 国家质检总局

国家质检总局是中华人民共和国国务院的直属机构，主管全国质量、计量、出入境商品检验、出入境卫生检疫、出入境动植物检疫、进出口食品安全和认证认可、标准化等工作，并行使行政执法职能。

---

① 质检系统：是出入境检验检疫机构和质量技术监督机构的统称。

2. 直属出入境检验检疫局

直属出入境检验检疫局是直接隶属国家质检总局的口岸行政执法机构,负责管理辖区内出入境检验检疫业务的商检机构。目前,直属出入境检验检疫局共有 35 个。根据国务院批准的《全国各地出入境检验检疫机构组建方案》规定,直属出入境检验检疫局的主要职责如下。

(1) 贯彻执行国家质检总局各项方针、政策、法律和行政法规及检验检疫工作规程,负责所辖区域的出入境检验检疫、鉴定和监管工作。

(2) 实施出入境卫生检疫、传染病监测和卫生监督。

(3) 实施出入境动植物检验检疫和监督管理。

(4) 实施进出口商品的法定检验和监督管理,负责进出口商品鉴定管理工作,实施外商投资财产鉴定,办理进出口商品复验。

(5) 实施对进出口食品及其生产单位的卫生注册登记和对外注册管理,实施进口安全质量许可和出口质量许可以及与进出口有关的质量认证认可工作。

(6) 实施国家实行进口许可制度的民用商品入境验证管理工作,按规定承担技术性贸易壁垒和检疫协议的实施工作。

(7) 管理出入境检验检疫证单、标志及签证、标识、封识,负责出口商品普惠制原产地证和一般原产地证的签证工作。

(8) 负责所辖区域出入境检验检疫业务的统计工作,收集国外传染病疫情、动植物疫情,分析、整理、提供相关信息。

(9) 依法对所辖区域涉外检验检疫、鉴定机构(包括中外合资、合作机构)以及卫生、除害处理机构实施监督管理。

(10) 按照干部管理权限负责管理局机关和所属分支局、事业单位的人事工作,负责纪检监察、外事、科技、财务等工作。

(11) 承办国家质检总局交办的其他各项业务。

3. 出入境检验检疫分支机构

出入境检验检疫分支机构是直属出入境检验检疫局的下设出入境检验检疫局(或办事处),负责办理具体出入境检验检疫业务,是出入境检验检疫与监督管理职能的基本执行单位。出入境检验检疫分支机构一般设在口岸和出入境检验检疫业务集中的地点。它的主要职责是:

(1) 按出入境检验检疫报检规范,办理报检单的受理、复核、收费、查验、签单、放行手续。

(2) 对辖区内出入境人员、物品、出入境货物、运输工具、集装箱及其他检验检疫物实施现场检验检疫、消毒除害处理和检验监管。

(3) 对辖区内码头、车站、机场、邮局、集装箱堆场、保税仓库、外贸加工企业的工厂、仓库、加工基地等场所进行监督管理。

(4) 根据直属出入境检验检疫局授权承办相关事务。

1.3   出入境检验检疫工作的法律地位与作用

1.3.1   出入境检验检疫工作的法律地位

1. 概述

国家"四法四条例"是出入境检验检疫工作的根本法律依据。这些法律法规分别规定了出入境检验检疫的目的和任务、责任范围、授权执法机关和管辖权限,检验检疫的执行程序,执法监督和法律责任等重要内容,从法律上确立了出入境检验检疫工作的地位。

它的法律地位具体的表现形式为,法律法规赋予国家质检总局和出入境检验检疫机构作为管理进出境检验检疫工作的行政执法机关,行使行政执法和管理监督职能。

2. 行政执法的具体内容

(1) 行政执法。

① 行政许可。①

国家质检总局根据 2004 年 7 月 1 日实施的《国家行政许可法》所确立的基本原则,在对检验检疫行政许可行为规范的基础上,于同年同日公告了由国家质检总局负责组织实施的58 项行政许可,其中主要涉及报检员、报检单位、代理机构、检验鉴定机构以及从事外贸加工、储运等检验检疫行政许可 32 项。行政许可项目内容包括:申请的各项名称、依据、许可条件、许可程序、实施机关、许可期限、收费和格式文本等。行政许可的实施方式包括检疫审批、卫生注册、备案登记、核准或批准等。

② 检验检疫。

依照中国商检法律制度的要求,对进出口商品应当划定一个必须进行检验的范围,对属于这个范围内的商品所实施的检验称为法定检验。原国家商检部门根据对外贸易的需要制定商检机构实施检验的进出口商品种类表,现参照国际上通行的做法,改称为"必须实施检验的进出口商品目录",全称为《出入境检验检疫机构实施检验检疫的进出境商品目录》。

《目录》系以《协调制度》为基础,依照我国海关通关业务系统《商品综合分类表》的商品编号、商品名称、商品备注和第一计量单位编制的。2006 年版《目录》内商品共涉及《协调制度》21 类,编码 4 926 个,其中实施检验检疫项目的检验检疫类别代码如表 1.1 所示。根据

---

① 行政许可:是指在法律一般禁止的情况下,行政主体根据行政相对人的申请,通过颁发许可证或者执照等形式,依法赋予特定的行政相对人从事某种活动或者实施某种行为的权利或者资格的行政行为。

《商检法》规定,国家质检总局调整《目录》后,至少在实施之日 30 日前公布。

《目录》内的进口商品未经检验的,不准销售、使用;《目录》内的出口商品未经检验合格的,不准出口。检验检疫机构根据需要,对检验合格的进出口商品,加施检验检疫标志或者封识。《目录》以外的进出口商品,则根据国家规定实施抽查检验,并公布抽查检验结果或者向有关部门通报抽查检验情况。

有关检验检疫的其他内容将在以后各章中做详细论述。

表 1.1 2006 年版《目录》①中的商品检验检疫类别代码表

条 件	代 码	分 类	个 数
"海关监管条件"项下	A	实施进境检验检疫	3 561
	B	实施出境检验检疫	4 206
	D	海关与检验检疫联合监管	3
"检验检疫类别"项下	M	进口商品检验	1 604
	N	出口商品检验	2 260
	P	进境动植物、动植物产品	1 928
	Q	出境动植物、动植物产品	1 918
	R	进口食品卫生监督检验	1 248
	S	出口食品卫生监督检验	1 009
	L	民用商品入境验证	310
	*	加施检验检疫标志②	155
	★	国家禁止进境商品③	10
	☆	国家禁止出境商品④	40

"成套设备"与《协调制度》对应尚有一定困难,仍暂列最后

（2）管理监督。

管理监督内容包括,国家质检总局、出入境检验检疫机构为实现行政管理目的,对报检人、代理机构、检验鉴定机构等相对人或机构,通过前述的行政许可实施监督管理,并对涉嫌违反检验检疫法律、行政法规的行为进行调查。在调查时,有权查阅、复制当事人的有关合

---

① 对未列入本目录,但国家法律、法规、规章规定应当实施出入境检验检疫的进出境商品,出入境检验检疫机构应依法实施出入境检验检疫。

② 具体要求按照相关条约、规章执行。

③ 《商品综合分类表》删除检验检疫进境监管条件,但本目录仍保留检验检疫进境监管条件,共 10 个。

④ 《商品综合分类表》删除检验检疫出境监管条件,但本目录仍保留检验检疫出境监管条件,共 40 个。

同、发票、账簿以及其他有关资料;对有根据认为涉及人身财产安全、健康环境保护项目不合格的货物,有权查封①或者扣押②。

3. 行政处罚

行政处罚就是指行政机关或者其他有权机关依法对违反行政法律规范尚未构成犯罪的行政管理相对人给予法律制裁的行为。它是政府在管理社会公共事务的活动中,为了保证正常的社会经济秩序和社会生活秩序而实施的一种具体行政行为。

检验检疫行政处罚是国家授权的检验检疫机关,对公民、法人或其他组织违反检验检疫法律、法规,尚未构成犯罪的行为依法予以追究行政法律责任的行政执法行为。检验检疫机关严格执行《国家行政处罚法》规定的法律程序,对行政处罚行为加以规范,做到依法调查取证,依法核查证据,依法决定,依法执行。

(1) 检验检疫行政处罚的特点。

① 特定性。

非检验检疫机关的社会组织都不能进行检验检疫处罚,检验检疫机关以外的其他国家机关,也不能行使检疫处罚权。只有代表国家行使检验检疫权的检验检疫机关,才能对违反检验检疫法律、法规的公民、法人或其他组织进行检验检疫行政处罚。

② 单项性。

检验检疫行政处罚是检验检疫机关对检验检疫行政管理相对一方的处罚,它有别于行政处分。检验检疫行政处罚的对象包括所有违反检验检疫法律、法规的负有法定义务的自然人、社会组织和法人,不分国籍和单位,范围十分广泛。

③ 强制性。

检验检疫行政处罚是一种以惩戒性义务的行政处理决定。因此,它是一种法规制裁,具有法的强制性。

④ 即决性。

检验检疫处罚是以违反检验检疫法律、法规所规定的义务为前提的。公民、法人或社会组织不履行或违反检验检疫法律、法规所规定的义务,本身就是一种行政违法行为,只有这时,检验检疫机关才可对其违法行为在相对时间段内进行检疫行政处罚。

⑤ 效力先定性。

检验检疫机关的行政行为一旦做出,就应推断其为合法,对检验检疫机关及检验检疫机关管理相对人都具有约束力。在没有被国家有关机关宣布为违法和无效之前,即使管理相

---

① 查封:是指行政机关依法对调查的或者需要进行处理的财产、物品就地封存,不许持有人使用、处分的一项强制性措施。

② 扣押:是指行政机关依法扣留可以用做证据或者与案件有关须作其他处理的物品、文件等的一项强制性措施。

对人认为检验检疫机关的行政行为侵犯其合法权益，也应遵守和服从。

（2）检验检疫行政处罚的原则。

图 1.2 是检验检疫机构行使检验检疫行政处罚应遵循的基本原则。

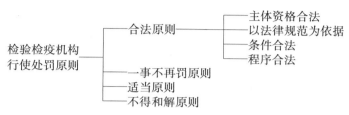

图 1.2　检验检疫机构行使处罚权的原则

① 合法原则。

权力的行使要合法，这是行政法的基本原则。检验检疫行政处罚的合法性至少包括以下几点：一是行使检验检疫行政处罚的主体资格合法，即检验检疫机关和检验检疫官员，必须在其职权权限范围内，严格根据立法规定，运用检验检疫行政处罚措施。二是检验检疫行政处罚的罚则种类以及检验检疫行为处罚中的罚款的具体数额，必须严格按照有关法律、法规规定实施，坚决杜绝其随意性。三是检验检疫行政处罚的条件，即违反检验检疫法的当事人在什么情况下应该受到检验检疫行政处罚，也必须在法律、法规规定的情况下才能给予检验检疫行政处罚。四是实施检验检疫行政处罚的方法、手段、步骤、时限等程序合法，即检验检疫机关行使检验检疫行政处罚应根据相关规定的方法、步骤和时限进行。

② 一事不再罚原则。

一事不再罚原则是对已受到检验检疫行政处罚的同一个违法行为，检验检疫机关不应根据同样的法律、法规再进行检验检疫处罚，或者由两个或两个以上检验检疫机关分别依照同一条法律、法规规定重复进行检验检疫行政处罚。

③ 适当原则。

适当原则是检验检疫机关行使检验检疫处罚权的重要原则之一。即检验检疫机关的检验检疫处罚权应以公平性、合理性为基础，做到以事实为依据，以法律为准绳，实事求是地进行检验检疫行政处罚。

④ 不得和解原则。

检验检疫行政处罚是检验检疫机关代表国家对违反检验检疫法律、法规行为的裁判和惩戒，检验检疫行政处罚一旦作出即具有确定性、约束力，任何人不得随意更改。在检验检疫行政处罚过程中，检验检疫机关须依法认定事实，正确运用法律，不受任何人或团体的非法干涉，也不因违法人停止违法行为或承认错误做了检查及其他法外因素而与违法人和解，从而减轻或放弃检疫处罚。检验检疫处罚权是国家职权，不得随意放弃、变更或撤消。

（3）检验检疫行政处罚的形式。

检验检疫行政处罚分行政责任与刑事责任两种。行政责任是行政法律的简称，指有违反有关行政管理的法律、法规的规定，但尚未构成犯罪的行为所依法应当承担的法律后果。行政责任处罚形式在检验检疫法律中都有所不同，《商检法》列有通报批评、警告或暂停报检和罚款；《进出境动植物检疫法》主要有罚款和吊销检疫单证两种；《国境卫生检疫法》主要以罚款为主，《食品安全法》主要有罚款和吊销许可证两种。刑事责任是指犯罪嫌疑人因实施刑法涉及的犯罪行为所产生的法律后果。刑事责任则由司法机构依据《刑法》相关规定实施。

1.3.2 出入境检验检疫工作的作用

随着我国改革开放和社会主义市场经济深入发展，检验检疫对保证国民经济的顺利发展，保证农林牧渔业的生产安全和人民健康，维护对外贸易的合法权益和正常的国际经济贸易秩序，促进对外贸易的发展都起到了积极的作用。它的作用主要体现在以下五个方面。

1. 出入境检验检疫是国家主权的体现

检验检疫机构对不符合我国强制性要求的入境货物，一律不得销售、使用；对涉及安全卫生及检疫产品的国外生产企业的安全卫生和检疫条件进行注册登记；对不符合安全卫生条件的商品、物品、包装和运输工具，有权禁止进口，或视情况进行消毒、灭菌、杀虫或其他排除安全隐患的措施等无害化处理①，经重检合格后，方准进口；对于应经检验检疫机构实施注册登记的向中国输出有关产品的外国生产加工企业，必须取得注册登记证后方准向中国出口其产品；有权对进入中国的外国检验机构进行核准等强制性制度，均是国家主权的具体体现。

2. 出入境检验检疫是国家管理职能的体现

检验检疫机构对出入境人员、货物、运输工具实施检验检疫；对涉及安全、卫生、检疫和环保要求的出口产品生产企业、包装企业实施生产许可、加工安全或卫生保证体系的注册登记；必要时帮助企业取得进口国主管部门的注册登记；经检验检疫发现检疫性有害生物或产品质量与安全卫生条件不符的不合格的商品，有权阻止出境；不符合安全条件的危险品包装容器，不准装运危险货物；不符合卫生条件或冷冻要求的船舱和集装箱，不准装载易腐烂易变质的粮油食品或冷冻品；对属于需注册登记的生产企业，未经许可不得生产加工有关出口产品；对于涉及人类健康和安全、动植物生命和健康以及环境保护和公共安全的入境产品实行强制性认证制度；对成套设备和废旧物品进行装船前检验等监督管理制度，都具有强制性，是国家监督管理职能的具体体现。

---

① 无害化处理是以物理、化学或生物的方法，对被污染的物品进行适当的处理，以确保其对人类健康、动植物和微生物安全、环境不构成危害或潜在危害。

3. 出入境检验检疫是保证中国对外贸易顺利进行和持续发展的保障

(1) 作为我国的出口商品以质取胜、立足国际市场的官方检验检疫机构。

世界各主权国家为保护人民身体健康,保障工农业生产、基本建设、交通运输和消费者的安全,相继制定有关食品、药品、化妆品和医疗器械的卫生法规,各种机电与电子设备、交通运输工具和涉及安全的消费品的安全法规,动植物及其产品的检疫法规,检疫传染病的卫生检疫法规,规定有关产品进口或携带、邮寄入境,都必须持有出口国官方检验检疫机构证明符合相关安全、卫生与检疫法规标准的证书,甚至规定生产加工企业的质量与安全卫生保证体系,必须经过出口国或进出口国官方注册批准,并使用法规要求的产品标签和合格标志,其产品才能取得市场准入资格。我国出入境检验检疫依法履行检验检疫职能,有效地提高我国出口企业的管理水平和产品质量,保证我国的出口产品完全符合进口国的要求,不断地开拓国际市场。

(2) 作为突破国外贸易技术壁垒和建立国家技术保护屏障的重要手段。

出入境检验检疫机构通过合理的技术规范和措施,加强对出口产品或我国生产加工企业的官方检验检疫与监管认证,是突破国外的贸易技术壁垒,取得国外市场准入资格,并使我国产品能在国外顺利通关入境的保证。

(3) 为对外贸易处理索赔争议提供具有公正权威的必要证件。

在国际贸易中,对外贸易、运输、保险双方往往要求由官方或权威的非当事人,对进出口商品的质量、重量、包装、装运技术条件提供检验合格证明,作为出口商品交货、结算、计费、计税和进口商品处理质量与损、残、短等索赔问题的有效凭证。中国检验检疫机构对进出口商品实施检验,提供的各种检验鉴定证明,就是为对外贸易中履行贸易、运输、保险契约和处理索赔争议,提供具有公正权威的必要证件。

4. 出入境检验检疫对保护农林牧渔业生产安全,促进农畜产品的对外贸易和保护人体健康具有十分重要的意义

保护农、林、牧、渔业生产安全,使其免受国际上重大疫情灾害影响,是检验检疫机构担负的重要使命。对动植物及其产品和其他检疫物品,以及装载动植物及其产品和其他检疫物品的容器、包装物和来自动植物疫区的运输工具(含集装箱)实施强制性检疫。这对防止动物传染病、寄生虫和植物危险性病、虫、杂草及其他有害生物等疫情传入传出,保护国家农、林、牧、渔业生产安全和人民身体健康,履行我国与外国签订的检疫协定书的义务,突破进口国在动植物检疫中设置的贸易技术壁垒,从而使中国农、林、牧、渔产品在进口国顺利通关入境,促进农畜产品对外贸易的发展,具有重要作用。

5. 出入境检验检疫实施国境卫生检疫是保护我国人民身体健康的重要屏障

中国边境线长、口岸多,对外开放的海、陆、空口岸有 100 多个,是世界上开放口岸最多的国家之一。近年来,各种检疫传染病和监测传染病仍在一些国家和地区发生和流行,还出现了一批新的传染病,特别是鼠疫、霍乱、黄热病、艾滋病等一些烈性传染病及其传播媒介。

随着国际贸易、旅游和交通运输的发展,出入境人员迅速增加,随时都有传入的危险,给各国人民的身体健康造成威胁。因此,对出入境人员、交通工具、运输设备以及可能传播传染病的行李、货物、邮包等物品实施强制性检疫,对防止检疫传染病的传入或传出,保护人体健康具有重要作用。

案例评析

案例1　"钢管变米糕"逃避商品检验①

2006 年 12 月间,宁波 A 公司与上海某公司宁波分公司(以下简称 B 公司)等企业原本要向欧盟市场出口米糕,但考虑到出口米糕的检验检疫要求高、出口难度大,为了逃避商品检验,于是他们采取"偷梁换柱"手法,骗取出口"钢管"的检验检疫"出口货物换证凭条",以"米糕"冒充"钢管"出口。该批米糕在欧盟市场销售时被检查出含有转基因成分,欧盟委员会将此情况通报给我国政府。为此,国家质检总局责成南京局迅速查明情况,严厉打击逃避商品检验违法犯罪行为。

由于此案犯罪嫌疑人均为多年从事外贸行业的专业人员,对国际贸易的政策、法律、法规及相关的贸易流程较为熟悉,对我国进出口货物的报检、报关程序非常了解,他们充分利用国家为扩大出口提供的便利通关机制,钻国家法律和政策的空子,运用当前发达的通信网络调动全国范围内的各种人力和资源进行快速的交易活动,逃避检验检疫部门的监管,造假技术熟练。为了尽快查明案件真相,南京局立即向公安机关报案,经过检验检疫部门和公安部门的通力合作,历经两个月的内查外调,掌握一系列确凿证据,随即公安机关赴宁波展开抓捕工作,并于 7 月 10 日将两名犯罪嫌疑人 B 公司负责人何某某、宁波 A 公司职员魏某抓获,并执行刑事拘留。

依照《中华人民共和国刑法》第三章第八节第二百三十条的规定,违反进出口商品检验法的规定,逃避商品检验,将必须经商检机构检验的进口商品未报经检验而擅自销售、使用,或者将必须经商检机构检验的出口商品未报经检验合格而擅自出口,情节严重的,处三年以下有期徒刑或者拘役,并处或者单处罚金。2007 年 9 月 30 日,南京市建邺区人民检察院依法批准,对犯罪嫌疑人何某执行逮捕。

随着我国开放型经济的快速发展,对外贸易往来不断增加,高风险出口产品利润相应也比较丰厚。一些不法商人为了让自己不合格的产品出口牟利,铤而走险,采取种种非法手段逃避检验检疫部门的监管。这些犯罪嫌疑人往往具有国际贸易的专业背景,犯罪过程隐蔽性强。犯罪嫌疑人对国际贸易的政策、法律、法规及相关的贸易流程较为熟悉,对我国进出口

---

① 资料来源:《中国国门时报》2007 年 11 月 5 日。

货物的报检、报关程序非常清楚,犯罪行为发生后不易发觉,案件侦破难度大。这类涉外经济犯罪案件危害性大、影响极坏,极易被一些国外媒体借题发挥,严重影响我国产品形象和国家信誉,损害了我国的国际形象。因此,一方面检验检疫等职能部门要时刻保持清醒头脑,增强忧患意识和风险意识,加大执法把关力度,对违反检验检疫法规行为加大处罚,确保我国对外贸易健康发展;另一方面也要提醒外贸经营企业,在对外贸易中要始终坚持依法经营,诚信经营,努力加强质量建设与质量管理,不断提高产品质量,以过硬的产品质量赢得国际市场。

案例2　逃避卫生检疫行政处罚强制执行案

2001年9月28日,上海某机械有限公司向A检验检疫机关报检一批进口旧设备。该批货物未经木质包装检疫和卫生处理就被擅自提运使用。违反了《进出境动植物检疫法》及其实施条例和《国境卫生检疫法》及其实施细则。A检验检疫机关依据《国境卫生检疫法实施细则》第一百零九条第十项和第一百一十条第三款的规定,于2002年2月7日对该公司作出了罚款人民币5 000元的行政处罚决定。

该公司以该违法事实系代理报关公司所为与自己无关为由,拒绝在法定期限内缴纳罚款,也未依法提起行政复议或行政诉讼,对A检验检疫机关多次督促其缴纳罚款的通知不予理睬,拒不执行处罚决定,且对执法人员进行谩骂、恐吓。根据《行政处罚法》第五十一条第一项、第三项的规定,当事人逾期不履行行政处罚决定的,作出行政处罚决定的行政机关可以采取每日按罚款数额的3%加处罚款并申请法院强制执行。2002年10月22日法院予以受理,并对该公司强制执行,罚款及逾期加处的罚款共27 800元。

A检验检疫机关行政执法人员在这起逃避动植物检疫及卫生检疫处罚案中,依据法律条款及掌握尺度完全准确,做到了以事实为依据、以法律为准绳。在调查取证过程中,当事人以该违法事实系代理报关公司所为与自己无关的理由进行申辩。事实上报检单证上的单位公章、收货单位均为该公司,据此认定处罚该公司并无不当,该公司的申诉理由不成立。另外,执法人员在发出处罚通知的同时,已告知当事人在法定期限内提起行政复议或行政诉讼的权利。然而当事人既未行使合法权利,又未履行义务,最终导致依法强制执行的发生,并为此付出了数倍于罚款的代价,体现了法律的严肃性。

本章小结

本章扼要介绍了中国出入境检验检疫的产生和发展、检验检疫工作的内容及其法律地位与作用、检验检疫行政处罚的内容及其原则等概念性理论,是从事出入境检验检疫报检业务人员必须掌握的基本知识。

综合练习

1. 模拟试题练习

(1) 单项选择题

① 中国出入境检验检疫产生于(　　)。

A. 18 世纪后期　　　　　　　　　B. 19 世纪中期

C. 19 世纪后期　　　　　　　　　D. 20 世纪 70 年代

② "三检"合一的检验检疫机构是指(　　)3 月,根据国务院机构改革方案,由原国家进出口商品检验局、原农业部动植物检疫局和原卫生部卫生检疫局合并组建的国家出入境检验检疫局。

A. 1997 年　　　　B. 1998 年　　　　C. 1999 年　　　　D. 2000 年

③ (　　)年 4 月,根据党中央、国务院的决定,将原国家质量技术监督局和国家出入境检验检疫局合并,组建中华人民共和国国家质量监督检验检疫总局,为国务院正部级直属机构。

A. 1999　　　　B. 2000　　　　C. 2001　　　　D. 2002

④ 检验检疫机构对"检验检疫类别"中含有(　　)的商品实施进口商品检验。

A. M　　　　B. N　　　　C. P　　　　D. Q

⑤ 我国出入境检验检疫机构承担着"严把国门,为国民经济发展保驾护航"的重任,在国际贸易保护主义日益严重的形势下,还承担着(　　)的重任。

A. 打破国外配额壁垒　　　　　　B. 打破国外反倾销壁垒

C. 打破国外关税壁垒　　　　　　D. 打破国外技术壁垒

⑥ 在《出入境检验检疫机构实施检验检疫的进出境商品目录》中,某商品的检验检疫类别为"L/N",这种商品入境时检验检疫机构将对其实施(　　)。

A. 商品检验　　　　　　　　　　B. 动植物检疫

C. 食品卫生监督检验　　　　　　D. 民用商品入境验证

(2) 多项选择题

⑦ 出入境检验检疫是行政执法行为,以下所列属于检验检疫执法依据的有(　　)。

A.《中华人民共和国进出口商品检验法》 B.《中华人民共和国进出境动植物检疫法》

C.《中华人民共和国国境卫生检疫法》　 D.《中华人民共和国食品卫生法》

⑧ 关于《出入境检验检疫机构实施检验检疫的进出境商品目录》,以下表述正确的有(　　)。

A. 该目录由国家质检总局制定、调整并公布实施

B.　该目录按《商品分类和编码协调制度》的分类方法编排

C.　该目录内的商品属于法定检验检疫范围

D.　该目录外的商品均不属于法定检验检疫范围

⑨　进出口商品检验合格评定程序包括(　　)。

A.　抽样、检验和检查　　　　　　　　B.　评估、验证和合格保证

C.　装船前检验　　　　　　　　　　　D.　注册、认可和批准以及各项的组合

⑩　中国出入境检验检疫的主要作用包括(　　)。

A.　是国家主权的体现

B.　是国家管理职能的体现

C.　是保证我国对外贸易顺利进行和持续发展的需要

D.　是保护农林牧渔业生产安全和人体健康的需要

⑪　以下所列各项,属于出入境检验检疫工作范围的有(　　)。

A.　对进出口商品进行检验、鉴定和监督管理

B.　对出入境动植物及其产品,包括其运输工具、包装材料进行检疫和监督管理

C.　对出入境人员、交通工具、运输设备以及可能传播检疫传染病的行李、货物、邮包等物品实施国境卫生检疫和口岸卫生监督

D.　根据 WTO/TBT-SPS 相关协定制定有关政策,采取措施打破国外技术贸易壁垒

⑫　某种商品的检验检疫类别为 P. R/Q. S,出口时,检验检疫机构对其实施的检验检疫内容有(　　)。

A.　商品检验　　　　　　　　　　　　B.　动植物检疫

C.　食品卫生监督检验　　　　　　　　D.　民用商品入境验证

(3) 判断题

⑬　检验检疫部门是国家以行政手段干预对外经济贸易活动而设立的官方商检部门。(　　)

⑭　检验检疫工作受到法律保护,所签发的证件具有法律效力。(　　)

⑮　2005 年 1 月 1 日起实施的《出入境检验检疫机构实施检验检疫的进出境商品目录》,H. S 编码统一调整为不含小数点的 10 位数字。(　　)

⑯　国家质检总局可根据需要对《出入境检验检疫机构实施检验检疫的进出境商品目录》定期或不定期进行调整并公布实施。(　　)

⑰　检验检疫机构只受理列入《出入境检验检疫机构实施检验检疫的进出境商品目录》内的进出口商品的报检业务。(　　)

⑱　未列入《出入境检验检疫机构实施检验检疫的进出境商品目录》的进出口商品,都无须凭检验检疫机构签发的通关单办理通关手续。(　　)

2. 思考题

（1）什么是出入境检验检疫？

（2）检验检疫机构行使检验检疫处罚权应遵循哪些原则？

（3）检验检疫工作的作用主要体现在哪几个方面？

3. 技能实训题

2007 年 12 月 5 日,上海国际机场检验检疫局现场查验的执勤人员发现,来自日本东京羽田机场的上航 FM816 航班有两名可疑男子,每人身背登山大包和中等大小拉杆箱各一个,提取行李后便行色匆匆快速出关。值勤人员上前检查,发现两人行李内有大量禁止进境的日本牛肉,共计 112.3 千克。经调查,他们是中国台胞和日本籍旅客,称此次携带牛肉是受朋友之托,不知牛肉不能携带入境。①试问,检验检疫机关对此案应如何行使检验检疫处罚权？

---

① 资料来源：www. shciq. gov. cn。

2 出入境检验检疫报检概述

学习目标

　　掌握出入境检验检疫报检的含义、报检与通关的联系与区别；掌握报检的分类和基本内容、自理报检与代理报检的区别；熟悉报检单位的含义、分类、义务、权利及其法律责任；熟悉报检员的概念、资格、义务、权利及其法律责任。

知识要点

　　出入境检验检疫报检是出入境货物、物品、运输工具的报检人①依法向检验检疫机构申报，接受检验检疫机构对进出口货物、运输工具等检验检疫的行为。这是中国检验检疫法律赋予报检人在报检或代理报检过程以及配合检验检疫机构工作中，既享有一定的权利，又是一种法定的义务。如果报检人违反法定的义务，同样要承担相应的行政责任或刑事责任。

2.1 出入境检验检疫报检

2.1.1 报检的概念

　　报检是出入境检验检疫报检的简称。

　　根据"四法四条例"规定，为保护人类健康和安全、保护动物或者植物的生命和健康、保护环境、防止欺诈行为、防止传染病由国外传入或者由国内传出、防止动物传染病、寄生虫病和植物危险性有害生物②传入、传出国境，保护农、林、牧、渔业生产和人体健康、维护国家安全、促进对外经济贸易的发展，凡列入《目录》内须实施法定检验检疫的进出口商品、进出境动植物及其产品和其他检疫物、转载动植物及其产品和其他检疫物的装载容器和包装物、来自动植物疫区的运输工具、出入境人员、交通工具、运输设备（如集装箱）以及可能传播检疫传染病的行李、货物、邮包等，都须向检验检疫机构报检。一般而言，报检是报检人依法在规定的地点和期限内，以书面或电子申报方式向检验检疫机构申报检验检疫、办理相关手续、启动检验检疫流程的行为。

---

① 报检人：是履行出入境检验检疫报检手续，并承担相应义务及法律责任的报检单位和报检员的统称。
② 危险性有害生物：是危险性病、虫、杂草以及其他有害生物（如农药残留等）的统称。

检验检疫机构(即商检机构)受理报检后,经审核相关凭证,对不属于国家禁止入境的商品同意入境,签发《入境货物通关单》供海关验放。根据商检部门与海关总署的规定,自2000年1月1日起,实行"先报检,后报关①"的新通关②模式(如图2.1所示),对法定检验的商品③,海关统一凭商检机构签发的《入/出境货物通关单》验放。《入/出境货物通关单》上除载明进出口商品的基本情况外,由商检机构注明:"上述货物业已报检/申报,请海关予以放行。"

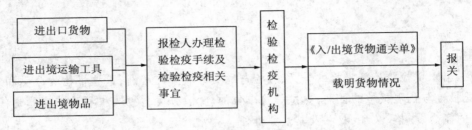

图2.1 "先报检,后报关"通关模式示意图

由于进出境运输工具、物品及货物的性质不同,其报检的时限、地点、方式等方面的要求也有差异。尤其值得说明的是,由于口岸检验条件、检验时间的限制和通关体制的因素,检验检疫机构对许多进口商品在受理报检后,有些仅做抽样或外观检验,或者直接签发《入境货物通关单》供海关验放,抽样、检验工作必须在货物通关以后才能实施,或在使用地检验;有的进口商品还要结合调试、安装过程实施检验,进口报关地与使用地不一致的,还要运输至指运地由所在地检验检疫机构实施检验,即异地检验。因此,虽然进口商品报检后,检验检疫机构已签发了《入境货物通关单》且海关已放行入境,但并不是已检验完毕,进口商品仍处于检验过程和监督管理之下,收货人或者其代理人仍然应当配合检验检疫机构实施检验,接受管理,对异地检验进口商品,收货人或者其代理人还应当在海关放行后20天内向到达地检验检疫机构办理申请检验手续。

2.1.2 报检的基本内容

一般来说,报检的基本内容就是出入境检验检疫工作内容④。根据检验检疫法律、行政法规的规定和目前我国对外贸易的实际情况,可将报检的基本内容划分为以下五方面的具体报检范围。

---

① 报关:是仅指进出口货物收发货人、进出境物品的所有人、进出境运输工具负责人或者其代理人向海关办理进出境手续及相关手续。
② 通关:不仅包括海关管理相对人向海关办理有关手续,还包括海关对出入境运输工具、货物、物品依法进行监督管理,核准其出入境的管理过程。
③ 法定检验的商品:是指列入《目录》的进出口商品。
④ 见本书1.1.3。

1. **法律、行政法规规定必须由检验检疫机构实施检验检疫的报检范围**

(1) 列入《目录》内的货物；

(2) 入境废物、进口旧机电产品；

(3) 进出境集装箱；

(4) 出口危险货物包装容器的性能检验和使用鉴定；

(5) 进境、出境、过境的动植物、动植物产品及其他检疫物；

(6) 装载动植物、动植物产品和其他检疫物的转载容器、包装容器、包装物、铺垫材料、进境动植物性包装物、铺垫材料；

(7) 来自动植物疫区的运输工具；装载进境、出境、过境的动植物、动植物产品及其他检疫物的运输工具；

(8) 进境拆解的废旧船舶；

(9) 出境人员、交通工具、运输设备以及可能传播检疫传染病的行李、货物和邮包等物品；

(10) 旅客携带物（包括微生物、人体组织、生物制品、血液及其制品、骸骨、骨灰、废旧和可能传播传染病的物品以及动植物、动植物产品和其他检疫物）和携带伴侣动物；

(11) 国际邮寄物（包括动植物、动植物产品和其他检疫物、微生物、人体组织、生物制品、血液及其制品以及其他需要实施检疫的国际邮寄物）；

(12) 其他法律、行政法规规定需经检验检疫机构实施检验检疫的其他应检对象。

2. **输入国家或地区规定必须凭检验检疫机构出具的证书方准入境的报检范围**

有的国家发布法律或政府规定要求，对某些来自中国的入境货物须凭检验检疫机构签发的证书方可入境。如一些国家和地区规定，对来自中国的动植物、动植物产品、食品，凭我国检验检疫机构签发的动植物检疫证书以及有关证书方可入境；又如一些国家或地区规定，从中国输入货物的木质包装、装运前要进行热处理、熏蒸或防腐等除害处理，并由我国检验检疫机构出具《熏蒸/消毒证书》，货到时凭《熏蒸/消毒证书》验放货物。因此，凡出口货物输入国家或地区有此类要求的，报检人须报经检验检疫机构实施检验检疫或进行除害处理，取得相关证书。

3. **有关国际条约规定必须经检验检疫的报检范围**

自 2001 年起，我国加入世界贸易组织和其他一些区域性组织，成为一些国际条约、公约和协定的成员。此外，我国还与世界几十个国家缔结了有关商品检验或动植物检疫的双边协定、协议，认真履行国际条约、公约、协定或协议的检验检疫条款是我国检验检疫机构的义务。因此，凡国际条约、公约或协定规定须经我国检验检疫机构实施检验检疫的出入境货物，报检人须向检验检疫机构报检，由检验检疫机构实施检验检疫。

4. **对外贸易合同约定须凭检验检疫机构签发的证书进行交接、结算的报检范围**

对外贸易合同是买卖双方通过协商，确定双方权利和义务的书面协议，一经签署即发生法律效力，双方必须履行合同规定的权利和义务。根据国际惯例，为了保证对外贸易的顺利进行，保障买卖双方的合法权益，通常需要委托第三方对货物进行检验检疫或鉴定并出具检验检疫鉴定证书,以证明卖方已经履行合同、买卖双方凭证书进行交接、结算。此外,对某些以成分计价的商品,由第三方出具检验证书更是计算货款的直接依据。因此,凡对外贸易合同、协议中规定以我国检验检疫机构签发的检验检疫证书为交接、结算依据的进出境货物,报检人须向检验检疫机构报检,由检验检疫机构按照合同、协议的要求实施检验检疫或鉴定并签发检验检疫证书。

5. 法律、法规规定由检验检疫机构签发的一般原产地证与普惠制产地证的报检范围

《商检法实施条例》第四十三条规定,出入境检验检疫机构依照有关法律、行政法规的规定,签发出口货物普惠制原产地证明①,包括区域性优惠原产地证明②和专用原产地证明③。办理原产地证明的申请人应当依法取得检验检疫机构的注册登记。需由检验检疫机构签发一般原产地证明的出口货物,申请人也应依照有关法律、行政法规的规定申请办理。

2.1.3　报检分类

如图 2.2 所示,按照报检的目的,可分为入境报检和出境报检;按照报检的货物流向,又可分为一般、异地、换证、预检等不同类型的报检。

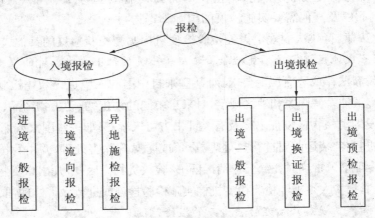

图 2.2　报检分类图

---

① 普惠制产地证:是普遍优惠制原产地证明书的简称。它是根据普惠制度给惠国的原产地规则和有关要求,由普惠制受惠国政府机构出具有法律效力的证明文件。

② 区域性优惠原产地证明:即为区域性经济集团互惠原产地证书。它是签订区域性贸易协定的经济集团内的国家官方机构根据各自的原产地规则和有关要求,对贸易协定项下货物签发的原产地证明文件。它是协定成员国之间货物享受互惠与减免关税的凭证,如《亚太贸易协定》原产地证书、中国—东盟自由贸易区原产地证书、北美自由贸易区原产地证书等。

③ 专用原产地证明:是国际组织或者国家根据政治和贸易措施的特殊需要针对某一特定行业的特定产品规定的原产地证书,这些产品应符合特定的原产地规则,如烟草真实性证书以及为共同遏制非洲"冲突钻石"签发的金伯利进程国际证书等。

1. 入境报检

入境货物报检可分为进境一般报检、进境流向报检和异地施检报检。

(1) 进境一般报检。进境一般报检是指法定检验检疫入境货物的货主或其代理人,持有关单证向卸货口岸检验检疫机构申请取得《入境货物通关单》,并对货物进行检验检疫的报检。对进境报检一般业务而言,签发《入境货物通关单》和对货物的检验检疫都由口岸检验检疫机构完成,货主或其代理人在办理完通关手续后,应主动与检验检疫机构联系施检工作。

(2) 进境流向报检。进境流向报检,亦称口岸清关转异地进行检验检疫的报检,指法定入境检验检疫货物的收货人或其代理人持有关证单在卸货口岸向口岸检验检疫机构报检,获取《入境货物通关单》并通关后由进境口岸检验检疫机构进行必要的检疫处理,货物调往目的地后再由目的地检验检疫机构进行检验检疫监管。申请进境流向报检货物的通关地与目的地属于不同辖区。

(3) 异地施检报检。异地施检报检是指已在口岸完成进境流向报检,货物到达目的地后,该批进境货物的货主或其代理在规定的时间内,向目的地检验检疫机构申请进行检验检疫的报检。因进境流向报检只在口岸对装运货物的运输工具和外包装进行了必要的检疫处理,并未对整批货物进行检验检疫,只有当检验检疫机构对货物实施了具体的检验检疫,确认其符合有关检验检疫要求及合同、信用证的规定,货主才能获得相应的准许进口货物销售或使用的合法凭证,完成进境货物的检验检疫工作。异地施检报检时,报检人应提供口岸检验检疫机关签发的《入境货物通关单》①货物流向联(第三联)。

2. 出境报检

出境货物报检分为出境一般报检、出境换证报检和出境货物预检报检。

(1) 出境一般报检。出境一般报检是指法定检验检疫的出境货物报检人,持有关证单向产地检验检疫机构申请检验检疫,以取得出境放行证明及其他证单的报检。对于出境一般报检的货物,检验检疫合格后,在当地海关报关的,由报关地检验检疫机构签发《出境货物通关单》,报检人才持《出境货物通关单》向当地海关报关;在异地海关报关的,由产地检验检疫机构签发《出境货物通关单》或"换证凭条",报检人持《出境货物通关单》或"换证凭条"向报关地检验检疫机构申请换发《出境货物通关单》。

(2) 出境换证报检。出境换证报检是指经产地检验检疫机构检验检疫合格的法定检验检疫出境货物的报检人,持产地检验检疫机构签发的《出境货物换证凭单》或"换证凭条"向报关地检验检疫机构申请换发《出境货物通关单》的报检。对于出境换证报检的货物,报关

---

① 《入境货物通关单》:分为双联和四联。双联用于入境受检物通关,包括调离海关监管区(只适用于在本地实施检验检疫的货物),其中第一联为货物通关,第二联为签单机构留存。四联用于入境受检物通关,包括调离海关监管区(只适用于异地检验检疫的货物)。其中第一联为货物通关,第二联为货物流向,第三联为异地检验检疫及报检,第四联为签单机构留存。

地检验检疫机构按照国家质检总局规定的抽查比例进行查验。

(3)出境预检报检。出境货物预检报检是指报检人持有关单证向产地检验检疫机构申请对暂时还不能出口的货物预先实施检验检疫的报检。预检报检的货物经检验检疫合格的,检验检疫机构签发《出境货物换证凭单》;正式出口时,报检人可在检验检疫有效期内,持此单向检验检疫机构申请办理放行手续。申请预检报检的货物须是经常出口的、非易腐烂变质、非易燃易爆的商品。

2.1.4 报检地点要求

1. 入境报检的地点

入境货物一般在入境口岸检验检疫机构报检。以下入境货物按规定地点报检。

(1)审批、许可证等有关政府批文中规定检验检疫地点的,在规定的地点报检。

(2)大宗散装商品、易腐烂变质商品、废旧物品及在卸货时发现包装破损、重/数量短缺的商品,必须在卸货口岸检验检疫机构报检。

(3)需结合安装调试进行检验的成套设备、机电仪器产品以及在口岸开件后难以恢复包装的商品,应在收货人所在地检验检疫机构报检并检验。

2. 出境报检的地点

出境商品原则上实施产地检验,即出口商品的发货人向商品生产的检验检疫机构报检,并在商品的生产地接受检验检疫。由于出口法定检验商品种类繁多,情况千变万化,考虑到部分出口商品不宜在产地实施检验检疫,根据《商检法》规定,国家质检总局可以根据便利对外贸易和进出口商品检验检疫工作的需要,指定在其他地点检验检疫。如出口的活动物指定由口岸检验检疫机构实施检验检疫。

2.1.5 报检期限要求

1. 入境报检的期限

由于货物种类、性质、索赔有效期和品质保证期的不同,报检的时间也不同。一般入境货物应在入境前或入境时向报关地检验检疫机构办理报检手续。

(1)入境货物需对外索赔出证的,应不少于索赔有效期满前20天向到货口岸或货物到达地的检验检疫机构报检。

(2)入境的运输工具及人员应在入境前或入境时向入境口岸检验检疫机构申报。

(3)入境动植物、动植物产品和其他检疫物的,应当在检疫物进境前或者进境时报检。

(4)输入种畜及其精液、胚胎的,应当在进境前30天报检。

(5)输入其他动物的应当在进境前15天报检。

（6）输入植物种子、种苗及其他繁殖材料的，应当在进境前 7 天报检。

（7）入境动植物性包装物、铺垫材料进境时应当及时报检。

（8）过境的运输动植物、动植物产品和其他检疫物应当在进境时报检。

（9）入境的集装箱、货物、废旧物品在到达口岸时，必须向检验检疫机构报检并接受卫生检疫，经检疫或实施消毒、除鼠、除虫或其他必要的卫生处理合格的，方准入境。

2. 出境报检的期限

出口商品的报检期限，由国家质检总局统一规定。根据目前国家质检总局规定：

（1）出境货物最迟应在出口报关或装运前 7 天报检；对于个别检验检疫周期较长的货物，应留有相应的检验检疫时间。

（2）需隔离检疫的出境动物在出境前 60 天预检，隔离前 7 天报检。

2.1.6　报检应提供的单据

1. 入境报检应提供的单据

（1）入境报检时，按要求正确填写《入境货物报检单》，并提供外贸合同、发票、提（运）单、装箱单等有关证单。

（2）按照检验检疫的要求，提供相关其他特殊证单。

2. 出境报检应提供的单据

（1）出境货物报检时，应填写《出境货物报检单》，并提供以下证单：外贸合同或销售确认书或订单；信用证、发票、装箱单、相关电涵等必要的单证；生产经营部门出具的厂检结果单（原件）；检验检疫机构签发的《出境货物运输包装性能检验结果单》正本。

（2）凭样品成交的出口货物，还须提供样品。

（3）经预检合格的货物在向报关地检验检疫机构办理换证放行手续时，应提交产地检验检疫机构签发的《出境货物换证凭单》（正本）。

（4）产地与报关地不一致的货物，在向报关地检验检疫机构申请《出境货物通关单》时，应提交产地检验检疫机构签发的《出境货物换证凭单》（正本）。

（5）出口危险货物时，须提供《出境货物运输包装性能检验结果单》（正本）和《出境危险货物运输包装使用鉴定结果单》（正本）。

（6）按照检验检疫的要求，提供相关其他特殊证单，如国家法律、法规规定实行卫生注册和质量许可的货物，须提供经检验检疫机构批准的注册编号或许可证编号、审批文件等。

3.《入/出境货物通关单》的有效期

（1）《入境货物通关单》。《入境货物通关单》的有效期为 60 天。

（2）《出境货物通关单》。一般报检的《出境货物通关单》和"出境货物换证凭单"（含电子转单方式）的有效期，因商品不同有所区别。其有效期分别是：

① 一般货物为 60 天;

② 植物和植物产品为 21 天,北方冬季可适当延长至 35 天;

③ 鲜活类货物一般为 14 天;

④ 检验检疫机构有其他规定的,以《出境货物通关单》标明的有效期为准。

2.1.7 报检的更改与撤消

1. 更改

(1) 已报检的出入境货物,检验检疫机构尚未实施检验检疫或已实施检验检疫但尚未出具证单的,由于某种原因报检人需要更改报检信息的,可以向受理报检的检验检疫机构申请。报检人申请更改证单时,应填写更改申请单,说明更改的理由和更改事项,交附有关函电等证明单据,并交还原证单,经审核同意后方可办理更改手续。如果变更合同或信用证的,还须提供新的合同或信用证。

(2) 遇到下列情况,均不能更改:

① 检验检疫机构尚未实施检验检疫,品名更改后与原报检不是同一种商品的;

② 检验检疫机构已实施检验检疫但未出具证单,品名、数(重)量、检验检疫结果、包装、发货人、收货人等重要项目更改后与原报检不一致的,或者更改后与输出、输入国家或地区法律法规规定不符的。

2. 撤消

报检人向检验检疫机构报检后,因故需申请撤消报检时,应填写《更改申请书》,说明撤消的理由,并提供有关证明,经批准后方可按规定办理撤消手续。报检后 30 天内未联系检验检疫事宜的,作自动撤消报捡处理。

2.1.8 重新报捡

1. 重新报检范围

报检人在向检验检疫机构办理报检手续并领取检验检疫证单后,有下列情况之一的应重新报检:

(1) 超过检验检疫有效期限[①]的;

---

① 检疫有效期:指检疫物在出入境检验检疫机关检疫合格之日至规定检疫物出境的期限。检疫有效期一般为 21 天。黑龙江、内蒙古、吉林、辽宁、新疆五省(区)的植物产品在冬季(11 月 1 日至次年 2 月底)进行检疫的,检疫有效期可适当延长,但不能超过 35 天。如输入国另有不同要求,如荷兰检疫有效期规定为 14 天,可按对方的要求办理。

（2）变更输入国家或地区,并又有不同检验检疫要求的;

（3）改换包装或重新拼装的;

（4）已撤消报检的。

2．重新报检的要求

（1）按规定填写《出境货物报检单》,交附有关函电等证明单据;

（2）交还原发的证书或证单,不能交还的应按有关规定办理。

2.2 出入境检验检疫报检单位

2.2.1 报检单位概念与类型

出入境检验检疫报检单位（以下简称报检单位）是指依法在检验检疫机构注册登记取得报检资格或经检验检疫机构批准取得报检权的境内法人或组织。按照报检单位登记的性质,可分为自理报检和代理报检（见图2.3）。代理报检又分为直接代理报检和间接代理报检。

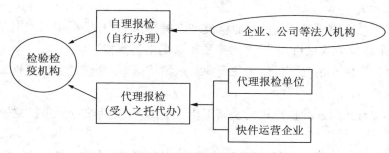

图2.3 报检单位类型图

2.2.2 自理报检单位

报检义务人自行办理报检手续,履行法定义务的行为,一般称为自理报检。以自己的名义自行办理报检手续的进出口商品收发货人即自理报检单位。

1．自理报检单位的范围

（1）有进出口经营权的国内企业;

（2）进口货物的收货人或其代理人;

（3）出口货物的生产企业;

（4）出口货物运输包装及出口危险货物运输包装生产企业;

（5）中外合资、中外合作、外商独资企业;

（6）国外（境外）企业、商社常驻中国代表机构;

(7) 进出境动植物隔离饲养和植物繁殖生产单位;

(8) 进出境动植物产品的生产、加工、存储、运输单位;

(9) 对进出境动植物、动植物产品、装载容器、包装物、交通运输工具等进行药剂熏蒸和消毒服务的单位;

(10) 从事集装箱的储存场地和中转场(库)、清洗、卫生除害处理的单位;

(11) 有进出境交换业务的科研单位;

(12) 其他报检单位。

2. 自理报检单位的权利与义务

(1) 权利。

① 根据检验检疫法律法规,依法办理出入境货物、人员、运输工具、动植物及其产品等及其相关的报检/申报手续。

② 在按有关规定办理报检,并提供抽样、检验检疫的各种条件后,有权要求检验检疫机关在国家质检部门统一规定的检验检疫期限内完成检验检疫工作,并出具证明文件。如因检验检疫工作人员玩忽职守造成入境货物超过索赔期而丧失索赔权的,或出境货物耽误装船结汇的,有权追究当事人责任。

③ 自理单位对检验检疫机构的检验检疫结果有异议的,有权在规定的期限内向原检验检疫机构或其上级检验检疫机构,乃至国家质检总局申请复检。

④ 自理单位在保密情况下提供有关商业及运输单据时,有权要求检验检疫机构及其工作人员予以保密。

⑤ 自理单位有权对检验检疫机构及其工作人员的违法、违纪行为进行控告、检举。

(2) 义务。

① 遵守国家有关法律、法规和检验检疫规章,对所报检货物的质量负责。

② 自理单位应当按检验检疫机关要求选用若干名报检员,由报检员凭检验检疫机构核发的《报检员证》办理报检手续,同时加强对本单位报检员加强管理,并对报检员的报检行为承担法律责任。

③ 提供正确、齐全、合法、有效的证单和完整、准确、清楚地填制的报检单,并在规定的时间和地点向检验检疫机构办理报检手续。

④ 自理单位在办理报检手续后,应当按要求及时与检验检疫机构联系验货,协助检验检疫工作人员进行现场检验检疫、抽(采)样及检验检疫处理等事宜,提供进行抽(采)样和检验检疫、鉴定等必要的工作条件,并落实检验检疫机构提出的检验检疫监管及有关要求。

⑤ 自理单位应当对已经检验检疫合格放行的出口货物加强批次管理,不得错发、错运、漏发致使货证不符。对入境的法检货物,未经检验检疫或未经检验检疫机构的许可,不得销售、使用或拆卸、运递。

⑥ 申请检验检疫、鉴定工作时,应按规定缴纳检验检疫费。

2.2.3　代理报检单位

在出入境检验检疫机构注册登记的专门从事代理报检业务的境内企业,依法接受进出口收发货人的委托,为进出口收发货人办理报检手续的行为,一般称之为代理报检。代理报检单位包括:从事代理报检服务的单位或者是在经营国际货物运输、国际运输工具代理业的同时兼营代理报检服务的企业,如出入境快件①运营企业。出入境快件运营企业报检是代理报检的一种特殊形式。

1. 代理报检单位业务范围

根据《出入境检验检疫代理报检管理》的有关规定,接受委托的代理报检单位应当完成的代理报检行为包括:办理报检手续、缴纳检验检疫费用、联系和配合出入境检验检疫机构实施检验检疫、领取检验检疫证单和通关证明以及其他与检验检疫工作有关的事宜。在代理报检活动中代理报检单位可向委托人收取一定的代理报检中介服务费,收费多少要符合物价部门的规定。

2. 代理报检单位的权利与义务

(1) 权利。

① 代理报检单位被许可注册登记后,有权在批准的代理报检区域内由其在检验检疫机构注册并持有《报检员证》的报检员向检验检疫机构办理代理报检业务。

② 除另有规定外,代理报检单位有权代理委托人委托的出入境检验检疫报检业务。

③ 进口货物的收货人可以在报关地和收货地委托代理报检单位报检;出口货物发货人可以在产地和报关地委托代理报检单位报检。

④ 按有关规定代理报检,并提供抽样、检验检疫的各种条件后,有权要求检验检疫机构在国家质检总局统一规定的检验检疫期限内完成检验检疫工作,并出具证明文件。如因检验检疫工作人员玩忽职守造成损失或入境货物超过索赔期而丧失索赔权,出境货物耽误装船结汇的,有权追究当事人责任。

⑤ 代理报检单位对检验检疫机构的检验检疫结果有异议的,有权在规定的期限内向原检验检疫机构或其上级检验检疫机构以至国家质检总局申请复验。

⑥ 代理报检单位在保密情况下提供有关商业及运输单据时,有权要求检验检疫机构及其工作人员予以保密。

⑦ 代理报检单位有权对检验检疫机构及其工作人员的违法、违纪行为进行控告、检举。

(2) 义务。

---

① 出入境快件:是国际特快专递邮件的简称,是指在特定时间内,由特定的运营企业以"门到门"的方式承运的出入境快递货物和物品,一般有重量、体积的限制。

① 代理报检单位在办理代理报检业务等事项时,必须遵守出入境检验检疫法律、法规和《出入境检验检疫报检规定》,不得出借其名义供他人办理代理报检业务,并对其所报检货物的品名、规格、价格、数/重量以及其他应报的各项内容和提交的有关文件的真实性、合法性负责,承担相应的法律责任。

② 代理报检单位在办理代理报检业务等事项时,必须提交委托人的《报检委托书》。《报检委托书》应载明委托人的名称、地址、法定代表人姓名(签字)、机构性质及经营范围、代理报检单位的名称、地址、联系人、联系电话、代理事项,以及双方责任、权利和代理期限等内容,并加盖双方的公章。

③ 代理报检单位应按检验检疫规定的期限、地点办理报检手续。办理报检时应按规定填写报检申请单,并提供检验检疫机构要求的必要证单,在申请单上加盖代理报检单位的合法印章。

④ 代理报检单位应按检验检疫机构的要求,切实履行代理报检职责,负责与委托人联系,协助检验检疫机构落实检验检疫时间、地点,配合检验检疫机构实施检验检疫,提供必要的工作条件,并负责对已完成检验检疫的货物,及时地领取检验检疫证单和通关证明。

⑤ 代理报检单位除积极配合检验检疫机构对其所代理报检的有关事宜的调查和处理外,还对实施代理报检中所获悉的商业秘密负有保密的义务。

⑥ 代理报检单位应按规定代委托人缴纳检验检疫费,在向委托人收取相关费用时应如实地列明检验检疫机构收取的费用,并向委托人出示检验检疫机构出具的收费票据,不得借检验检疫机构名义向委托人收取额外费用。

2.3 出入境检验检疫报检员

报检员是指取得国家质检总局规定的资格,按规定程序在国家质检总局设在各地的检验检疫机构注册取得《报检员证》后,代表所属报检单位向检验检疫机构办理出入境检验检疫报检业务的人员。出入境检验检疫报检业务具有很强的政策性、专业性,因此法律规定报检员必须经过有关考试合格并经登记注册才能从事这一职业。

2.3.1 报检员资格的取得

《报检员资格证书》是从事出入境检验检疫报检工作的专业证明,由国家质检总局统一制定,在全国范围内有效,持有资格证书者可按规定程序向检验检疫机构申请注册成为报检员。

我国出入境检验检疫部门实行报检员资格全国统一考试制度,达到考试及格分数线的人员,由国家质检总局颁发《报检员资格证书》。该证书是出入境检验检疫部门对报考人员考试合格行为的确认,是从事报检工作的职业资格证明文件,在全国范围内有效。《报检员资格证书》专属于个人所有。国家质检总局是报检员资格考试的主管机关,具体工作包括:发布考试时间、确定考试原则、审定考试命题、指导监督各地检验检疫机构组织实施考试以及处理考试工作中的重大问题。

1. 资格考试内容及其类型

报检员考试面向全社会,考试内容包括检验检疫有关法律、报检业务基础和基础英语知识。资格考试分为"自理报检"与"代理报检"两种。自理报检资格考试合格人员获得《自理报检员资格证书》,可注册为自理报检单位报检员。代理报检资格考试合格人员获得《代理报检资格证书》,可注册为代理报检单位报检员,也可以作为自理报检企业的员工注册,成为自理报检单位报检员。

2. 报考《报检员资格考试》人员的条件

(1) 符合报考人员的条件。

根据《出入境检验检疫报检员管理规定》的要求,参加报检员资格考试的人员应当符合下列条件:

① 年满 18 周岁,具有完全民事行为能力。

② 具有高中毕业或中等专业学校毕业及以上学历。

(2) 不符合报考条件人员的范围。

① 触犯刑律被判刑,刑满释放未满 5 年者。

② 被检验检疫机构吊销报检员证未满 3 年者。

③ 以伪造文件、冒名代考或其他作弊行为参加报检员资格全国统一考试以及相关考试,经查实,已宣布成绩无效未满 3 年者。

3.《报检员资格证书》的失效

考试合格人员取得《报检员资格证》,两年内未从事报检业务,《报检员资格证》自动失效。

2.3.2　报检员的权利与义务

1. 权利

(1) 对于入境货物,报检员在检验检疫机构规定的时间和地点内办理报检,并提供抽(采)样、检验检疫等各种条件后,有权要求检验检疫机构在规定期限或对外贸易合同约定的索赔期限内检验检疫完毕,并出具证明。如由检验检疫工作人员玩忽职守造成货物超过索赔期而丧失索赔权的,报检员有权追究有关当事人的责任。

(2) 对于出境货物,报检员在出入境检验检疫机构规定的地点和时间向检验检疫机构办理报检,并提供必要工作条件后,有权要求在不延误装运的期限内检验检疫完毕,并出具证明。如因检验检疫工作人员玩忽职守而耽误装船结汇,报检人员有权追究当事人的责任。

(3) 报检员对检验检疫机构的检验检疫结果有异议时,有权根据有关法律规定,向原检验检疫机构或其上级机构申请复验。

(4) 报检员如有正当理由需撤消报检时,有权按有关规定办理撤检手续。

(5) 报检员在保密情况下提供有关商业单据和运输单据时,有权要求检验检疫机构及其工作人员给予保密。

(6) 对出入境检验检疫机构的检验检疫工作人员滥用职权、徇私舞弊、伪造检验检疫结果的,报检员有权依法提出追究当事人的法律责任。

2. 职责

(1) 报检员的身份是唯一的,即不得同时兼任自理报检单位、代理报检企业或者一个以上单位的报检工作。这也适用于出入境快件运营企业中的报检员。因此,报检员只负责所属企业的进出口货物报检申请事宜。报检员办理报检业务须出示《报检员证》,检验检疫机构不受理无证报检业务。

(2) 报检员有义务向所属企业领导传达并解释检验检疫有关法律法规、通告及管理办法。

(3) 报检员应遵守有关法律法规和检验检疫规定,在规定的时间和地点进行报检,并向检验检疫机构提供真实的数据和完整、有效的单证,准确、详细、清晰地填制报检单,随附证单应齐全、真实,协助所属企业完整保存报检资料等业务档案。

(4) 报检员有义务向检验检疫机构提供进行抽样和检验、检疫、鉴定等必要的工作条件,如必要的工作场所、辅助劳动力以及交通工具等,配合检验检疫机构为实施检验检疫而进行的现场验(查)货、抽(采)样及检验检疫处理等事宜,同时负责向所属单位传达和落实检验检疫机构提出的检验检疫监管措施和其他有关要求。

(5) 报检员有义务对经检验检疫机构检验检疫合格放行的出口货物加强批次管理,不得错发、漏发致使货证不符。对入境的法检货物,未经检验检疫或未经检验检疫机构的许可,不得销售、使用或拆卸、运递。

(6) 报检员申请检验、检疫、鉴定工作时,应按规定缴纳检验检疫费。

(7) 报检员必须严格遵守相关法律法规和行政法规的规定,不得擅自涂改、伪造或变造检验检疫证(单)。

(8) 对进境检疫物报检必须做到:经批准后提供隔离场所,办理检疫审批,配合检疫进程,了解检疫结果,适时做好除害处理,并按检疫要求配合检验检疫机构做好不合格货物的退运、销毁等处理。

(9) 对出境检疫物报检必须做到:配合检验检疫机构,掌握输入国家(地区)必要的检疫规定等有关情况,进行必要的自检,提供有关产地检验资料,帮助检验检疫机构掌握产地疫情,了解检疫结果,领取证书。

（10）对入境不合格货物，应及时向检验检疫机构通报情况，以便整理材料、证据对外索赔。对出境货物要搜集对方对货物的反映（尤其是有异议的货物），以便总结经验或及时采取对策，解决纠纷。

2.4　报检单位、报检员的行为规则与法律责任

2.4.1　自理报检单位的行为规则与法律责任

自理单位以自己的名义办理报检手续。履行报检义务，并承担相应的行为规则与法律责任。

1.　自理报检单位的行为规则

自理报检单位提供虚假材料申请并取得备案登记的，由检验检疫机构撤消其备案登记；自理报检单位提供的材料失实，或不按规定办理更改手续，造成无法落实检验检疫等严重后果的，按相关法律法规规定处理。其他参照代理报检单位的行为规则。

2.　自理报检单位的法律责任

自理报检单位应按检验检疫机构的要求选用报检员，按照有关规定规范报检员的报检行为，并对其报检员的报检行为承担法律责任。一旦报检员不再从事报检工作或被解聘或离开本单位的，报检单位应当以书面形式通知检验检疫机构，办理收回和注销《报检员证》手续，否则因此产生的法律责任由报检单位承担。其他法律责任参照代理报检单位。

2.4.2　代理报检单位的行为规则与法律责任

代理报检企业，出入境快件运营企业接受进出口商品收发货人的委托办理报检业务，履行一种行政法律义务的行为，构成一种民事代理法律关系，应当遵守我国民事法律制度中有关代理的规定。在代理权限和期限内，代理报检企业以委托人名义实施的报检活动的法律后果由委托人承担。

1.　代理报检单位的行为规则

代理报检单位在从事报检业务中有违规报检行为的，由检验检疫机构依据《商检法实施条例》有关规定给予下述处罚；若违反法律法规的，按有关法律法规的规定处理；涉嫌触犯刑律的，移交司法部门按照刑法的有关规定追究其刑事责任。

（1）代理报检单位有以下违规行为之一的，由检验检疫机构按《商检法实施条例》第四十八条的规定没收违法所得，并处商品货值金额5%以上20%以下的罚款：

① 不如实提供进出口商品的真实情况，取得检验检疫机构的有关证单；

② 对法定检验的进出口商品不予报检，逃避进出口商品检验的。

(2) 代理报检单位违反规定、扰乱报检秩序,有下列行为之一的,由检验检疫机构按《商检法实施条例》第五十八条的规定责令改正,没收违法所得,可以并处 10 万元以上罚款,暂停其 6 个月以内代理报检业务;情节严重的,撤消其代理报检企业注册登记:

① 1 年内报检员 3 人次以上被撤消报检从业注册的;

② 未按照规定代委托人缴纳检验检疫费、未如实向委托人告知检验检疫收费情况或者借检验检疫机构名义向委托人乱收取费用的;

③ 对检验检疫机构的调查和处理不予配合的,或者威胁、贿赂检验检疫工作人员的;

④ 出让其名义供他人办理代理报检业务的;

⑤ 例行审核①不合格的。

(3) 代理报检单位有以下违规行为之一的,有违法所得的,由检验检疫机构责令改正,处以违法所得 3 倍以下罚款,最高不超过 3 万元;没有违法所得的,处以 1 万元以下罚款:

① 未按照规定建立、完善代理报检业务档案,或者不能真实完整地记录其承办的代理报检业务;

② 拒绝接受检验检疫机构监督检查;

③ 未按期申请例行审核的。

2. 代理报检单位的法律责任

(1) 不准出借其名义供他人办理代理报检业务。

(2) 代理报检单位应按检验检疫机构的要求选用报检员,按照有关规定规范报检员的报检行为,并对其报检员的报检行为承担法律责任。一旦报检员不再从事报检工作或被解聘、或离开本单位的,代理报检单位应当以书面形式通知检验检疫机构,办理收回和注销《报检员证》手续,否则因此产生的法律责任由代理报检单位承担。

(3) 代理报检单位与被代理人之间的法律关系适用于《中华人民共和国民法通则》的有关规定,并共同遵守出入境检验检疫法律、法规;代理报检单位的代理报检,不免除被代理人或其他人根据合同和法律所承担的产品质量责任和其他责任。

(4) 代理报检单位及其报检员多人或多次违反法律、法规及检验检疫有关规定的,暂停或取消其代理报检资格。

(5) 代理报检单位因违反规定被出入境检验检疫机构暂停或取消其代理报检资格所发生的与委托人等关系人之间的财经纠纷,由代理报检单位自行负责。

(6) 有伪造、变造、买卖或者盗窃出入境检验检疫证单、印章、标志、封识和质量认证标志行为的,除取消其代理报检注册登记及代理报检资格外,还应按检验检疫相关法律法规的规定予以行政处罚;对情节严重,涉嫌构成犯罪的,移交司法部门对直接责任人依法追究刑事责任。

---

① 例行审核:是指检验检疫机构每两年对代理报检企业实行一次例行审核制度。详见本书 3.3.3。

（7）代理报检单位因违反规定被出入境检验检疫机构暂停或取消其代理报检资格所发生的与委托人等关系人之间的财经纠纷，由代理报检单位自行负责。

2.4.3　报检员的行为规则与法律责任

自理企业或代理报检单位指派的报检员，在办理报检业务时都应遵守检验检疫法律法规和有关规定，并承担相应的行政责任和法律责任。根据《出入境检验检疫报检员管理规定》，检验检疫机构对报检员在报检活动中出现的违规行为作以下处罚。

1. 报检员的行为规则

（1）报检员有下列行为之一的，由检验检疫机构暂停其3个月或者6个月报检资格：

① 不履行代理报检单位报检员的义务，情节严重的；

② 1年内出现3次以上报检差错行为，情节严重的；

③ 转借或者涂改报检员证的。

（2）报检员有以下行为之一的，由检验检疫机构取消其代理（自理）报检资格[①]，并注销其企业登记：

① 违反国家质检总局有关代理报检规定的，如不如实报检、造成严重后果的；提供虚假合同、发票、提单等单据的；伪造、变造、买卖或者盗窃、涂改检验检疫证单、印章、标志、封识和质量认证标志等违规行为的；

② 不向企业如实反映检验检疫收费标准，借代理报检名义向企业收取高额费用的；

③ 不能按照有关规定认真履行代理报检职责，被企业投诉经查实的；

④ 其他欺诈行为；

⑤ 其他违反检验检疫法律法规规定，情节严重的。

2. 报检员的法律责任

报检员在从事出入境报检活动中有逃避检验检疫或违反检验检疫有关规定行为的，检验检疫机构依法追究报检单位及其相关报检员的法律责任。法律责任内容包括：

（1）代理（自理）报检单位指派的报检员，只允许办理本代理（自理）报检单位所承揽的代理（自理）报检业务，不允许办理其他法人或组织代理的代理报检业务；

（2）代理（自理）报检单位指派的报检员，在检验检疫机构从事报检事项，属该代理（自理）报检单位的公务活动，并负有一切法律责任；

（3）注册（备案）登记的代理（自理）报检单位，如需撤消本报检单位已注册的报检员，应向原注册登记的检验检疫机构办理书面注销手续，并交回被撤换人员的《报检员证》。

---

① 取消报检资格：即被取消《报检员资格证》，且3年内不允许参加报检员资格考试。检验检疫机构收缴有关《报检员证》和《报检员资格证》，无法收缴的应予以公告。

2.4.4 报检单位、报检员相关的法律责任条款

1. 行政责任

(1) 商检行政管理相对人的法律责任。为了维护进出口商品检验的法律秩序,惩处违法行为,同时考虑了与中国刑法等其他法律的衔接,现行的《商检法》及其实施条例增补了对逃避商检、非法从事商检业务、进出口商品假冒、伪造变造买卖商检单证等行为的追究法律责任内容。

① 《商检法》中法律责任条款。

第三十三条 违反本法规定,将必须经商检机构检验的进口商品未报经检验而擅自销售或者使用的,或者将必须经商检机构检验的出口商品未报经检验合格而擅自出口的,由商检机构没收违法所得,并处货值金额5%以上20%以下的罚款;构成犯罪的,依法追究刑事责任。

第三十四条 违反本法规定,未经国家商检部门许可,擅自从事进出口商品检验鉴定业务的,由商检机构责令停止非法经营,没收违法所得,并处违法所得一倍以上三倍以下的罚款。

第三十五条 进口或者出口属于掺杂掺假、以假充真、以次充好的商品或者以不合格进出口商品冒充合格进出口商品的,由商检机构责令停止进口或者出口,没收违法所得,并处货值金额50%以上三倍以下的罚款;构成犯罪的,依法追究刑事责任。

第三十六条 伪造、变造、买卖或者盗窃商检单证、印章、标志、封识、质量认证标志的,依法追究刑事责任;尚不够刑事处罚的,由商检机构责令改正,没收违法所得,并处货值金额等值以下的罚款。

② 《商检法实施条例》中法律责任条款。

第四十五条 擅自销售、使用未报检或者未经检验的属于法定检验的进口商品,或者擅自销售、使用应当申请进口验证而未申请的进口商品的,由出入境检验检疫机构没收违法所得,并处商品货值金额5%以上20%以下罚款;构成犯罪的,依法追究刑事责任。

第四十六条 擅自出口未报检或者未经检验的属于法定检验的出口商品,或者擅自出口应当申请出口验证而未申请的出口商品的,由出入境检验检疫机构没收违法所得,并处商品货值金额5%以上20%以下罚款;构成犯罪的,依法追究刑事责任。

第四十七条 销售、使用经法定检验、抽查检验或者验证不合格的进口商品,或者出口经法定检验、抽查检验或者验证不合格的商品的,由出入境检验检疫机构责令停止销售、使用或者出口,没收违法所得和违法销售、使用或者出口的商品,并处违法销售、使用或者出口的商品货值金额等值以上3倍以下罚款;构成犯罪的,依法追究刑事责任。

第四十八条 进出口商品的收货人、发货人、代理报检企业或者出入境快件运营企业、

报检人员不如实提供进出口商品的真实情况,取得出入境检验检疫机构的有关证单,或者对法定检验的进出口商品不予报检,逃避进出口商品检验的,由出入境检验检疫机构没收违法所得,并处商品货值金额5%以上20%以下罚款;情节严重的,并撤销其报检注册登记、报检从业注册。

进出口商品的收货人或者发货人委托代理报检企业、出入境快件运营企业办理报检手续,未按照规定向代理报检企业、出入境快件运营企业提供所委托报检事项的真实情况,取得出入境检验检疫机构的有关证单的,对委托人依照前款规定予以处罚。

代理报检企业、出入境快件运营企业、报检人员对委托人所提供情况的真实性未进行合理审查或者因工作疏忽,导致骗取出入境检验检疫机构有关证单的结果的,由出入境检验检疫机构对代理报检企业、出入境快件运营企业处2万元以上20万元以下罚款;情节严重的,并撤销其报检注册登记、报检从业注册。

第四十九条 伪造、变造、买卖或者盗窃检验证单、印章、标志、封识、货物通关单或者使用伪造、变造的检验证单、印章、标志、封识、货物通关单,构成犯罪的,依法追究刑事责任;尚不够刑事处罚的,由出入境检验检疫机构责令改正,没收违法所得,并处商品货值金额等值以下罚款。

第五十条 擅自调换出入境检验检疫机构抽取的样品或者出入境检验检疫机构检验合格的进出口商品的,由出入境检验检疫机构责令改正,给予警告;情节严重的,并处商品货值金额10%以上50%以下罚款。

第五十一条 出口属于国家实行出口商品注册登记管理而未获得注册登记的商品的,由出入境检验检疫机构责令停止出口,没收违法所得,并处商品货值金额10%以上50%以下罚款。

第五十二条 进口或者出口国家实行卫生注册登记管理而未获得卫生注册登记的生产企业生产的食品、化妆品的,由出入境检验检疫机构责令停止进口或者出口,没收违法所得,并处商品货值金额10%以上50%以下罚款。

已获得卫生注册登记的进出口食品、化妆品生产企业,经检查不符合规定要求的,由国家质检总局或者出入境检验检疫机构责令限期整改;整改仍未达到规定要求或者有其他违法行为,情节严重的,吊销其卫生注册登记证书。

第五十三条 进口可用作原料的固体废物,国外供货商、国内收货人未取得注册登记,或者未进行装运前检验的,按照国家有关规定责令退货;情节严重的,由出入境检验检疫机构并处10万元以上100万元以下罚款。

已获得注册登记的可用作原料的固体废物的国外供货商、国内收货人违反国家有关规定,情节严重的,由出入境检验检疫机构撤销其注册登记。

进口国家允许进口的旧机电产品未办理备案或者未按照规定进行装运前检验的,按照国家有关规定予以退货;情节严重的,由出入境检验检疫机构并处100万元以下罚款。

第五十四条　提供或者使用未经出入境检验检疫机构鉴定的出口危险货物包装容器的,由出入境检验检疫机构处 10 万元以下罚款。

提供或者使用经出入境检验检疫机构鉴定不合格的包装容器装运出口危险货物的,由出入境检验检疫机构处 20 万元以下罚款。

第五十五条　提供或者使用未经出入境检验检疫机构适载检验的集装箱、船舱、飞机、车辆等运载工具装运易腐烂变质食品、冷冻品出口的,由出入境检验检疫机构处 10 万元以下罚款。

提供或者使用经出入境检验检疫机构检验不合格的集装箱、船舱、飞机、车辆等运载工具装运易腐烂变质食品、冷冻品出口的,由出入境检验检疫机构处 20 万元以下罚款。

第五十六条　擅自调换、损毁出入境检验检疫机构加施的商检标志、封识的,由出入境检验检疫机构处 5 万元以下罚款。

第五十七条　从事进出口商品检验鉴定业务的检验机构超出其业务范围,或者违反国家有关规定,扰乱检验鉴定秩序的,由出入境检验检疫机构责令改正,没收违法所得,可以并处 10 万元以下罚款,国家质检总局或者出入境检验检疫机构可以暂停其 6 个月以内检验鉴定业务;情节严重的,由国家质检总局吊销其检验鉴定资格证书。

第五十八条　未经注册登记擅自从事报检业务的,由出入境检验检疫机构责令停止非法经营活动,没收违法所得,并处违法所得 1 倍以上 3 倍以下罚款。

代理报检企业、出入境快件运营企业违反国家有关规定,扰乱报检秩序的,由出入境检验检疫机构责令改正,没收违法所得,可以并处 10 万元以下罚款,国家质检总局或者出入境检验检疫机构可以暂停其 6 个月以内代理报检业务;情节严重的,撤消其报检注册登记。报检人员违反国家有关规定,扰乱报检秩序的,国家质检总局或者出入境检验检疫机构可以暂停其 6 个月以内执业;情节严重的,撤消其报检从业注册。

第五十九条　出入境检验检疫机构的工作人员滥用职权,故意刁难当事人的,徇私舞弊,伪造检验结果的,或者玩忽职守,延误检验出证的,依法给予行政处分;违反有关法律、行政法规规定签发出口货物原产地证明的,依法给予行政处分,没收违法所得;构成犯罪的,依法追究刑事责任。

(2)《动植物检疫法》中法律责任条款。

① 逃避动植物检疫的行为包括:未报检或者未依法办理检疫审批手续或者未按检疫审批的规定执行的;报检的动植物、动植产品和其他检疫物与实际不符的,按《动植物检疫法》"处 5 000 元以下罚款;已取得检疫单证的,予以吊销"。

② 违反动植物检疫指令的行为包括:未经口岸动植物检疫机关许可擅自将进境、过境动植物、动植物产品和其他检疫物卸离运输工具或者运递的;擅自调离或者处理在口岸动植物检疫机关指定的隔离场所中隔离检疫的动植物的;擅自开拆过境动植物、动植物产品和其他检疫物的包装或者擅自开拆、损毁动植物检疫封识或者标志的;擅自抛弃过境动物的尸

体、排泄物、铺垫材料或者其他废弃物,或者未按规定处理运输工具上的泔水、动植物性废弃物等违法行为,按《动植物检疫法》"处 3 000 元以上 3 万元以下的罚款"。

③ 违反动植物检疫注册登记管理的行为包括:按照动植物检疫法律法规规定实施注册登记的生产、加工、存放动植物、动植物产品和其他检疫物的单位,进出境动植物产品检疫不合格的,除按规定作退回、销毁或者除害处理外,情节严重的,给予注销注册登记。

④ 引起重大动植物疫情的行为和伪造、变造动植物检疫单证、印章、标志、封识的行为,尚不构成犯罪或者情节显著轻微依法不需要判处刑罚的,按《动植物检疫法》"处 2 万元以上 3 万元以下的罚款"。

⑤ 从事进出境动植物检疫熏蒸、消毒处理业务的单位和人员,不按照规定进行熏蒸和消毒处理的,视情节给予取消熏蒸、消毒资格。

(3)《国境卫生检疫法》中法律责任条款。

① 应当接受入境检疫的船舶,不悬挂检疫信号的;入境、出境的交通工具,在入境检疫之前或者在出境检疫之后,擅自上下人员,装卸行李、货物、邮包等物品的;拒绝接受检疫或者抵制卫生监督,拒不接受卫生处理的;伪造或者涂改检疫单、证,不如实申报疫情的;瞒报携带禁止进口的微生物、人体组织、生物制品、血液及其制品或者其他可能引起传染病传播的动物和物品等违法行为,按《国境卫生检疫法》"处以警告或者 100 元以上 5 000 元以下的罚款"。

② 未经检疫的入境、出境交通工具,擅自离开检疫地点,逃避查验的;隐瞒疫情或者伪造情节的;未经卫生检疫机关实施卫生处理,擅自排放压舱水,移下垃圾、污物等控制物品的违法行为,按《国境卫生检疫法》"处以 1 000 元以上 10 000 元以下的罚款"。

③ 废旧物品、废旧交通工具,未向卫生检疫机关申报,未经卫生检疫机关实施卫生处理和签发卫生检疫证书而擅自入境、出境或者使用、拆卸的;未经卫生检疫机关检查,从交通工具上移下传染病病人造成传染病传播危险等违法行为,按《国境卫生检疫法》"处以 5 000 元以上 50 000 元以下的罚款"。

(4)《食品安全法》中法律条款。

① 食品安全行政管理相对人有下违法行为之一的,依照《食品安全法》第八十五条的规定给予处罚,即没收违法所得、违法生产经营的食品和用于违法生产经营的工具、设备、原料等物品;违法生产经营的食品货值金额不足 1 万元的,并处 2 000 元以上 5 万元以下罚款;货值金额 1 万元以上的,并处货值金额 5 倍以上 10 倍以下罚款;情节严重的,吊销许可证:

进口不符合我国食品安全国家标准的食品;

进口尚无食品安全国家标准的食品,或者首次进口食品添加剂新品种、食品相关产品新品种,未经过安全性评估;

出口商未遵守《食品安全法》的规定出口食品。

② 食品安全行政管理相对人未建立并遵守食品进口和销售记录制度的,依照《食品安全法》第八十七条的规定给予处罚,即责令改正,给予警告;拒不改正的,处200元以上2万元以下罚款;情节严重的,责令停产停业,直至吊销许可证。

2. 刑事责任

(1) 根据《刑法》第230条规定,检验检疫行政管理相对人,违反进出口商品检验法的规定,逃避法定检验,情节严重的,处三年以下有期徒刑或者拘役,并处或单处罚金。并规定,作为单位的检验检疫行政管理相对人犯此罪,对单位判处罚金,并对其直接负责的主管人员和其他责任人员,依照该条的规定处罚。

(2)《刑法》第225条第2款规定,行政管理相对人买卖进出口许可证、进出口原产地证以及其他法律、行政法规规定的经营许可证或者批准文件,扰乱市场秩序,情节严重的,处5年以下有期徒刑或拘役,并处或单处违法所得1倍以上5倍以下罚金;情节特别严重的,处5年以上有期徒刑,并处违法所得1倍以上5倍以下罚金或没收财产。

各类经批准的检验、鉴定公司的业务人员,徇私舞弊,情节严重,构成犯罪的,由检验检疫机构提请司法部门依法追究刑事责任。

①《刑法》第337条规定,违反进出境动植物检疫法的规定,逃避动植物检疫,引起重大动植物疫情的,处3年以下有期徒刑或者拘役,并处或者单处罚金。单位犯前款①罪的,对单位判处罚金,并对其直接负责的主管人员和其他直接责任人员,依照前款②的规定处罚。

②《刑法》第332条规定,违反国境卫生检疫规定,引起检疫传染病传播或者传播严重危险的,处3年以下有期徒刑或者拘役,并处或者单处罚金。单位犯前款③罪的,对单位判处罚金,并对其直接负责的主管人员和其他直接责任人员,依照前款④的规定处罚。

③《刑法》第280条规定,伪造、变造、买卖或者盗窃、抢夺、毁灭国家机关的公文、证件、印章的,处三年以下有期徒刑、拘役、管制或者剥夺政治权利;情节严重的,处三年以上十年以下有期徒刑。该条对伪造、变造、买卖商检、动植检、卫生检验单证、证书、印章等同样适用。

案例评析

案例1　伪造检验检疫印章案[⑤]

2005年4月,广东省有史以来最大的伪造检验检疫印章案件被南海区检验检疫局查处,涉案企业多达27家,涉案货物411批,货值522万美元。

---

①②③④　前款:指《刑法》第230条款内容。

⑤　资料来源:http://www.sina.com.cn,《南方都市报》2005年4月12日。

2004 年 12 月底,南海区检验检疫局收到一封匿名信,举报有的报关人员在提单上加盖伪造的检验检疫公章,逃避检验检疫。接报后该局立即展开全面调查取证工作,于 2005 年 1 月底向当事企业和个人下发了《行政处罚告知书》,对涉案的企业处以 3 000—10 000 元不等的罚款,并吊销了 21 名报检员的《报检员证》。

检验检疫部门表示,此案涉案企业之多、货值之高、范围之广,十分罕见,在进出口企业中造成了极坏的影响。按照有关法律规定,伪造、变造、买卖或者盗窃检验检疫单证、印章、标志、封识、质量认证标志的,依法追究刑事责任,尚不够刑事处罚的,由检验检疫部门实施行政处罚。

案例 2 伪造《报检员证》案

2003 年 2 月 11 日,A 口岸某货运公司的业务员郑某某在 A 口岸检验检疫机构代理报检一批价值 850 万美元的线束。当 A 检验检疫机构工作人员审核其名为钱某某报检员证时,发现此证与一般报检员证有些不同,有"假"证的可能,当即按规定暂扣了此证。通过查对报检员钱某某的报名资料,核对照片,确认此证系伪造的假证,随即立案调查。

经查核实,郑某某因没有通过报检员资格考试而未获得《报检员证》。为能继续从事报检业务,郑某某擅自利用其公司钱某某《报检员证》剪贴上自己的照片,通过电脑彩印技术复印,伪造成"本人照片,他人资料"的假证,并多次持假证从事非法报检活动。为此,A 检验检疫机构根据《商检法》第三十六条的规定,对制假证的当事人郑某某罚款人民币 5 000 元。

在调查取证过程中,A 检验检疫机构发现该货运代理公司在报检业务中存在违规行为,其一,该公司虽未授意郑某某制作假报检员证,但在明知其无报检资格的情况下,仍让其代表公司进行报检业务;其二,该公司还多次让无证人员以报检员身份在 A 检验检疫机构下属几个分支机构检务窗口从事报检业务,严重违反了报检有关规定。

因此,A 检验检疫机构根据国家质检总局 34 号令《出入境检验检疫代理报检管理规定》第二十四条第一项的规定,暂停该公司代理报检资格 3 个月,并根据 34 号令第二十二条第三项的规定,对该公司报检员钱某某因转借报检证,造成严重后果的行为,给予暂停其报检资格 6 个月的处罚。

案例 3 报检员买卖伪造通关单获刑[1]

2009 年 1 月,1 名宁波检验检疫系统行政处罚案件相对人被依法判处有期徒刑 1 年 6 个月,缓刑两年。

---

[1] 资料来源:《中国国门时报》2009 年 1 月 23 日。

案情介绍

2007 年 10 月,原宁波某国际货运有限公司报检员邬某通过网上交易,以人民币 2 150 元的价格从网友处购买了一份伪造的中华人民共和国出入境检验检疫出境货物通关单(编号为 380000207255357),并以人民币 2 300 元的价格转手给温州某国际货运代理有限公司王某,用于报关出口一批未报经检验的法检商品。2007 年 11 月底,在申报通关时,该份通关单被发现存在异常情况,通关单上所盖签发机构检验检疫专用章存在明显伪造痕迹,经比对鉴定,其上所记载的发货人、货物名称、申报总值等有关信息与同一检验检疫机构签发的同一编号的《出境货物通关单》完全不符。事实上,这是一宗冒用真实存在的通关单编号,私刻检验检疫专用章,伪造国家机关出境货物通关单,并且非法买卖、使用通关单逃避商检的涉嫌犯罪的案件。

案例分析

案发后,查获此案的北仑检验检疫局按照宁波检验检疫局要求在第一时间将案件移送当地警方,宁波检验检疫局在不违背"先刑事后行政"原则的前提下,根据《中华人民共和国进出口商品检验法实施条例》第 58 条和《出入境检验检疫报检员管理规定》第 23 条的规定,及时撤消邬某报检从业注册,吊销其"报检员证"。警方追查之后,邬某因涉嫌犯罪被检察机关提起公诉。当地法院经审理认为,邬某为获取非法利益而买卖国家机关公文,其行为已构成伪造、买卖国家机关公文罪,依法判处邬某有期徒刑 1 年 6 个月,并根据其认罪态度和悔罪表现,决定适用缓刑两年。

该案的办结对打击伪造、买卖检验检疫证单等违法行为,规范代理报检企业和人员的从业活动,维护检验检疫执法的权威性和严肃性,保障合法有序的进出境秩序起到了积极的作用。

本章小结

报检是进出口货物收发货人、出入境运输工具负责人、进出境物品所有人或者他们的代理人向出入境检验检疫机构办理货物、运输工具、物品出入境手续及相关检验检疫事宜的过程。根据检验检疫法律法规规定,可向检验检疫机构办理报检业务的单位是指在检验检疫部门办理了注册登记手续的各类报检单位。各类报检单位应按《出入境检验检疫代理报检管理规定》履行相应的义务并承担法律责任。

具体向出入境检验检疫机构办理报检业务的从业人员被称为报检员。办理报检业务的从业人员既包括自理报检单位的从事报检业务人员,也包括代理报检企业、出入境快件运营企业等单位从事代理报检业务的人员。报检从业人员必须通过国家质检总局举办的报检员资格全国统一考试,取得报检从业资格后才可以从事报检业务。取得《报检员资格证书》并受聘于某一企业,向检验检疫机构申请办理注册手续并得到许可的人员才能称为报检员。出入境检验检疫报检员从业注册是一项行政许可。获得《报检员证》的报检员,只能受雇于一个有对外贸易经营权的企业或者代理报检单位,并代表受雇的企业办理报检手续。自理或代理单位的报检员应按《出入境检验检疫报检员管理规定》履行相应的义务并承担法律责任。

综合练习

1. 模拟试题练习

(1) 单项选择题

① 通过报检员资格考试合格的人员,取得《报检员资格证》后,(   )内未从事报检业务的,《报检员资格证》自动失效。

A. 6 个月 B. 10 个月

C. 1 年 D. 2 年

② 在入境口岸报关,需调离到目的地检验检疫的货物,向入境口岸检验检疫机构申报,入境口岸检验检疫机构出具《入境货物通关单》四联单。货主或代理单位凭入境口岸检验检疫机构出具的《入境货物通关单》第(   )联向海关办理报关手续,凭第(   )联办理运递手续。

A. 一,二 B. 一,三

C. 二,三 D. 二,四

③ 对于报关地与目的地不同的进境货物,应向报关地检验检疫机构申请办理(   ),向目的地检验检疫机构申请办理(   )。

A. 进境流向报检;异地施检报检 B. 进境一般报检;进境流向报检

C. 异地施检报检;进境流向报检 D. 进境一般报检;异地施检报检

④ 报检员小张在报检时提供虚假合同,检验检疫机构调查处理期间,小张借用公司另一报检员老李的报检员证办理报检手续,以下表述正确的是(   )。

A. 小张将被暂停 3 个月报检资格 B. 老李将被暂停报检资格

C. 小张将被暂停 6 个月报检资格 D. 老李将被取消报检资格

⑤ 关于自理报检单位的权利,以下表述错误的是(   )。

A. 根据检验检疫法律法规规定办理出入境货物的报检手续

B. 报检并提供必要工作条件后可要求检验检疫机构在规定期限内完成检验检疫

C. 有权要求检验检疫机构及其工作人员对所提供的报检资料予以保密

D. 对检验检疫结果有异议的,可随时申请复验

⑥ 报检后(   )内未联系检验检疫事宜的,检验检疫机构视为自动撤消报检。

A. 10 天 B. 20 天 C. 30 天 D. 3 个月

⑦ 某公司出口一批保鲜大蒜(检验检疫类别为 P. R/Q. S),经检验检疫合格后于 2005 年 2 月 17 日领取了《出境货物通关单》。以下情况中,无须重新报检的是(　　)。

A. 将货物包装由小纸箱更换为大纸箱

B. 将货物进行重新拼装

C. 更改输出国家,且两国有不同的检验检疫要求

D. 于 3 月 1 日报关出口该批货物

⑧ 以下关于代理报检单位权利和义务的表述,错误的有(　　)。

A. 报检时必须提交符合检验检疫机构要求的代理报检委托书

B. 有权要求检验检疫机构保守有关商业秘密

C. 有义务代委托人交纳检验检疫费

D. 可以授权他人以自己的名义从事代理报检业务

⑨ 发货人报检出口以次充好商品的,根据《中华人民共和国进出口商品检验法》的有关规定,检验检疫机构将对发货人处以货值金额(　　)的罚款。

A. 50%以下　　　　　　　　　　B. 50%以上,3 倍以下

C. 3 倍以上,5 倍以下　　　　　　D. 5 倍以上,10 倍以下

(2) 多项选择题

⑩ 某企业报检一批出口玩具,并于 9 月 10 日领取了《出境货物通关单》。以下情况中,企业须重新报检的有(　　)。

A. 该企业于 11 月 20 日持上述《出境货物通关单》办理报关手续

B. 应客户的要求,在出口前更换了纸箱

C. 临时更改出口口岸

D. 临时减少出口数量

⑪ 以下关于《报检员证》的表述,正确的有(　　)。

A.《报检员证》是报检员办理报检业务的有效凭证

B. 在《报检员证》遗失补办期间,报检员不得办理报检业务

C. 报检员应在《报检员证》有效期届满 30 日前向发证机构提出延期申请

D.《报检员证》不得转借他人使用

⑫ 某公司报检员领取《出境货物通关单》后,由于推迟发货而对通关单上"发货日期"进行了涂改,以下表述正确的有(　　)。

A. 无论何种原因,报检人也不应涂改通关单

B. 检验检疫机构可取消该报检员报检资格,吊销其《报检员证》

C. 该报检员所修改内容不属检验检疫结果等实质性内容,无须接受处罚

D. 修改通关单内容行为属于报检员个人行为,报检员所属公司不承担任何责任

⑬ 关于法定检验的进口商品，以下表述正确的有（　　　）。

A. 应向报关地检验检疫机构报检

B. 应在目的地实施检验

C. 应在海关放行后 20 天内申请检验

D. 未经检验的，不准销售、使用

⑭ 按照党的十六大关于全面提高开放水平和整顿规范市场秩序的有关精神，2002 年国家质检总局发布了《出入境检验检疫报检员管理规定》，进一步加强对出入境检验检疫报检员的管理，规范报检员的报检行为。该项措施的意义主要有（　　　）。

A. 保障检验检疫行政执法工作的顺利开展

B. 增加出入境检验检疫工作透明度，维护有关当事人的合法权益

C. 更好地营造口岸"大通关"环境，提高口岸通关效率

D. 指导报检员顺利、高效地办理出入境检验检疫报检手续，保证进出境货物、交通工具等的正常通关

（3）判断题

⑮ 报检员可代替工厂检验员填写厂检单。（　　　）

⑯ 报检员证有效期为两年，超过有效期的必须在当地检验检疫机构履行审核手续。（　　　）

⑰ 对于已签发检验检疫单证的出境货物，改换包装或重新拼装后不必重新报检。（　　　）

⑱ 某公司一名员工取得了《报检员证》，该公司其他人也可持其《报检员证》到检验检疫机构办理报检业务。（　　　）

⑲ 《报检员资格证》是报检员办理报检业务的凭证，不得转借、涂改。（　　　）

⑳ 已实施检验检疫的出境货物，由于客观原因不能履行合同的，报检人应向检验检疫机构申请办理撤消报检手续。（　　　）

2. 思考题

（1）什么是报检？

（2）什么是自理报检单位？

（3）什么是代理报检单位？

（4）什么是报检员？

（5）什么是报检人？

（6）自理报检单位有哪些义务与权利？

（7）代理报检单位有哪些义务与权利？

（8）报检员有哪些义务与权利？

3. 技能实训题

(1) 2007 年 12 月,广东检验检疫局在公安部门的大力配合下,顺藤摸瓜查获了一宗涉嫌伪造、买卖国家机关公文、印章案件,现场查获了刻有"某局检验检疫专用章"的伪造印章一枚、伪造检验检疫通关单 79 份,还查获广东省某市服务业专用发票一本,其中有张发票写明收费单位、收费金额并盖有深圳市某公司的印章,不法分子买卖检验检疫单证的犯罪行为,罪证确凿。①试问,检验检疫机关如何对此案进行处罚?

(2) 张三的《报检员证》初次发证日期为 2006 年 3 月 1 日,2006 年 9 月 26 日与单位解除合同注销。可以说,从此时张三才刚开始不从事报检工作。当时张三曾打电话咨询检验检疫部门,获知报检员证书两年才作废。2008 年 9 月底,张三准备重新从事报检工作时却被告知,《报检员证》已被注销,需重新参加全国报检员资格考试。试问,张三《报检员》被注销的理由是什么?

---

① 资料来源:《中国国门时报》2007 年 12 月 29 日。

3 出入境检验检疫报检管理制度

学习目标

　　了解检验检疫部门对报检单位、报检员的管理及我国的报检管理制度;掌握报检注册登记制度的含义、范围及基本条件;掌握报检单位、报检员的行为规范管理制度。

知识要点

　　报检管理制度是检验检疫部门依法对报检单位和报检员的注册登记许可及报检行为进行规范和管理的业务制度。其作用是检验检疫部门完成各项任务的重要保障,是维护国家进出口经济活动正常秩序的保证;是报检单位及其报检员的行为准则。

3.1 概述

3.1.1 我国的报检管理制度

　　自 2000 年 1 月 1 日起,国家质检总局根据"四法四条例"新颁布实施《出入境检验检疫报检规定》,进一步规范了原"三检",即国家商检局、国家动植物检疫局和国家卫生检疫局实施的报检管理制度。2002 年 4 月 28 日颁布,同年 10 月 1 日起实施的修订版《商检法》首次以国家法律形式对报检单位注册登记作了规定,为我国报检管理制度的发展和完善奠定了坚实的法律基础。2003 年 1 月 1 日起,国家质检总局根据新版《商检法》规定,颁布实施了《出入境检验检疫代理报检管理规定》《出入境检验检疫报检员管理规定》和《报检员资格全国统一考试办法》,进一步规范了代理报检单位、报检员的报检行为。

　　2005 年 8 月 31 日颁布,同年 12 月 1 日起实施的修订版《商检法实施条例》:一是细化了《商检法》规定的代理报检企业注册登记许可项目,明确了由国家质检总局统一管理全国报检单位的注册登记工作,各直属出入境检验检疫机构负责所辖地区的报检单位的注册登记工作;二是强化了对代理报检企业、出入境快件运营企业、报检人员以及原产地证明申请人等的管理规定,明确了凡代理报检企业、出入境快件运营企业从事报检业务的,均应依法经出入境检验检疫机构注册登记。未依法经出入境检验检疫机构注册登记的企业,不得从事报检业务。

新修订的《商检法》及其实施条例以法律形式明确了向检验检疫机构办理报检手续的企业及人员的主体资格、报检企业及其委托人的法律地位和法律责任、企业的报检注册登记、报检从业人员资格、报检企业和报检人员的业务守则等内容,将我国的报检管理制度进一步法制化和规范化,使我国的报检管理更加适应我国对外贸易的不断增长和外贸经营方式的变化形势,标志着我国报检管理制度基本走向完善。

3.1.2 报检管理制度的作用

报检管理制度是实现检验检疫部门职能的基础业务制度。它的根本作用在于确保检验检疫部门对进出境货物、运输工具、物品的检验检疫与监督管理任务的顺利完成。它是保障检验检疫部门行政执法工作的顺利开展,维护国家进出口经济贸易活动正常秩序的重要保证。

1. 报检管理制度是完成检验检疫部门各项工作任务的重要保证

检验检疫部门各项检验检疫任务的完成是通过对进出境活动监督管理来实现的。报检人向检验检疫机构报检,办理进出境货物、运输工具、物品的检验检疫手续是进出境活动的主要部分。报检人的报检活动能否遵守有关法律、法规的要求,报检行为是否规范,直接影响检验检疫部门的工作效率和质量,关系到检验检疫部门各项任务的完成。因此,报检管理制度是完成检验检疫部门各项工作任务的重要保证。

2. 报检管理制度是维护国家进出口经济贸易活动正常秩序的重要保障

报检管理制度是通过对报检主体资格的管理和规范报检行为,指导报检员顺利、高效地办理出入境检验检疫报检手续,保证进出境货物、交通工具等的正常通关,更好地营造口岸"大通关"环境,提高口岸通关效率的重要保障。

3. 报检管理制度是报检单位及其报检员的报检行为准则

报检管理制度明确规定了报检单位及其报检员向检验检疫机构办理报检手续的行为规范,增加出入境检验检疫工作透明度,为报检单位及报检员的报检活动提供了行为准则,为维护当事人的合法权益,为报检单位合法进出口、守法经营创造了条件。

3.2 报检注册登记管理制度

根据《商检法》及其实施条例的规定,为进出口货物的收发货人办理报检手续的代理人应当在商检机构进行注册登记;办理报检手续时应当向商检机构提交授权委托书。因为向检验检疫机构办理注册登记手续,经检验检疫部门审查具备办理报检手续的基本条件,是企业取得报检资格的法定条件。

3.2.1 报检注册登记制度的概念

报检注册登记制度是指进出口货物收发货人、报检企业向检验检疫机构提交规定的备案登记或注册登记申请材料,经(备案)注册地检验检疫机构依法对申请注册登记材料进行审核,符合条件的予以备案登记,给予备案证明书(备案编号)或报请国家质检总局批准后,予以颁发资格证书,准予其办理报检业务的管理制度。报检注册登记制度分报检单位和报检员两类注册管理。

3.2.2 报检单位注册登记

图3.1所示,报检单位注册登记分为自理报检单位的备案登记与代理报检单位的注册登记两种。

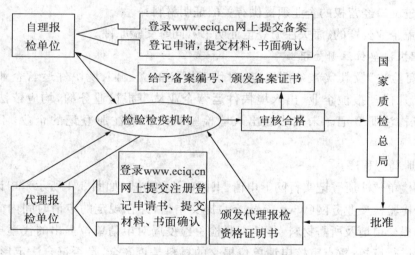

图 3.1 报检单位注册登记程序

1. 自理单位备案登记

自理报检单位,是指根据法律法规规定办理检验检疫报检手续的出入境货物收发货人以及进出口货物的生产、加工和经营单位等[①]。根据国家质检总局的有关规定,从事出入境检验检疫报检工作的自理报检单位在首次报检时须先办理备案登记手续,取得报检单位备案登记号,方可办理相关检验检疫报检手续。

---

① 见本书2.2.2。

备案时，进出口商品收发货人可直接向其工商注册所在地检验检疫机构提出申请，提交相关信息，符合条件的，由检验检疫机构给予备案编号①，颁发《自理报检单位备案登记证明书》。备案证明书有效期为 5 年，期满后自理报检单位应向原备案的检验检疫机构办理延期换证手续。备案管理实行属地备案、全国联网管理模式，在全国通用。自理报检单位需要到注册地以外的地点办理报检手续时，只需持有自理报检单位备案证明书即可，不需重新备案。备案号是唯一的，一个自理报检单位只对应使用一个，不得转借他人使用。

从 2004 年 11 月 1 日起，自理报检单位的备案登记须在"中国电子检验检疫业务网"（http://www.eciq.cn）提出申请。申请单位一律在网上申请（包括已备案登记单位的更改申请、备案年审申请、备案登记终止申请）。

备案应提交的申请材料有：

（1）《自理报检单位备案登记申请表》；

（2）加盖企业公章的《企业法人营业执照》复印件，同时校验原件；

（3）加盖企业公章的组织机构代码证复印件，同时校验原件；

（4）有进出口经营权的企业须提供有关的证明材料；

（5）加盖企业公章的《海关注册登记证明书》，同时交验原件。

2. 代理报检单位注册登记

根据《商检法》及其实施条例规定，对代理报检单位、出入境快件运营企业实行注册登记管理。凡代理报检企业、出入境快件运营企业从事报检业务的，均应依法经出入境检验检疫机构注册登记。未依法经出入境检验检疫机构注册登记的企业，不得从事报检业务。

（1）注册登记程序。

代理报检单位注册登记实行网上申请、书面确认的方式（如图 3.1 所示），申请单位须通过中国电子检验检疫业务网（www.eciq.cn）提交申请，并在规定的申请时间内向所在地检验检疫机构提交申请及所需材料，各地直属检验检疫局对申请单位提出的代理报检单位注册登记申请进行审核，重点审核申请单位提交的材料是否齐全、是否符合法定形式，根据审查结果决定是否予以受理。

经备案机构②审查，申请材料不齐全或不符合法定形式的，应当当场或在 5 个工作日内一次告知申请单位需要补正的全部内容，逾期不告知的，自收到申请材料之日起即为受理。

---

① 自理报检单位备案登记编号为 10 位数字：前 4 位为自理报检单位备案地检验检疫局代码（以 CIQ2000 检验检疫综合业务计算机管理系统为准）；后 6 位为流水号，但第 5 位不得为"9"，因为"9"为代理报检单位标识。

② 备案机构：是受理申请材料的直属检验检疫局及其分支机构的统称。其中分支机构应及时将初步审查意见和全部申请材料报送直属检验检疫局。

对于符合申请条件的,向申请人出具由国家质检总局统一制定的行政许可申请受理决定文书。

备案机构对下述(2)和(3)的实质性内容进行现场核查,并自受理之日起 20 个工作日内做出准予或者不予注册登记的决定。20 个工作日内不能做出决定的,经直属检验检疫局负责人批准,可以延长 10 个工作日,并将延长期限的理由书面告知申请人。准予许可的,直属检验检疫局应当自作出书面决定之日起 10 个工作日内向申请人颁发《代理报检注册登记证书》,不予许可的,书面说明理由,出具不予行政许可的决定,并告知申请人享有依法申请行政复议或提起行政诉讼的权利。《代理报检企业注册登记证书》有效期 4 年。

取得《代理报检注册登记证书》的代理报检单位,完成下列行为后,方可在国家质检总局批准的服务区域内①从事代理报检业务。

① 为拟任报检员办理报检员注册;

② 刻制报检专用章并向检验检疫机构备案。

(2) 代理报检单位注册登记许可条件。

① 取得工商行政管理部门颁发的《企业法人营业执照》,该执照经营范围中列明有代理报检或与之相关的经营权;

② 注册资金人民币 100 万元以上;

③ 有固定场所及符合办理检验检疫业务所需要的条件;

④ 有健全的管理制度;

⑤ 有不少于 5 名取得《报检员资格证》拟任报检员;

⑥ 国家质检总局规定其他必备条件。

(3) 注册登记许可应提供的文件。

向企业工商注册地所属的直属检验检疫机构应提供下述文件一式两份(除《报检员资格证》复印件外):

①《代理出入境检验检疫报检单位注册登记申请书》;

② 企业声明;

③《企业法人营业执照》或《营业执照》正本复印件(同时交验副本原件);

④《企业组织机构代码证》复印件(同时交验正本);

⑤ 拟任报检员的《报检员资格证》复印件(同时交验正本);

---

① 　服务区域:是指检验检疫机构许可代理报检单位办理代理报检业务的区域范围。服务区域原则上根据代理报检单位工商注册地所属的检验检疫机构业务辖区进行划分。根据"服务外贸,方便管理"原则,对一个城市的行政区内有多个检验检疫机构的,原则上作为一个服务区域;有特殊情况的,直属检验检疫局可按照检验检疫机构业务下去划定服务区域。原则上只批准一个检验检疫机构业务辖区作为一个代理报检单位的报检区域;特殊情况需经国家质检总局核准。

⑥ 申请单位的印章印模;

⑦ 加盖申请单位公章的申请单位《公司章程》和最近一次《验资报告》复印件(同时交验原件);

⑧ 加盖申请单位公章的申请单位与拟任报检员的《劳动合同》复印件(同时交验原件);

⑨《社会保险登记证》复印件(同时交验正本)以及劳动和社会保障部门出具或确认的申请单位为拟任报检员缴纳社会保险的证明文件;

⑩ 申请单位有关代理报检的管理制度;

⑪ 非独立法人分公司除提供以上材料外,还须提供总公司的授权书及总公司《企业法人营业执照》复印件(加盖总公司公章);

⑫ 国家质检总局要求的其他材料。

3.2.3　报检员注册登记

报检员资格考试合格的人员,取得《报检员资格证》后,方可申请报检员注册。报检员注册登记实行网上(www. eciq. cn)申请(如图3.1所示)。

1. 报检员注册应当提交下列材料

(1) 报检员注册申请书;

(2) 拟任报检员所属企业在检验检疫机构的登记证书复印件(同时交验正本);

(3) 拟任报检员的《报检员资格证》(同时交验正本);

(4) 近期免冠二寸彩色证件照两张;

(5) 加盖报检单位公章的报检单位注册/备案登记证书复印件。

2. 报检员注册申请流程

(1) 取得报检单位代码的企业登录 www. eciq. cn 中国电子检验检疫业务网(如图3.2所示),在报检员注册申请(企业用户)栏内填写并提交报检员注册申请后,打印《报检员注册申请书》。

(2) 持上述材料向登记地检验检疫机构办理报检员注册申请审核,如果报检员申请审核通过,则可以办理报检员注册申请审核许可业务,否则,报检员注册申请流程终止。

(3) 报检员申请审核通过后,需要办理报检员注册申请许可。如果报检员注册申请许可不通过,报检员注册申请流程终止;如果报检员注册申请许可通过,则生成报检员证号。

3.《报检员证》的申领

(1) 检验检疫机构应当场或自受理之日起20个工作日内完成对申请材料的实质性审查并做出注册与否的决定。对准予注册的,出具《质量监督检验检疫准予行政许可决定书》,并在做出决定之日起10个工作日内向申请人颁发《报检员证》。

(2) 有下列情况之一的,不予注册,出具《质量监督检验检疫不予行政许可决定书》:

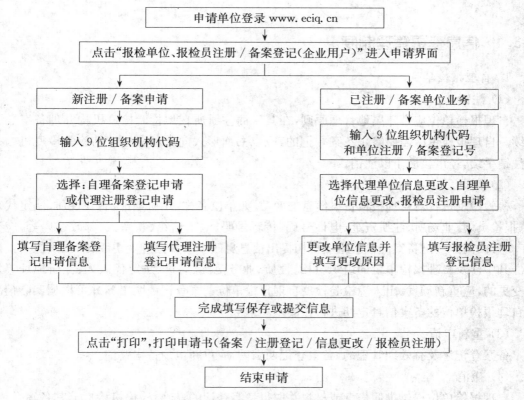

图 3.2 中国电子检验检疫业务网注册登记操作流程图

① 《报检员资格证》失效的;

② 已在检验检疫机构注册且未办理注销手续的;

③ 被吊销《报检员证》未满 3 年的。

（3）申请人隐瞒有关情况或者提供虚假材料申请注册的,检验检疫机构不予受理或者不予注册,并给予警告。申请人以欺骗、贿赂等不正当手段取得注册的,应当予以撤消。检验检疫机构撤消注册应向申请人出具《质量监督检验检疫撤消行政许可决定书》。对已发证的,收缴其《报检员证》,无法收缴的,应予以公告。

3.3 报检行为规范管理

依据检验检疫法律法规,国家质检总局对报检单位、报检员的报检行为规范,相继制定实施了信息更改、年度审核制、信用度等级评定与分类管理、记分考核管理以及违规处理等管理制度,对规范进出境检验检疫报检业务活动起到了重要作用。

3.3.1　信息变更管理制度

1. 自理报检单位

(1) 注销。

自理报检单位应遵守属地管理原则,在其工商注册所在地检验检疫机构办理备案登记手续。自理报检单位需要终止备案登记的,应以书面形式向原备案登记的检验检疫机构办理注销手续,经审核后予以注销。

(2) 变更。

检验检疫机构对自理报检备案信息的变动,如单位名称、注册地址、企业性质、法定代表人、报检员、营业场所、注册资金、电话号码、传真号码、电子信箱、联系人、邮政编码等,应当于 15 日内向原登记备案的检验检疫机构提出信息更改申请并办理变更手续,以确保其正确性。其中涉及自理报检单位的组织机构、性质、业务范围、名称、法定代表人、注册地址等发生变更的,应重新颁发《出入境检验检疫自理报检单位备案登记证明书》,并可根据实际情况对自理报检单位的备案信息定期进行核实。

(3) 重新申请。

备案登记涉及有效期管理的,备案登记期满后,应重新申请备案登记。

(4) 撤消。

自理报检单位提供虚假信息或材料并取得备案登记的,检验检疫机构撤消其备案登记。自理单位提供的材料失实,或不按规定更改手续,造成无法落实检验检疫等严重后果的,按相关规定处理。①

(5) 备案单位的异地报检。

已经在工商注册所在地检验检疫机构备案登记的自理报检单位及其已注册的报检员,前往注册地以外的检验检疫机构报检时,检验检疫机构核实其提供的自理报检单位备案登记信息后予以受理,并按照有关规定进行管理,自理单位无需在异地办理备案登记和报检员注册手续。

2. 代理报检单位

(1) 代理报检单位名称、地址、法定代表人、非法定人企业的负责人、经营范围等重大事项发生变更的,应在变更之日起 30 日内凭营业执照等有关证明材料向直属检验检疫局申请变更。《代理报检单位信息更改申请表》采用统一格式,由检验检疫机构向申请人提供或在有关网站下载。

(2) 变更内容涉及《注册登记证书》记载事项有关的,直属检验检疫局予以换发新证。

---

① 　见本书 2.4.4。

（3）代理报检单位更改信息后，条件不能满足代理报检单位资质要求的，应及时告知企业补充有关材料。补充有关材料后仍不能满足要求的，由直属检验检疫局依法办理注册登记的注销手续。代理报检单位随意更改注册信息，产生的法律责任由代理报检单位承担。

3.报检员

（1）变更。

① 报检员申请变更个人注册信息的，检验检疫机构应审核《报检员注册信息变更申请表》和相关证明材料，对符合规定的予以变更。

② 对变更后造成《报检员证》所载内容发生变化的应换发《报检员证》，《报检员证》编号和初次发证日期不变。

（2）注销。

有下列情况之一的，报检员所属企业应提交《报检员证注销申请表》和《报检员证》申请办理注销手续。检验检疫机构应按规定及时予以办理，并出具《报检员证注销证明》。因为办理《报检员证》注销手续而产生的法律责任由报检员所属企业承担。但对暂停期限未满、调往当地或异地其他企业从事报检业务的，检验检疫机构不予办理变更手续、不予出具《报检员证注销证明》：

① 报检员不再从事报检业务的；

② 企业因故停止报检业务的；

③ 企业解聘报检员的；

④ 报检员调往其他企业的①。

（3）重新注册。

调往异地从事报检业务的报检员，应向调出地检验检疫机构办理注销手续，并持检验检疫机构签发的注销证明向调入企业所在地检验检疫机构重新办理注册手续。经核准后，检验检疫机构予以换发新的《报检员证》。其中：

① 报检员调往本地企业的，《报检员证》编号和初次发证日期不变。

② 报检员调往异地企业的，《报检员证》重新编号，初次发证日期不变。

3.3.2　审核管理制度

1.代理报检单位

（1）例行审核制度。

---

① 报检员调往其他企业、原所属企业未能提出注销申请的，可由报检员直接提交《报检员证注销申请表》和与原所属企业解除劳动关系的有效证明文件（如劳动仲裁部门的仲裁决定书、法院的判决书）或调入企业声明承担相关法律责任的文件等办理注销手续。

检验检疫机构每两年对代理报检单位实行一次例行审核制度。例行审核制度就是要求代理报检单位在审核年度的 3 月 1 日至 31 日,向所在地检验检疫机构申请例行审核,提交上两个年度的《例行审核报告书》。

《例行审核报告书》的主要内容包括:代理报检企业基本信息、遵守检验检疫法律法规规定情况、报检员信息及变更情况、代理报检业务情况及分析、报检差错及原因分析、自我评估等。

(2)例行审核具体要求

① 检验检疫机构应在当年的 5 月 31 日前完成代理报检企业的例行审核。

② 直属检验检疫局对例行审核材料的真实性及实质性内容进行现场核查、实地检查、座谈会、发放调查表等多种形式的审查。审查的内容包括注册资金、报检员人数、经营场所及办理检验检疫代理业务所需的条件、年度代理报检业务及报检差错情况、遵守代理报检单位管理规定情况、遵守检验检疫法律法规情况,有关委托人的反映等。

③ 对于审核合格的,直属检验检疫机关签发《代理报检单位例行审核合格通知书》。对于审核不合格的,报经国家质检总局批准同意后,取消其代理报检资格,对于有违反检验检疫法律法规情况的,按相关法律法规的规定处理①。

2. 报检员

(1)延期审核制度。

《报检员证》的有效期为 2 年,办理延期手续后,将以报检员证初次发证日期为起点,以 2 年为一个周期进行续展。报检员应当在其《报检员证》有效期届满 60 日开始,通过网上申请或现场申请两种方式,向发证机构提交延期申请。检验检疫机构结合报检员日常报检工作记录对其进行延期审核。被暂停报检资格的报检员,也应在规定期限前提出延期申请。

(2)延期审核具体要求。

网上延期通过的,其《报检员证》有效期自动延期 2 年;网上延期未获通过或采用现场延期方式的,报检员需携带延期申请书及相关材料到检验检疫机构办理人工延期审核。审核通过的,《报检员证》有效期延长 2 年。

未按规定申请《报检员证》延期或《报检员证》延期审核未获通过的,其《报检员证》及《报检员资格证》同时失效,报检员应参加检验检疫机构组织的报检业务培训并考试合格后,方能延期。有下列情况之一的,延期审核不合格:

① 在本次审核周期内被暂停过报检资格的;

② 在本次审核周期内未被暂停过报检资格,但累计记分达到 12 分或 12 分以上的②;

③ 未在规定期限前提出延期申请的;

---

① 详见本书 2.4.2。
② 见本书 3.3.4。

④ 其他违反有关规定的情况,情节严重的。

3.3.3 信用度等级评定与分类管理

信用度等级评定与分类管理制度是国家依法对取得《出入境检验检疫代理报检单位注册登记证书》的单位加强管理,规范其代理报检行为,促进代理报检单位诚实守信、守法经营实施管理的一项有效措施。

国家质检总局统一负责代理报检单位信用等级分类管理工作;各直属检验检疫局负责所辖地区代理报检单位信用等级分类管理工作的组织实施;各地检验检疫机构负责代理报检单位信用等级分类管理工作的具体实施。

1. 信用度等级评定

代理报检单位信用等级每年度评定一次,结合年审同时进行。各直属局负责所辖地区代理报检单位信用等级评定工作。评定结果须报国家质检总局备案。经年度评定信用等级为 A 级和 D 级的代理报检单位,国家质检总局可视情况予以公布。代理报检单位年度信用等级情况可供社会查询。代理报检单位因重大违法违规,其信用等级与评定时不相符合的,检验检疫机构将及时对其实施降级管理。

(1) 评定内容。

① 代理报检单位违反检验检疫法律法规的情况,包括检验检疫机构对代理报检单位的行政处罚记录及违规处理记录。

② 代理报检单位业务经营、管理情况。

③ 代理报检单位基本信息登记、变更情况,包括登记信息的准确性,日常变更情况,注册登记证书的保管与使用等情况。

④ 检验检疫费用的缴纳情况,年审和换证情况等。

⑤ 代理报检单位对报检员管理情况,包括报检员参加检验检疫业务培训情况;报检员证的使用、管理情况;报检员的差错或违规记录等。

⑥ 代理报检单位其他信用信息,包括质量管理体系认证情况;获得各类省市级以上荣誉称号的情况,如"文明单位"称号、"重合同守信用"称号、"国内十佳企业"称号等。

(2) 评定标准。

评定实行扣分制和加分制相结合。年度起始分值为 100 分,具体标准如下:

① 代理报检单位违反检验检疫法律法规被行政处罚的,每次扣 30 分;

② 代理报检单位违反检验检疫代理报检管理规定被作警告处理的,每次扣 5 分;被暂停 3 个月代理报检资格的,每次扣 20 分;被暂停代理报检资格 6 个月的,每次扣 30 分;

③ 代理报检单位通过质量管理体系认证的,加 10 分;

④ 获得各类省市级以上荣誉称号的,每项加 10—20 分。

（3）评定方法。

按照前述评定内容及评定标准,对代理报检单位的信用等级评定,一般可分为 A、B、C、D 四等级。

① 考评分在 90 分以上的,信用等级为 A 级。有以下情形之一的,不得评定为 A 级:

评定期前两年内有检验检疫行政处罚记录的;

评定期前两年内有被暂停代理报检资格记录的;

评定年度内代理报检业务更改率在 5% 以上的;

评定年度内有其他违法、违规等不良记录的。

② 考评分在 70 分以上,90 分以下的为 B 级。原则上,评定年度内报检批次和报检金额低于本地代理报检单位平均水平 50% 的。考评分在 70 分以上 90 分以下的,但年内有行政处罚记录或暂停代理报检资格记录的不得评定为 B 级。对办理注册登记不满 1 年的代理报检单位,视为 B 级。

③ 考评分在 50 分以上,70 分以下的为 C 级。考评分超过 70 分,但年度内有一次行政处罚记录的,或因违规被暂停代理报检资格 3 个月的,一律评定为 C 级。

④ 考评分在 50 分以下的为 D 级。有下列情形之一的,一律评定为 D 级:

两年内有两次以上行政处罚记录的;

评定年度内因违规被暂停代理报检资格 6 个月的;

评定年度内代理报检业务更改率在 20% 以上的;

经查实有贿赂检验检疫工作人员行为的。

2. 分类管理

（1）对 A 级代理报检单位,可给予以下优惠措施:

① 列入检验检疫"守信单位",可由国家质检总局对外公布;

② 优先享受检验检疫机构的便捷通关措施;

③ 除专项、专案检查以外,年内免除或减少日常监督检查;

④ 有条件的检验检疫机构可设立 A 级代理报检单位专用报检窗口;

⑤ 连续两年被评为 A 级的,年审时可免除现场核查。

（2）对 B 级代理报检单位,可给予以下鼓励措施:

① 可享受检验检疫机构的便捷通关措施;

② 除专项、专案检查以外,年内减少日常监督检查;

③ 加强检验检疫政策的辅导、宣传,帮助其改进管理,提高依法经营、诚实守信意识,提升检验检疫信用等级。

（3）对 C 级代理报检单位,应加强管理,并可采取以下监管措施:

① 根据有关规定加大对其代理业务的抽查比例;

② 列入年度监督检查计划内的重点检查对象;

③ 对年审等报送资料进行严格审核,并进行现场逐项核查。

(4) 对 D 级代理报检单位,除上述 C 级的监管措施外,还可采取以下监管措施:

① 对列入代理报检单位"黑名单",重点监控,强化管理;

② 对主要负责人进行检验检疫政策法规宣传,提高其依法经营、诚实守信意识;

③ 要求代理报检单位每季度向直属局提交代理报检业务的自查报告,包括业务开展情况、出现的差错及整改措施等内容。

3.3.4　报检员记分管理

检验检疫机构对报检员在办理报检业务过程中出现的差错或违规行为实行记分管理。

1. 记分管理办法

(1) 记分方法。

① 一次记分的分值,依据差错或违规行为的严重程度,分为 12 分、4 分、2 分和 1 分四种(见附表)。

② 记分周期为一年度,满分 12 分,从《报检员证》初次发证之日起计算。一个记分周期期满后,记分分值累计未达到 12 分的,该周期内的记分分值予以消除,不转入下一个记分周期。

③ 报检员在同一批次报检业务中出现两处或以上记分事项的,应分别计算、累加分值。

④ 报检员经注销后重新注册或变更个人注册信息换发《报检员证》的,原记分分值继续有效。

(2) 记分管理。

① 检验检疫机构对报检员的差错或违规行为进行记分时,应填制《报检员差错/违规行为记录单》并要求报检员签字确认,存档备查。

② 对记分有异议的,应允许报检员当场或在 3 日内提出申诉,检验检疫机构应充分听取其意见并进行复核。检验检疫机构在对报检员记分的同时,应对其差错或违规行为进行纠正,并将有关记分周期、记分事项与分值以及处理规定等内容予以公示。

2. 管理措施

(1) 报检员出现下列情况之一的,检验检疫机构暂停其报检资格:

① 对在一个记分周期内记分满 12 分的报检员,检验检疫机构应暂停其 3 个月报检资格。

在同一记分周期内,被检验检疫机构暂停报检资格期间或期限届满后,被再次记满 12 分的,检验检疫机构应暂停其 6 个月报检资格。

② 报检员被暂停报检资格期限届满后,原记分分值予以清除,重新记分至该记分周期终止。暂停报检资格期间不得办理报检业务。由检验检疫机构暂时收回《报检员证》,无法

收回的,检验检疫机构将予以公告。暂停报检资格期限未满不得办理报检单位变更手续,不予出具《报检员注销证明》。

(2) 报检员出现下列情况之一的,取消报检资格,吊销《报检员证》:

① 不如实报检,造成严重后果的;

② 提供虚假合同、发票、提单的;

③ 伪造、变造、买卖或者盗窃、涂改检验检疫通关证明、检验检疫证单、印章、标志、封识和质量认证标志的;

④ 其他违反检验检疫法规规定,情节严重的。

(3) 取消报检资格的,同时取消《报检员资格证》,3 年内不允许参加报检员资格考试。

(4) 自理报检单位的报检员在注册地以外的检验检疫机构办理报检业务时,有关检验检疫机构应按规定对其进行管理:

① 发现报检员有差错行为的,应予以记分。对达到暂停报检资格条件的由注册地检验检疫机构按照有关规定予以处理。

② 发现有应吊销《报检员证》的违规行为①,应按有关规定进行处理,并将处理决定及时通报注册地检验检疫机构。

(5) 在《报检员证》有效期届满后仍未提出延期申请的,其《报检员证》和《报检员资格证》同时失效,并收回失效的《报检员证》和《报检员资格证》,无法收回的应予以公告。

(6) 对报检员因《报检员证》的遗失、损毁的应当在 7 日内提出申请。发证检验检疫机构应审核《报检员证补发申请表》和登报声明作废材料或损毁的证件。对审核合格的,予以补发。所补发《报检员证》编号和初次发证日期不变,原记分记录继续有效。未补发《报检员证》前,报检员不得办理报检业务。

3.3.5　违规处理制度

代理报检单位、报检员有违反检验检疫代理报检管理规定行为的,直属局将根据其违规情况,分别对其作出警告、暂停报检资格或上报国家质检总局取消其代理报检资格或报检员资格的处理②。

国家质检总局可视情况对代理报检单位、报检员的违规行为进行公布或向有关部门通报。被暂停报检资格的代理报检单位或报检员提出恢复代理报检资格或报检员资格申请的,直属检验检疫局应对其提交的申请及整改报告予以审核,并上报国家质检总局批准后方可恢复。

---

① 见本书 2.4.3(2)。

② 见本书 2.4。

附表:记分事项与分值

代码	事项	分值	备注
0101	因报检员的责任造成报检单中所列项目申报错误的	1	按报检批次计,累计不超过2分
0102	因报检员的责任造成提交的报检单与所发送的电子数据内容不一致的	1	
0103	报检所附单据之间或所附单据与报检单内容不相符合的	1	
0104	未按规定签名或加盖公章的	1	
0105	报检随附单据模糊不清或为传真纸的	1	
0106	报检随附单据超过有效期的	1	
0107	未提供代理委托书或所提供的不符合要求的	1	
0108	对同一批货物重复报检的	1	
0109	经通知或督促仍不按时领取单证的	1	
0110	已领取的检验检疫单证、证书或证件遗失或损毁的	1	
0111	对已报检的出境货物在一个月内不联系检验检疫也不办理撤消报检手续的	1	按报检批次计
0112	未在要求时间内上交应由检验检疫机构收回的《报检员证》或《报检员资格证》的	1	
0113	错误宣传检验检疫法律、法规及有关政策或散布谣言的	1	
0199	其他应记1分的行为或差错	1	
0201	对已报检的入境货物,经检验检疫机构督促仍不及时联系检验检疫事宜,尚未造成严重后果的	2	
0202	对未受理报检的单据不按检验检疫机构的要求进行更改或补充而再次申报的	2	
0203	未按规定时间及时缴纳检验检疫费的	2	
0204	扰乱检验检疫工作秩序,情节严重的	2	
0299	其他应记2分的行为或差错	2	
0401	代理报检单位报检员假借检验检疫机构名义刁难委托人、被投诉且经查属实的	4	
0402	办理不属于所属企业报检业务的	4	
0403	经通知拒不上交应由检验检疫机构收回的《报检员证》或《报检员资格证》的	4	
0404	提供虚假材料申请办理《报检员证》的注册、变更、补发和注销手续	4	
0405	未经同意不参加检验检疫机构举办的有关报检业务培训的	4	
0406	入境流向货物申报时未提供最终收货人的有关信息或所提供的消息有误,尚未造成严重后果的	4	

代码	事　　　　项	分值	备注
0407	被检验检疫机构发现漏报、瞒报法定检验检疫的货物或木质包装,尚未造成严重后果的	4	
0408	擅自取走报检单据或证单的	4	
0409	擅自涂改已受理报检的报检单上的内容或撤换有关随附单据的	4	
0499	其他应记4分的行为或差错	4	
1201	转借或涂改《报检员证》的	12	
1202	被暂停报检资格期间持其他人《报检员证》办理报检及相关业务的	12	
1203	涂改、伪造检验检疫收费收据的	12	
1204	对入境货物不及时联系检验检疫或所提供的信息有误,致使检验检疫工作延误或无法实施检验检疫,造成严重后果的	12	
1205	不如实报检,未造成严重后果,尚未达到吊销《报检员证》条件的	12	
1299	其他应记12分的行为或差错	12	

3.4　检验检疫费用缴纳制度

　　出入境检验检疫机构实施法定检验检疫是行政执法行为,按照国家规定收取费用,所收取的费用全部上缴国库。而且执法工作所需费用则纳入国家财政预算安排,实行"收支两条线"以保证执法的公正科学。出入境检验检疫的收费办法和收费标准,是由国家制定并统一执行。因此,出入境检验检疫费用属于行政执法收入,依法收费是检验检疫机构的重要职责之一,依法缴费是出入境关系人[①]的基本义务。

　　出入境关系人可根据实际情况选择适当的交款方式,通常有以下几种:现金、支票/转账和刷银联卡。在一些信息化工程较高的检验检疫机构已经实现了电子收费,通过银行提供的信息平台和资金流通道,无需报检人的人工参与,在执行计费操作后,实现检验检疫费的自动缴纳。这种方式既减少了企业管理现金或银联卡的风险,又大大提高了通关效率。

3.4.1　出入境检验检疫收费的法律依据

　　出入境检验检疫收费的法律依据,一是我国"四法四条例"等检验检疫法律法规,对检验

---

① 　出入境关系人:是各级检验检疫机构及其所属事业单位,以及与出入境相关的货主及其代理人和其他相关单位、个人的简称。

检疫机构收取检验检疫费用作出了明确规定。如《商检法》第三十九条规定，"商检机构和其他检验机构依照本法的规定实施检验和办理检验鉴定业务，依照国家有关规定收取费用"。二是世界贸易组织的有关协议和协定也对"进出口规费"做了明确规定。如世界贸易组织的"关税及贸易总协定"规定"各缔约方对进出口或有关进出口征收的任何性质的所有规费和费用，应限制在等于提供服务所需的近似成本以内，且不得成为对国产品的一种间接保护或成为财政目的而对进出口产品征收的一种税"，对各缔约方政府主管机关实施的有关进出口规费，包括出入境检验检疫费，做出了明确规定。

3.4.2　现行出入境检验检疫收费办法的制定原则

现行的《出入境检验检疫收费办法》[①]（以下简称《办法》）是国家发改委和财政部依据"统一制定、简化减少、公开透明、公正合理"十六字基本原则制定的，于 2003 年 12 月 31 日下发，并于 2004 年 4 月 1 日正式实施的。

该《办法》对出入境检验检疫收费办法、收费项目和收费标准做出了明确规定。检验检疫机构依法对出入境人员、货物、运输工具、集装箱及其他应检物实施检验、检疫、鉴定、认证、监督管理等，严格按《办法》收费，其他单位、部门和个人不得收取出入境检验检疫费用。同时《办法》规定，检验检疫机构应到指定的价格主管部门办理收费许可证，出具财政部规定使用的票据。公开收费项目和收费标准，并接受物价、财政部门的检查监督，不得擅自增加或减少收费项目，不得擅自提高或降低收费标准，不得重复收费。

3.4.3　出入境检验检疫计费规则

1. 常规计费规则

（1）出入境检验检疫费以人民币计算到元，元以下四舍五入。

（2）收费标准中以货值为基础计费的，以出入境货物的贸易信用证、发票、合同所列货物总值或海关估价为基础计收。

（3）检验检疫机构对出入境货物的计收费以"一批"为一个计算单位。"一批"是指在同一时间同一品名，以同一个运输工具，来自或运往同一地点，同一收货、发货人的货物。列车多车厢运输，满足以上其他条件的，按一批计；单一集装箱多种品名货物拼装，满足以上其他条件的，按一批计。

（4）同批货物涉及多项检验检疫业务工作的，应根据检验检疫业务工作实际情况，计收费以检验检疫为一项，数量、重量为一项，包装鉴定为一项，实验室检验为一项，财产鉴定为

---

① 参见国家质量监督检验检疫总局门户网站 http://www.aqsiq.gov.cn。

一项,安全监测为一项,检疫处理为一项,分别计算,累计收费。其中货物检验检疫费按品质检验费、动植物临床检疫、植物现场检疫、动植物产品检疫费、食品及食品加工设备卫生监督检验费、卫生检疫费分别计算,累计收费。

2. 特例计费规则

(1) 重新报检计费。

已经实施检验检疫的出入境法定检验检疫对象,有下列情况之一的,经重新报检并检验检疫后,检验检疫机构需再一次按《办法》及其收费标准另行收取相关费用。

① 输入或前往国家(地区)更改检验检疫要求的;

② 更换货物包装或拼装的;

③ 超过检验检疫有效期或证书(单)报运出口期限的;

④ 在口岸查验过程中,发现货证不符、批次混乱,需重新整理的。

(2) 因故撤消报检计费。

出入境关系人因故撤消检验检疫时,检验检疫机构未实施检验检疫的,不得收费;已实施检验检疫的,按收费标准的100%计收。因检验检疫机构责任撤消检验检疫的,不得收费。

(3) 缴费期限及其滞纳金。

出入境关系人应按照有关法律法规和《办法》及其收费标准,按时足额缴纳检验检疫费用。自检验检疫机构开具收费通知单之日起20日内,出入境关系人应交清全部费用,逾期未缴的,自第21日起,每日加收未缴纳部分5‰的滞纳金。

案例评析

案例1　涂改检验检疫计费收据案

2003年2月底,A检验检疫局在受理台资企业上海某塑胶建材有限公司(以下简称台商)的设备价值鉴定时,收到台商关于重复收费、多收费的投诉,并表示对大陆的投资政策不理解,甚至有转移投资的想法。接此投诉后,根据"台商"提供的检验检疫收据复印件及相关情况,A检验检疫局分别对台商进口的二批设备的报检及计收费数据进行了全面的调查,最终查明了事情真相。

2002年10月份,台商委托上海某国际货运有限公司(以下简称货代公司)代理进口两批投资设备的报检业务。货代公司南市分公司报关部负责人唐某以办理检验检疫需要支付费用为名,向台商收取人民币10 990元现金,未出具任何收款凭证。10月21日,A检验检疫局下属B口岸分支机构受理了该货代公司的报检申请,并按规定收取了检验检疫费用共计人民币1 396元,同时出具了收费收据,货代运公司的报检员将收据交给了唐某。2002年11月中旬,台商因财务做账需要,向唐某再三催讨计费收据,他不得已将A口岸检验检疫机关下属机构开具的货物包装箱检疫费用 7 元收据,涂改成 10 990 元检验检疫计费收据,传真给台商,达到了"以检验检疫机关名义"多收取"台商"近万元(9 594 元)的目的。经查,该收据是 A 检验检疫局下属 B 口岸分支机构开具的货物包装箱检验费收据,实际金额为人民币 7元。"货代公司"向"台商"收取运杂费时,不掌握唐某如何向"台商"收取代理检验检疫费用。而唐某本人已于 2003 年 1 月 9 日因病去世。

某些货代公司利用外(台)商对我政策不熟悉,骗取了信任,在代理过程中,狮子大开口,从中赚取不义之财,加上个别外(台)商财务管理方面的不完善,手续不严,使一些不法之徒钻了空子。而个别货代公司疏于对业务人员或挂靠人员的管理,只知收取费用,对其具体行为不管不问。甚至发生假借国家行政执法机关的名义赚钱。既损害和败坏了国家行政机关的名誉,也损害了国家鼓励外(台)商投资政策。

鉴于违法行为人和非法利益获得者唐某已于 2003 年 1 月 9 日病死,决定不再追究其违法责任,而货代公司内部管理不严,致使发生了借检验检疫机构名义向委托人收取额外费用的行为,违反了《出入境检验检疫代理报检管理规定》的规定。故检验检疫机关督促该货代公司引以为戒,按规定暂停其代理报检资格 3 个月,并向台商赔礼道歉。

案例 2 报检员骗证案①

2007 年广东检验检疫局(以下简称广东局)通过在互联网上搜索发布买卖检验检疫证单信息的公司,采取"钓鱼"等方式主动出击,成功地查获了增城某制衣厂报检员骗取检验检疫单证案,共骗取通关单 357 份,涉案货值共计 1 500 多万美元。

2007 年 7 月底,广东局执法大队通过在互联网上搜索,发现广州市某公司的业务员陈某在互联网上以公司的名义发布买卖检验检疫证单的信息后,广东局调查人员采用"钓鱼"方式主动出击,经与陈某联络并购得出口服装"出境货物通关单"1 份。于 8 月初,根据初步掌握增城某制衣厂、广州某公司骗取以及买卖检验检疫单证的线索和部分证据,广东局执法大队正式对上述两家企业公司进行立案调查。在铁证面前和强大政策攻心下,广州市某公司业务员陈某和增城某制衣厂报检员陈某某对涉案违法犯罪事实供认不讳。经查,2007 年以来,广州市某公司业务员陈某和增城某制衣厂报检员陈某某在其雇用公司企业不知情的情况下,从事买卖检验检疫证单和不如实申报骗取检验检疫证单等违法犯罪活动,其中陈某买卖检验检疫单证大约 100 份,陈某某则以增城某制衣厂的名义不如实申报骗取"通关单"并将其倒卖共 357 份,非法所得约 3.5 万人民币,涉案货值共计 1 500 多万美元。

近年来,随着对外贸易方式更趋多元化,检验检疫监管措施不断完善,检验检疫证单在对外贸易中的作用凸显,但由于部分出口产品生产企业和代理报检单位的诚信度较差和内

① 资料来源:www.aqsiq.gov.cn。

部管理不规范,再有不法分子法律责任意识淡薄,在利益驱动下,以损害国家利益为代价谋取个人利益,铤而走险,从事违法犯罪活动。买卖检验检疫证单等违法现象的出现,严重干扰了检验检疫工作秩序,影响出口产品的质量保证,损害我国产品的国际形象。

报检员骗取检验检疫单证案,又一次涉及自理、代理报检单位的违规操作,甚至部分自理、代理报检单位和报检员个人直接参与买卖检验检疫证单的违法犯罪活动。因此,应加强对自理、代理报检单位的日常监管,加强代理报检单位的诚信管理和等级评定工作,全面实施报检员记分和代理报检单位"黑名单"制度,对诚信等级低的代理报检单位申报的业务,要加大检验和查验的力度,严防"飞单"现象发生。对违法违规的代理报检单位,要按照检验检疫行政处罚的规定严加查处。

案例3 扰乱报检秩序的违法案①

2003年初王某获得报检员资格证(报检员资格证号码:0301496),同年通过宁波市某货物运输代理有限公司(以下简称甲公司)在宁波检验检疫局注册成为甲公司的报检员(报检专用章号码:380000676)。2004年11月,王某因故离开甲公司,且没有解除劳动合同也未办理报检员注销或转移手续,同时王某隐瞒先前的事实又通过宁波某船务代理有限公司(以下简称乙公司)在宁波检验检疫局注册成为乙公司的报检员,2005年9月,王某因故被乙公司解聘。王某在乙公司担任报检员期间及离开乙公司后的几个月中,用变造的甲公司公章在宁波检验检疫局以甲公司的名义继续代理报检,数量达100多批次,2006年初王某的违法行为被宁波检验检疫局发现。

王某在长达1年的时间里,在没有办理任何变更手续的情况下,在两个代理报检单位从事报检工作,同时使用自己变造的甲公司公章进行报检业务,其行为违反了国家有关法律法规的规定,扰乱了正常的报检秩序。为此,2006年3月21日宁波检验检疫局依法对王某处以取消报检资格、吊销《报检员证》的处罚。对王某变造甲公司公章的行为,司法机关将另案处理。

本章小结

我国对报检单位及其报检员实行注册登记制度。报检单位及其报检员通过中国电子检验检疫业务网(www.eciq.cn)提出注册登记申请,持相关材料到所在地检验检疫机构书面确认。检验检疫机构按规定对其申请材料进行审核,符合条件的,予以备案登记,给予备案证明书(备案编号)或报请国家质检总局批准后,予以颁发资格证书,准予其在批准的

① 资料来源:宁波检验检疫局网站。

服务区域办理报检业务。此外,为规范报检单位、报检员的报检行为,国家质检总局依据检验检疫法律法规,相继制定实施了信息更改、年度审核制、信用度等级评定与分类管理、记分考核管理以及违规处理等管理制度,对规范进出境检验检疫报检业务活动起到了重要作用。

　　出入境检验检疫费用属于行政执法收入,依法收费是检验检疫机构的重要职责之一,依法缴费是向出入境检验检疫机构申请检验、检疫、鉴定等业务的货主及其代理人的基本义务。检验检疫收费包括:出入境检验检疫费、考核、注册、认可认证、签证、审批、查验费、出入境动植物实验室检疫项目费、鉴定业务费、检疫处理费等。

综合练习

1. 模拟试题练习

　　(1) 单项选择题

　　① 代理报检单位在办理代理报检业务时,应交验委托人的《报检委托书》并(　　)。

　　A. 加盖委托人的公章　　　　　　　B. 加盖代理报检单位的公章

　　C. 加盖双方公章　　　　　　　　　D. 无须加盖公章

　　②《报检员证》的有效期为两年,期满之日前(　　)天,报检员应向发证机构提出审核申请,同时提交审核申请书。

　　A. 15　　　　　　　B. 20　　　　　　　C. 30　　　　　　　D. 60

　　③ 检验检疫机构对代理报检单位实行年度审核制度。代理报检单位应当在每年(　　)前向所在地直属检验检疫局申请年度审核,并提交上一年度的《年审报告书》。

　　A. 12 月 31 日　　　　　　　　　　B. 6 月 30 日

　　C. 3 月 31 日　　　　　　　　　　 D. 1 月 31 日

　　④ 自理报检单位的(　　)发生变化时,应当重新申领《自理报检单位备案登记证明书》。

　　A. 经营范围　　　　　　　　　　　B. 工商注册地址

　　C. 注册资金　　　　　　　　　　　D. 联系电话

　　⑤ 出入境关系人因故撤消检验检疫时,检验检疫机构已实施检验检疫的,应按收费标准的(　　)缴纳检验检疫费。

　　A. 50%　　　　　　B. 70%　　　　　　C. 80%　　　　　　D. 100%

　　⑥ 取得《报检员资格证书》的人员,应由所属企业向(　　)检验检疫机构申请报检员注册,取得《报检员证》后方可从事报检工作。

　　A. 企业工商注册地　　　　　　　　B. 报检业务发生地

　　C. 进出口口岸所在地　　　　　　　D. 外贸业务发生地

⑦ 进出口单位首次办理报检业务前,须向检验检疫机构申请办理报检单位备案登记手续。申请时无须提供的资料是( )。

A. 自理报检单位备案登记申请表　　　B. 企业法人营业执照

C. 组织机构代码证　　　D. 拟任报检员的《报检员资格证书》

⑧ 检验检疫机构对货物实施检验检疫后,报检人要求撤消报检,以下表述正确的是( )。

A. 报检人无需缴纳检验检疫费

B. 报检人应按出入境检验检疫收费标准的 50% 缴纳检验检疫费

C. 报检人应按出入境检验检疫收费标准的 70% 缴纳检验检疫费

D. 报检人应按出入境检验检疫收费标准的 100% 缴纳检验检疫费

(2) 多项选择题

⑨ 申请报检员注册时应该提交的申请材料包括( )。

A. 报检员注册申请书　　　B. 高中或者中等专业学校以上的学历证明

C. 企业在检验检疫机构的登记证书　　　D. 《报检员资格证》

⑩ 以下所列情况中,报检员所属企业应收回其《报检员证》交当地检验检疫机构,并以书面形式申请办理《报检员证》注销手续的有( )。

A. 报检员不再从事报检业务　　　B. 企业因故停止报检业务

C. 企业解聘报检员　　　D. 报检员辞职

⑪ 检验检疫收费办法和收费标准制定的原则有( )。

A. 统一标准　　　B. 科学简化　　　C. 公开透明　　　D. 公正合理

⑫ 关于《报检员证》延期审核,以下表述正确的有( )。

A. 应在《报检员证》有效期届满 30 日前提出延期审核申请

B. 未在规定的期限前提出延期审核申请的,其《报检员证》将自动失效

C. 报检员的日常报检差错记录不影响延期审核的结果

D. 延期审核不合格的,经培训考试合格后方可延长《报检员证》有效期

⑬ 对以下所列报检员在从事报检活动中的行为,检验检疫机构将取消其报检资格,吊销《报检员证》的有( )。

A. 不如实报检,造成严重后果

B. 提供虚假合同、发票、提单等单据

C. 伪造、买卖或者盗窃检验检疫通关证明、证单、印章、标志和封识

D. 涂改检验检疫通关证明、证单、印章、标志和封识

⑭ 自理报检单位的( )发生变化时,应向检验检疫机构申请重新颁发《自理报检单位备案登记证明书》。

A. 企业性质　　　B. 单位名称　　　C. 法定代表人　　　D. 报检人员

⑮ 以下所列情况,报检员所属企业应收回其《报检员证》交当地检验检疫机构,并以书面形式办理《报检员证》注销手续的有(　　)。

A. 报检员提供虚假合同的 　　B. 报检员不再从事报检业务的

C. 企业解聘报检员的 　　D. 企业因故停止报检业务的

(3) 判断题

⑯ 检验检疫机构对报检员日常的报检行为实施差错登记管理制度。(　　)

⑰ 获得《报检员资格证》的人员,必须由在检验检疫机构注册登记的报检单位向检验检疫机构提出申请,进行报检员注册后,才能取得《报检员证》。(　　)

⑱ 报检员可以同时兼任两个或两个以上报检单位的报检工作。(　　)

⑲ 自理报检单位的报检员前往异地办理报检业务,需在异地重新办理自理报检单位备案登记和报检员注册手续。(　　)

⑳《出入境检验检疫收费办法》由国家发改委和财政部制定并公布实施。(　　)

2. 思考题

(1) 为什么说报检注册登记制度是一项检验检疫行政许可?

(2) 自理报检单位如何办理备案登记的申请?

(3) 代理报检单位必须具备哪些资格条件,如何办理注册登记的申请?

(4) 报检员如何办理注册登记的申请?

(5) 检验检疫机构对代理报检单位如何实施年度审核?

(6) 检验检疫机构对报检员如何实施延期审核制度?

(7) 出入境检验检疫收费的法律依据和制订基本原则主要有哪些?

(8) 出入境检验检疫收费的收费对象包括哪些?

3. 技能实训题

张某取得《报检员资格证书》后,应聘至南京一新成立的生产企业任报检员。该企业的第一笔进出口业务是从美国进口一批生产原料(检验检疫类别为 M/N,纸箱包装),进境口岸为宁波。企业拟指派张某办理该批货物的报检手续。请根据以上描述完成(1)—(5)选择题。

(1) 关于自理报检单位备案登记,以下表述正确的是(　　)。

A. 该企业可根据需要选择在南京或宁波检验检疫机构提出备案登记申请

B. 该企业应向南京检验检疫机构提出备案登记申请

C. 该企业应向宁波检验检疫机构提出备案登记申请

D. 该企业应分别向南京和宁波检验检疫机构提出备案登记申请

(2) 关于报检员注册,以下表述正确的是(   )。

A. 张某在企业办理自理报检单位备案登记手续后方可注册为报检员

B. 张某应分别在南京和宁波检验检疫机构进行报检员注册

C. 张某须在宁波检验检疫机构进行报检员注册

D. 在取得《报检员证》前,张某可凭《报检员资格证书》报检

(3) 对该批进口货物,张某应向(   )检验检疫机构报检,申请《入境货物通关单》,并在货物通关后向(   )检验检疫机构申请实施检验。

A. 南京;南京   B. 宁波;南京   C. 南京;宁波   D. 宁波;宁波

(4) 该批货物报检时,以下所列单据,无须提供的是(   )。

A. 合同、发票   B. 提单

C. 无木质包装声明   D. 运输包装容器使用鉴定结果单

(5) 张某在取得《入境货物通关单》并办理货物通关手续后,即将货物运至企业投入生产,以下表述错误的是(   )。

A. 该企业应在该批生产原料全部使用完之前申请检验

B. 该企业违反了有关法律、法规规定,检验检疫机构将对其进行处罚

C. 张某违反了检验检疫有关规定,检验检疫机构将对其进行处罚

D. 该批货物在使用前应取得《入境货物检验检疫证明》

4 | 报检相关的出入境货物行政许可

学习目的

了解国家对涉及"五项原则"①的进出口重要商品实施相关的行政许可;掌握进出口重要商品行政许可的含义、特点及其报检的相关单证;熟悉部分涉及进出口商品检验检疫报检的国家对外贸易管制等政策。

知识要点

国家对涉及"五项原则"的进出口重要商品的相关行政许可,如检疫审批、验证、备案(注册)登记等监督管理制度,都是政府的一种强制性行政管理行为。它所涉及的法律、行政法规、部门规章②,是强制性的法律文件,不得随意改变。贸易关系人在报检活动中必须严格遵守这些法律、行政法规、部门规章,并按照相应的管理要求,在进出口货物报检前完成行政许可申请,获取报检所需的证明文件,履行法律赋予报检人的职责。

4.1 概述

4.1.1 含义

行政许可是国家为维护经济秩序、社会秩序和公共利益,保护资源和生态环境,保障公民权利等而设立的具有多方面功能的法律制度。行政许可也就是通常所说的行政审批,是指行政机关根据公民、法人或其他组织的申请,经依法审查,准予其从事某种行为、确认某种权利、授予某种资格和能力的行为。

出入境货物行政许可是国家出入境检验检疫制度的主要组成部分。其具体内容是国家根据检验检疫法律法规,从加强进出口商品检验工作、规范进出口商品检验、维护社会公共利益和进出口贸易有关各方的合法权益、促进对外经济贸易关系的顺利发展的目的出发,在遵循国际贸易有关规则的基础上,积极履行所缔结或加入国际条约的义务,对进出口货物活

---

① 五项原则:是指《商检法》规定进出口商品检验检疫的目标,即保护人类健康和安全、保护动物或植物的生命和健康、保护环境、防止欺诈行为和维护国家安全。

② 参见国家质量监督检验检疫总局网站 www.aqsiq.gov.cn。

动实施有效的管理而实行的各种贸易政策、制度或措施。

4.1.2　分类

1. 形式

现行的出入境货物行政管理制度通常有两种形式。

(1) 按照进出口货物的风险评估程度所采取的行政许可(即强制性管理制度)。

如进境动植物及其产品的检疫审批制度、进口固体废物供货商及收货人注册登记、进口旧机电备案、重要出口商品注册登记、进出口食品生产企业卫生注册登记、进出口化妆品生产企业卫生注册登记等。

(2) 根据进出境货物的检验检疫情况实施的行政强制性措施(即强制性检疫措施)。

如法定检验的出口商品经检验检疫机构检验不合格的,或者口岸查验不合格的,当事人可按相关规定对其商品进行技术处理;对检验结果符合国家技术规范的强制性要求或者其他相关要求的即判为合格商品,否则被判为不合格商品。对进口合格商品加施封识;对不合格商品处理有以下几方面的内容。

① 对涉及人身财产安全、健康、环境保护项目不合格的法定检验的进口商品采取责令销毁①和退货②两种处理。

② 对涉及人身财产安全、健康、环境保护以外其他项目不合格的进口商品进行技术处理③,以消除不合格因素,经重新检验合格后,方可销售或者使用。

③ 对当事人申请出证的进口商品,检验检疫机构应当及时对不合格进口商品出具检验证书。

④ 对进口成套设备④及其材料检验不合格的,应当签发不准安装使用通知书。鉴于成套设备价值高,可以通过更换零部件等方式进行技术处理。技术处理后经检验检疫机构重新检验合格的,方可安装使用。

⑤ 对实施验证管理的商品,经检验检疫机构验证不合格的,视情参照前述规定处理或者对许可证由其他部门签发的进口商品,经验证不合格的,应当移交许可证签发部门进行处理。

⑥ 对法定检验以外的进口商品,收货人发现进口商品质量不合格或者残损、短缺并申

---

① 　销毁:是将不合格商品通过物理或者化学方法使其改变状态或者消失,如焚烧、破碎、深埋、熔化、回炉等。

② 　退货:是将不合格的商品退运至境外。

③ 　技术处理:必须在检验检疫机构监督下进行。当事人应当制定包括处理时间、地点、方法等内容的技术处理方案,在实施技术处理之前书面提交检验检疫机构。

④ 　成套设备:是指成套设备的配套器材或者专用物质。

请检验的,可以自由选择检验检疫机构或国家质检总局许可的从事进出口商品检验鉴定机构申请出证。

2. 实施检疫措施要求

(1) 进出口合格商品的标识加施与管理,见本书 4.9。

(2) 进出口不合格商品的查封、扣押与管理。

根据 2008 年 10 月 1 日起施行的《出入境检验检疫查封、扣押管理规定》,有下列情形之一的,检验检疫机构可以实施查封、扣押,并在 30 日内依法作出前述 4.1.2(2) 的处理决定。

① 法定检验的进出口商品经书面审查、现场查验、感官检查或者初步检测后有证据证明涉及人身财产安全、健康、环境保护项目不合格的;

② 非法定检验的进出口商品经抽查检验涉及人身财产安全、健康、环境保护项目不合格的;

③ 不符合法定要求的进出口食品、食用农产品等与人体健康和生命安全有关的产品,违法使用的原料、辅料、添加剂、农业投入品以及用于违法生产的工具、设备;

④ 进出口食品、食用农产品等与人体健康和生命安全有关的产品的生产经营场所存在危害人体健康和生命安全重大隐患的;

⑤ 在涉及进出口食品、食用农产品等与人体健康和生命安全有关的产品的违法行为中,存在与违法行为有关的合同、票据、账簿以及其他有关资料的。

4.1.3 出入境货物行政许可的特点及其调整原则

1. 特性

(1) 实施强制性。

国家以法律手段,为确保出入境货物的质量所确立的各项政策、制度或措施的强制性是国家保护本国环境和自然资源、保障国民人身安全、保护动物和植物生命和健康、维护国家安全而行使国家管理职能的一个重要保证。

(2) 程序合法性。

国家为实施出入境货物的行政管理制度,确立了包括项目名称、依据、许可条件、许可程序、实施机关、许可期限、收费和各式文本等合法程序,是确保行政管理制度得以实施的重要环节。

(3) 方法通用性。

根据货物的种类、风险程度,国家采取审批、注册、认可、批准、合格保证等国际通行规则。在具体实施过程中,按照分类管理原则确定进出口货物的行政管理模式,如对进出境货物木质包装的 IPPC 标识查验、进出口食品生产的企业注册登记、消毒或除害等检疫措施等等,既符合世界贸易组织的有关协议(协定)应用原则,也是被世界各国采纳的通行管理措施。

(4) 行之有效性。

国家根据进出境货物的特性,实施相应政策、制度、检疫措施等行政管理制度。如对进口可用作原料的固体废物国外供货商、国内收货人实行注册登记以及对进口可用作原料的固体废物实施装运前检验制度,可有效地防止境外有害废物和不符合国家环境保护控制标准的废物通过贸易欺诈的方式进入我国。

(5) 执行持续性。

法律法规是国家制定进出境货物的行政管理制度的根本原则。在通常情况下,强制性行政管理行为具有持久性,不轻易调整。

2. 调整原则

(1) 法律的修订与制定。

2007 年 12 月 29 日,全国人大常委会表决通过了关于修改《中华人民共和国国境卫生检疫法》的决定。修改后的《国境卫生检疫法》规定:"入境、出境的尸体、骸骨的托运人或者其代理人,必须向国境卫生检疫机关申报,经卫生检查合格后,方准运进或者运出。"删除了原来"发给入境、出境许可证"的规定。

尸体、骸骨在出入境检验检疫方面的要求与其他出入境物品虽有区别,但无须采取行政许可的方式进行管理。为此,国家依法取消尸体、骸骨入境、出境许可证的核发。出入境的尸体、骸骨的托运人、承运人或者代理人提供死者的身份证明、死亡证明、防腐处理证明等有关文件,由出入境检验检疫部门作例行审核即可,无须事先要求相对人申领许可证。

2009 年 2 月 28 日,十一届全国人大常委会第七次会议通过了《中华人民共和国食品安全法》(简称《食品安全法》),并于同年 6 月 1 日实施。《食品安全法》是适应新形势发展的需要,为了从制度上解决现实生活中存在的食品安全问题,更好地保证食品安全而制定的。《食品安全法》的实施,对于防止、控制、减少和消除食品污染以及食品中有害因素对人体的危害,预防和控制食源性疾病的发生,保证食品安全,保障公众身体健康和生命安全,具有十分重要的意义。

2009 年 7 月 8 日国务院第 73 次常务会议通过《中华人民共和国食品安全法实施条例》,2009 年 7 月 20 日公布实施。条例包括 10 章 64 条,旨在进一步落实企业作为食品安全第一责任人的责任、强化各部门在食品安全监管方面的职责、将《食品安全法》一些较为原则的规定具体化。

(2) 部门新规章的实施。

① 2006 年国家质检总局第 44 号《关于调整进出口食品、化妆品标签审核制度的公告》的实施。为贯彻落实国务院行政审批改革精神,简化程序,方便进出,国家质检总局决定对进出口食品、化妆品标签审核制度调整为:

自 2006 年 4 月 1 日起,进出口食品、化妆品的标签审核与进出口食品、化妆品检验检疫结合进行,即以标签审核制度取代预先审核。对进出口食品、化妆品的报检不再凭《进(出)口食品、化妆品标签审核证书》报检,而对进出口食品、化妆品标签内容是否符合法律法规和标准规定要求以及与质量有关内容的真实性、准确性进行检验,经检验合格的,在按规定出具的检验证明文件中加注"标签经审核合格"。

自 2006 年 10 月 1 日起,进口食品、化妆品标签不符合我国有关法律法规和标准规定的,按《中华人民共和国进出口商品检验法实施条例》第十九条的规定处理;出口食品、化妆品标签不符合进口国/地区规定的,按《商检法实施条例》第二十七条规定处理。

② 2009 年 12 月 30 日起,国家质检总局本着"便民、高效、优质服务"的原则和"执政为民、服务发展"的宗旨,进一步简化了旧机电产品进口备案及检验监管手续,并对备案范围进行了调整。对于不具有极限安全和电气安全风险的 599 个 H.S 编码的旧机电产品,调出旧机电备案范围。同时,对于出口退货、暂时出口复出口、出口维修复进口、国内结转四种特殊贸易方式进口的旧机电产品,经检验检疫机构核准后,无需办理备案手续。另外,对于国家禁止进口以及设计安全、卫生、健康、环境保护的部分就机电产品,不予办理备案手续。实施备案管理的进出口旧机电产品范围详见附录 7 和不予备案的进口旧机电产品范围详见附录 8。

③ 2009 年国家质检总局《关于调整出口食品加施检验检疫标志措施的公告》(总局第 134 号),自 2010 年 1 月 1 日起,凡进口国家(地区)没有要求的,各出入境检验检疫机构不再对出口食品加施检验检疫标志。这标志着从 2007 年 9 月 1 日以来,实施两年多的国家质检总局 85 号公告停止执行。

④ 2011 年 8 月 11 日国家质检总局制定《食品安全法》及其实施条例的配套规章——《出口食品生产企业备案管理规定》,以第 142 号令于颁布,自同年 10 月 1 日起施行,同时废止原 2002 年公布施行的《出口食品生产企业卫生注册登记管理规定》。同年 9 月 13 日国家质检总局制定《进出口食品安全管理办法》,以第 144 号令颁布,自 2012 年 3 月 1 日起施行。

(3) 国际贸易活动的需要。

为规范木质包装检疫监督管理,确保出境货物使用的木质包装符合输入国家或者地区检疫要求,减少贸易摩擦,确保进出口货物的正常通关,国家质检总局参照国际植物保护公约组织(IPPC)公布的国际植物检疫措施标准第 15 号《国际贸易中木质包装材料管理准则》(简称 IPPC15 标准),依据国际标准于 2004 年底出台了《出境货物木质包装检疫处理管理办法》。《办法》规定,自 2005 年 3 月 1 日起,出境货物木质包装应按 IPPC15 标准实施除害处理并加施 IPPC 标识;从事木质包装除害处理及标识加施的企业须经检验检疫机构考核认可;木质包装使用企业应向考核认可的木质包装生产企业购买;检验检疫机构对生产企业和木质包装除害处理及标识加施过程实施监督,对出境木质包装实施抽查。①

根据 2005 年国家质检总局等部门第 11 号联合公告规定:自 2006 年 1 月 1 日起,进境货物使用的木质包装应当由输出国家或地区政府植物检疫机构认可的企业按中国确认的检疫除害处理方法处理,并加施政府植物检疫机构批准的 IPPC 专用标识。②

(4) 应对突发事件的需要。

针对国外疫情疫病发生和流行状况或国外突发性的危害消费者健康的食品、动植物产品,国家质检总局及时采取措施限制有毒有害食品、动植物产品进口,发布禁令或召回令,有效防止有毒有害生物传入我国,保护我国消费者利益。如 2007 年 8 月 31 日,国家质检总局发布第 98 号局令,公布并正式实施了《食品召回管理规定》。同日,还公布并正式实施《儿童玩具召回管理规定》。食品召回、玩具召回的出台标志着我国的产品质量责任追究体系进一步完善,质量管理方式越来越向着国际先进水平发展,消费者的权益得到更加有力的保障。

4.2　检疫审批制度

检疫审批制度是国家为防止境外动植物传染病、有害生物的传入,对进境(过境)动物、动物产品③、植物、植物产品采取的一种行政管理程序。根据检验检疫法律法规规定,检疫审批手续应当在贸易合同或者协议签订前办妥。

4.2.1　检疫审批范围④

1. 动物检疫审批

(1) 活动物:动物⑤、胚胎、精液、受精卵、种蛋及其他动物遗传物质。

(2) 食用性动物产品:肉类及其产品(含脏器)、动物水产品、蛋类及其制品、奶及其制品。

(3) 非食用性动物产品:皮张类、毛类、骨蹄角及其产品、明胶、蚕茧、动物源性饲料及饲料添加剂、饲料用乳清粉、鱼粉、肉粉、骨粉、肉骨粉、油脂、血粉、血液等,含有动物成分的有机肥料。

---

① 详见本书 8.6.1。

② 详见本书 8.6.2。

③ 动物产品:指来源于动物未经加工或者虽经加工仍有可能传播疫病的产品。

④ 自 2004 年 9 月 1 日起,国家质检总局取消以下动植物产品的检疫审批:动物产品:蓝湿(干)皮、已鞣制皮毛、洗净羽绒、洗净毛、碳化毛、毛条、贝壳类、水产品、蜂产品、蛋制品(不含鲜蛋)、奶制品(鲜奶除外)、熟制肉类产品(如香肠、火腿、肉类罐头、食用高温炼制动物油脂)植物产品:粮食加工品(大米、面粉、米粉、淀粉等)、薯类加工品(马铃薯细粉等)、植物源性饲料添加剂、乳酸菌、酵母菌。

⑤ 动物:指饲养、野生的活动物如畜、禽、兽、蛇、龟、虾、蟹、贝、蚕、蜂等。

2. 植物检疫审批

（1）果蔬类：新鲜水果、番茄、茄子、辣椒果实。

（2）烟草类：烟叶及烟草薄片。

（3）粮谷类：小麦、玉米、稻谷、大麦、黑麦、高粱及其加工品，如大米、麦芽、面粉等。

（4）豆类：大豆、绿豆、豌豆、赤豆、蚕豆、鹰嘴豆等。

（5）薯类：马铃薯、木薯、甘薯等及其加工产品。

（6）饲料类：麦麸、豆饼、豆粕等①。

（7）其他类：植物栽培介质。

3. 特许审批②

（1）动植物病原体（包括菌种、毒种等）、害虫及其他有害生物。

（2）动植物疫情流行的国家和地区的有关动植物、动植物产品和其他检疫物。

（3）动物尸体。

（4）土壤。

4. 过境动物检疫审批

4.2.2 进境检疫审批原则

1. 输出国家或者地区无重大动植物疫情

2. 符合中国有关动植物检疫法律、法规、规章的规定

3. 符合中国与输出国家或者地区签订的有关双边检疫协定（含检疫协议、备忘录等）

4. 办理进境检疫审批手续后，有下列情况之一的，贸易关系人需重新申请办理审批

（1）变更进境物的品种或者数量的。

（2）变更输出国家或者地区的。

（3）变更进境口岸的。

（4）超过检疫审批有效期③的。

4.2.3 检疫审批方式

申请方式可由贸易关系人持相关资料直接到所在地检验检疫机构办理，或间接网上咨

---

① 粮谷类、豆类、薯类、饲料类植物产品统称为粮食饲料。

② 特许审批：属国家禁止进境物范围。因科学研究等特殊需要引进禁止进境物的，必须事先提出申请，经国家质检总局批准。

③ 动物与动物产品的检疫审批单有效期为 3 个月；植物与植物产品，则按检疫审批单上注明的有效期。

询或办理行政许可审批。参考的网站有:

各地检验检疫机构网址:http://www. XXciq. gov. cn。

国家质检总局网址:http://www. aqsiq. gov. cn。

检验检疫电子申报网址:http://www. itownet. cn。

中国电子检验检疫业务网址:http://www. eciq. cn。

4.2.4 审批需提交的材料

贸易关系人申请办理检疫审批手续,除提交《进境动植物检疫许可证申请表》和申请单位法人资格证明(复印件)外,还应提交相关检疫审批品种的材料。

1. 特许审批

(1) 书面申请报告,详细说明进口禁止进境物的用途、进境后的防疫措施等。

(2) 省部级科研立项报告或证明文件。

2. 栽培介质①审批

(1) 首次申请进口的栽培介质,申请单位应提交国家质检总局指定的实验室出具的有关检验结果和风险评估报告。

(2) 再次进口来自同一境外供货商的栽培介质,进口单位办理审批时应提供前批的许可证复印件。

3. 粮谷类、豆类、薯类、植物源性饲料审批

(1) 加工企业提交生产、仓储、下脚料无害化处理、防疫等能力情况说明。

(2) 用于油脂加工的大豆,加工企业所在地检验检疫局出具的进口数量核销证明。

4. 动物及其繁殖材料审批

(1) 进口猪、牛、羊等大中动物,须提交国家质检总局签发的《进出境动物隔离检疫场许可证》。

---

① 栽培介质:是指除土壤外的所有由一种或几种混合的具有贮存养分、保持水分、透气良好和固定植物等作用的人工或天然固体物质组成的栽培物质。栽培介质包括:potting substratum, potting soil, potting medium 等。如砂(sand)、炉渣(calcined)、矿渣(acoria)、沸石(zeolite)、煅烧黏土(calcined clay)、陶粒(clay pellets)、蛭石(vermiculite)、珍珠岩(perlite)、矿棉(rockwool)、玻璃棉(glasswool)、浮石(pumide)、片岩、火山岩(volcanic rock)、聚苯乙烯(polystyrene)、聚乙烯(polyethylen)、聚氨酯(polyurethane)、塑料颗粒(plastic particle)、合成海绵(synthetic sponge)等无机栽培介质,以及来源于有机物并经高温、高压灭菌处理的介质,如泥炭(peat)、泥炭藓(sphagnum)、苔藓(moos)、树皮(barks)、椰壳(糠)(cocos substrate)、软木(cork)、木屑(saw dust)、稻壳(rice hulls)、花生壳(peanut hulls)、甘蔗渣(bagase)、绵子壳(cotton hulls)等。

（2）进口其他动物，须提交直属检验检疫局签发的《进出境动物隔离检疫场许可证》。

（3）进口动物遗传物质，须提交直属检验检疫局批准的登记备案文件。

5．原毛（包括羽毛）、原皮、生的骨、角、蹄、蚕茧审批

申请单位与生产、加工、存放企业不一致的，申请单位还需提交与国家质检总局批准的进境动物产品生产、加工、存放企业签订的合同/协议。

6．动物源性饲料及动植物源性饲料添加剂审批

农业部颁发的饲料登记证。

7．肉类及水产品的审批

非国家质检总局指定的注册存放冷库或加工单位提出申请的，还需提交经所在地检验检疫机构确认的与指定的注册存放冷库和加工单位签订的存储协议或加工合同。

8．过境动物审批

（1）输出国家或者地区官方检疫部门出具的动物卫生证书（复印件）。

（2）输入国家或者地区官方检疫部门出具的准许动物进境的证明文件。

9．农业转基因生物①过境转移审批

农业部门批准的《农业转基因生物安全证书（进口）》和《农业转基因生物表示审查认可批准文件》。

4.2.5 检疫审批程序

1．工作流程说明

（1）申请：申请单位通过电子方式或书面方式，向直属检验检疫局提出申请，同时按照不同产品的要求提交前述相关单证。

（2）受理：直属检验检疫局根据申请单位提交的材料是否齐全、是否符合法定形式作出受理或不予受理的决定。申请材料不齐全或者不符合法定形式的，直属检验检疫局应在收到随附单证当场或 5 日内，一次告知申请单位。履行受理手续后，向国家质检总局递交申请。

（3）审核、批准：根据国外动植物疫情、法律法规、公告禁令、预警通报、风险评估报告、安全评价报告等，对直属检验检疫局提交的申请进行审核，作出许可或不予许可的决定，并签发《许可证》或《未获准通知书》。

（4）审批工作自直属检验检疫局受理之日起 20 个工作日内完成。

---

① 见本书 5.2.3。

2. 工作流程图

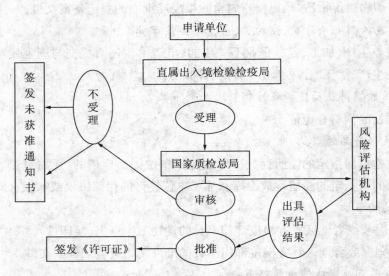

图 4.1 进境(过境)动植物及其产品检疫审批工作流程图

4.3 备案(注册)登记制度

备案(注册)登记制度是国家为确保进出口货物质量采取的又一种行政管理制度。有关生产企业、生产基地或贸易关系人必须在出入境检验检疫机构规定的期限办理申请手续。检验检疫机构接到申请后,在规定的期限内对该生产企业(或基地)进行考核,考核的内容包括产品质量、生产管理和质量体系等。考核合格的,检验检疫机构依法予以注册登记。

4.3.1 备案(注册)登记制度范围

1. 重要进出口商品的生产企业或生产基地

如进出口食品生产企业、进出口化妆品生产企业、进出口动植物中转、隔离等场所、出口蔬菜、水果种植地及加工厂等。

2. 部分进出口商品的检验项目

如进出口电池的汞含量、进口涂料的专项检测项目、石料的放射性等。

3. 涉及人身安全、健康的重要出口商品

如机电产品、电子产品、陶瓷、棉花、纺织品、畜产品、煤炭、玩具和运输包装、食用动物饲料等。

4. 价值高、涉及人身财产安全、健康、环境保护项目的高风险进口旧机电产品①

旧机电产品的范围既包括必须实施检验的进出口商品目录内的机电产品,也包括必须实施检验的进出口商品目录外的机电产品。

5. 进口可用作原料的固体废物②的国外供货商、国内收货人

6. 农产品进出口相关的企业③

7. 向中国境内出口食品的出口商或者代理商

8. 向中国境内出口肉类的出口商或者代理商

9. 向中国境内出口水产品的出口商或者代理商

10. 进口化妆品收货人④

4.3.2　备案(注册)登记应注意的常识

备案登记是备案审查制度的基础性环节。根据检验检疫法律法规规定,在备案登记阶段应注意以下几方面的常识。

1. 主管部门

国家质检总局统一管理备案(卫生)注册登记工作,各地的直属检验检疫机构负各自辖区内相关的备案(卫生)注册登记工作。

目前,根据国务院的授权中华人民共和国国家认证认可监督管理局⑤(简称国家认证认可监督管理局)主管全国出口食品生产企业卫生注册、登记工作,各地的直属检验检疫机构负责所辖地区出口食品生产企业⑥的卫生注册登记工作。

2. 申请方式

详见本书4.2.3。

3. 备案时限

除表4.1所列备案登记范围外,一般均在进口前或出口前办妥备案登记。

---

① 旧机电产品:是指符合下列条件之一者:(1)已经使用,仍具备基本功能和一定使用价值的机电产品;(2)未经使用但存放时间过长,已超过质量保证期的机电产品;(3)未经使用但存放时间过长,部件产生明显有形损耗的机电产品;(4)新旧部件混装的机电产品;(5)大型二手成套设备。

② 固体废物:是指在生产、生活和其他活动中产生的丧失原有利用价值或者虽未丧失利用价值但被抛弃或者放弃的固态、半固态和置于容器中的其他的物品、物质以及法律、行政法规规定纳入固体废物管理的物品、物质。

③ 自2007年12月1日起,未做备案的企业不能向我国进口农产品,并自2008年4月1日后,没有注册登记的企业加工生产的农产品将不得出口。

④ 收货人:即指进出口化妆品的经营或生产企业。

⑤ 国家认证认可监督管理:是国家认证认可监督管理委员会(简称国家认监委)对外的名称。

⑥ 出口食品生产企业:包括出口食品的加工、储存企业(如屠宰场、冷库、仓库等)。

表 4.1　具有时限要求的备案登记范围

备案（卫生）注册登记范围	备　案　时　限
进口可用作原料的固体废物	国外供货商、国内收货人应在签订对外贸易合同前
进出口农产品	
国家允许进口的旧机电产品	在合同或者协议生效前，进口机电产品到货 90 日前
进口涂料*	在涂料进口至少 2 个月前
出口食品企业	取得《备案证明》①后，方可生产、加工、储存
出口小家电产品企业	首次报检或登记企业的产品需进行型式试验

＊ 涂料是指《商品名称及编码协调制度》中编码为 3208 和 3209 项下的商品。

4. 备案需提交的材料

根据实施备案（注册）登记的内容、对象、商品特性，可将上述范围大致分为贸易关系人、商品和生产企业（或基地）备案登记三类。备案所需材料有所区别，一般包括以下几方面的材料。

（1）填写备案（卫生）注册登记的相关申请表，如《进出口电池产品备案申请表》、《进口涂料备案申请表》、《出口观赏鱼饲养场/中转包装场申请表》、《供港澳活禽饲养场检验检疫注册申请表》、《出口食品生产企业卫生注册登记申请书》、《出口小家电生产企业登记表》等。

（2）申请单位法人资格证明的复印件（加盖印章），如《企业法人营业执照》或法定代表人授权经办人人员办理备案的委托授权书等。

（3）货物环保、质量状况等相关证明，如国家允许进口（废物、旧机电产品②等）证明文件（复印件）、合同或有约束力的协议、公安机关办法的危险品生产安全许可证、旧机电产品的装运前预检验申请书、进口涂料生产商对其产品中有害物质含量符合我国国家技术规范要求的声明、进出口电池产品制造商对其产品汞含量符合中国法律法规的声明、电池制造商对于电池产品的结构、电池化学体系、品牌、规格型号、产地、外观及标记的文字说明等。

（4）生产企业或种植（饲养）基地的质量状况证明文件，相关企业（基地）的平面图、照片、防疫、消毒、用水、卫生、饲养等管理制度或全面质量保证（管理）手册等。

---

① 《备案证明》：是《出口食品生产企业备案证明》的简称，详见国家质检总局 2011 年第 142 号令《出口食品生产企业备案管理规定》。
② 列入《中华人民共和国实施强制性产品认证的产品目录》的旧机电产品，用于销售、租赁或者专业维修等用途的，备案申请人在提交规定的备案申请资料的同时，还必须提供相应的"CCC 认证"证明文件。国家特殊需要经国家质检总局批准的除外。

（5）特殊检测报告文件，如表4.2所列商品所实施的专项项目检验，并由实施专项检测的实验室出具相应的证明文件。

表4.2 特殊商品的检验项目

商品	检验项目	实施检测的相关实验室*
涂料	专项检测	国家质检总局指定的涂料专项检测实验室负责
电池	汞含量检测	国家质检总局核准实施进出口电池产品汞含量检测的实验室
小家电	型式试验**	国家质检总局指定的实验室

* 相关实验室：可通过国家质检总局网站 www. aqsiq. gov. cn 查询。

** 型式试验：是指按照规定的试验方法对产品样品所进行的、判断该产品的结构性是否符合有关标准或技术规范的一种全面（全项目）评价试验。

5．受理/批准部门

如表4.3列举不同商品或企业（种植）基地的备案（卫生）注册登记，有不同受理机构或批准部门要求。

表4.3 不同商品或企业基地的备案登记

监管范围	监管种类名称	受理/批准部门
进出口电池	备案和汞含量专项检测	所在地检验检疫机构
进口肉类产品境外生产企业	备案	国家质检总局
进口棉花国外供货商	备案	国家质检总局
进口涂料	登记备案和专项检测	进口涂料备案机构
种植基地及加工厂	注册登记	直属检验检疫局（以下简称直属局）
出口水产品养殖场	备案	所在地检验检疫机构/直属局
出境水生动物养殖场	注册登记（备案）	直属局初审合格，正式向国家质检总局申请
进口旧机电产品	备案	直属局
进口食品境外生产企业	备案注册	国家认监委①
出口食品生产企业	卫生备案登记	直属局
出境水果果园、包装厂	注册登记	所在地检验检疫机构/直属局

---

① 进口食品境外生产企业的申请注册应由所在国家（地区）主管当局或其他规定方式向国家认监委推荐，并提交相关证明性文件和有关中文或英文本材料。经审核合格后，由国家认监委组织实施。详见国家质检总局《进口食品境外生产企业注册管理规定》（总局令 2012 年第 145 号）。

监管范围	监管种类名称	受理/批准部门
出境竹木草制品生产企业	注册登记	所在地检验检疫机构/直属局
出境种苗花卉生产经营企业	注册登记	所在地检验检疫机构
进口固体原物国外发货人	注册登记	国家质检总局
进口固体废物国内收货人	注册登记	直属局
出口饲料和饲料添加剂生产企业	注册登记	直属局
出口(烟花爆竹、打火机、点火枪类)危险品生产企业	登　记	所在地检验检疫机构
进出境快件运营单位	备案登记	直属局

6. 有效期

如表 4.4 所列不同商品或企业(种植)基地的卫生注册或备案登记,具有不同的有效期,且在期满前办理年审或重新提出卫生注册或备案登记申请。

表 4.4　备案书有效期

备案证书名称	有效期	备案管理
进出口电池产品备案书	1 年	期满前 1 个月,办理年审
型式试验报告	1 年	逾期须重新进行型式试验
进口涂料备案书	2 年	有重大事项发生,可能影响涂料性能时,应重新备案
种植基地及加工厂备案	3 年	期满前 3 个月,重新提出申请
出口食品生产企业备案证明	4 年	期满前 3 个月,提出复查申请
饲养场/中转包装场注册证书	5 年	期满前 6 个月,重新提出申请
种植场/中转包装场注册证书	3 年	期满前 3 个月申请延续
出口水产品养殖场备案证明	4 年	期满前 3 个月,提出延续申请
出口饲料和饲料添加剂生产企业	5 年	年审合格,期满前 3 个月申请延续
进口固体废物国外发货人登记证书	3 年	有效期届满 90 日前
进口固体废物国内收货人登记证书	3 年	有效期届满 60 日前
进口棉花国外供货商登记证书	3 年	有效期满前 3 个月
供港蔬菜(种植基地、加工企业)备案证书	4 年	有效期届满 30 日前
进口食品境外生产企业注册备案书	4 年	届满前 1 年申请延续

7. 备案管理

（1）检验检疫机构对登记备案的相关企业或种植基地实行日常监督检查与年审相结合的办法进行监督管理。登记备案的相关企业或种植基地按规定每年向直属检验检疫机构申请年审，年审期限为每年的 12 月 1 日至翌年的 1 月 30 日。

（2）企业在证书有效期满前 3 个月向直属检验检疫局提出复查换证。受理申请的直属检验检疫局按评审要求，对申请企业进行复查，合格的予以换证，不合格的或者未申请换证的不予换证。

（3）登记备案的相关企业或种植基地有表 4.5 所列违规行为，由检验检疫机构作出限期整改、暂停报检、吊销证书等相应处理。

表 4.5　违规行为的相应处理

在监督管理过程中，有下列情形之一的	作出的相应处理
发现有对产品安全卫生质量构成严重威胁的因素	书面通知限期整改，并暂停其报检
发现产品安全卫生质量不合格，且情况严重的	
未在限期内未完成整改的	吊销注册证书或备案书。被吊销的企业，自收到书面通知书之日起 1 年内不得重新提出注册或备案申请
产品在国外出现卫生质量问题造成不良影响的	
对疫情及安全卫生质量问题隐瞒或谎报等情形的	
拒不接受监督管理的	
年审不合格且限期整改不能符合要求	
转让、借用、转让、涂改、涂改或伪造备案书、注册编号、标志的	
注册企业的名称、法人代表或通信地址发生后 30 日内未申请变更的	视为相关企业的卫生注册或备案资格自动放弃
1 年内没有出口注册范围内商品，如食品、烟花爆竹、电池等	
逾期未申请换证复查的	

4.3.3　贸易关系人的备案（注册）登记

以进口可用作原料的固体废物为例。

1. 概述

根据检验检疫法律规定，无论以何种贸易方式从事废物原料供货的境外企业（以下简称国外供货商）、国内收货人①（以下简称收货人），均应在签订贸易合同前，取得国家质检总局的

---

①　收货人：是指进口废物原料对外贸易合同的买方。

注册登记。国内购货商在签订废物合同前应查阅国家质检总局网站(www. aqsiq. gov. cn),及时获取经国家质检总局注册登记的进口废物原料境外供货企业名单。

2009年,国家环境保护总局、商务部、国家发展和改革委员会、海关总署、国家质检总局(以下简称五部)联合发布第36号公告,对原《禁止进口固体废物目录》、《限制进口类可用作原料的固体废物目录》和《自动许可进口类可用作原料的固体废物目录》的相关内容①作出了适当调整,并自8月1日起执行。根据国家的相关法律规定,禁止进口不能用作原料或者不能以无害化方式利用的固体废物,对列入《禁止进口固体废物目录》的固体废物禁止进口;对可以用作原料的固体废物实行限制进口和自动许可进口分类管理。

2011年4月8日,五部根据《中华人民共和国固体废物污染环境防治法》和有关法律、行政法规,制定的《固体废物进口管理办法》,自2011年8月1日起施行。《办法》从进口固体废物国外供货、装运前检验、国内收货、口岸检验、海关监管、进口许可、利用企业监管等环节均提出了具体要求,进一步规范我国固体废物进口管理工作,防止境外废物非法进境,维护我国环境安全。②

为实现进口废物原料检验检疫全过程的有效监管,国家质检总局于2012年7月1日起,全面启用装运前检验电子密钥(CA KEY)。已注册国外供货商应自行通过互联网凭电子密钥进入PSI系统(psi. cnca. cn)提交装运前检验申请(简称"报检"),停止以往使用密码登录报检方式和委托装运前检验机构代理录入报检信息。此类电子密钥由国家质检总局直接邮寄或委托国外供货商所在地的指定装运前检验机构发放。③

2. 贸易关系人的注册(登记)制度

提出注册登记申请的贸易关系人应具备一定的条件,提供有关文件材料,经国家质检总局考核审查合格后予以批准注册。取得注册的国外供货商、国内收货人不遵守国家质检总局的有关规定,输入我国的废物原料不符合我国环境保护标准,国家质检总局可以取消其注册资格。④取得注册批准的才允许从事和经营向我国出口废物原料业务。

(1) 进境废物原料国外供货商注册。

① 注册登记条件:

A. 具有所在国家(地区)合法的经营资质;

B. 固定的办公场所;

---

① 见本书附录1,详细查阅国家质检总站网站(www. aqsiq. gov. cn)。
② 详细查阅国家质检总站网站(www. aqsiq. gov. cn)。
③ 详见国家质检总局《关于全面启用进口废物原料装运前检验信息管理系统电子密钥的公告》(2012年第61号公告)。
④ 国内收货人以欺骗、贿赂等不正当手段取得注册登记的,直属检验检疫局依法予以行政处罚,该国内收货人三年内不得再次申请注册登记。

C. 熟悉并遵守中国检验检疫、环境保护的法律法规和规章；

D. 获得 ISO9001 质量管理体系、RIOS 体系等认证；

E. 企业应保证其产品符合与其申请注册登记废物原料种类相适应的中国有关安全、卫生和环境保护的国家技术规范的强制性要求；

F. 具有相对稳定的供货来源，并对供货来源有环保资质控制措施；

G. 近 3 年内未发现过重大的安全、卫生、环保质量问题；

H. 具有在互联网申请注册登记及申报装运前检验的能力和具备放射性检测及其他相应的基础设施和检验能力。

② 注册登记材料①：

A. 注册登记申请书；

B. 经公证的税务登记文件或商业登记文件；

C. 组织机构、部门和岗位职责的说明；

D. 表明尺寸的固定办公场所（或加工场地）平面图、实景视频文件或者 3 张以上照片；

E. 质量认证证书彩色照片复印件及相关作业指导文件。

（2）进境废物原料国内收货人登记。

① 申请登记条件：

A. 具有合法的进出口贸易经营资质；

B. 固定的办公场所；

C. 熟悉并遵守中国检验检疫、环境保护技术规范等强制性要求和相关环境保护控制标准；

D. 建立并运行相关质量管理制度和具有相对稳定的供货来源和国内利用单位②。

② 收货人向所在地直属检验检疫局提出注册登记申请，应提供以下书面材料：

A. 打印填写的《进口可用作原料的固体废物国内收货人注册登记申请书》；

B. 工商营业执照（复印件）；

C. 组织机构代码证书及其加盖公章的复印件；

D. 《对外贸易经营者备案注册登记证》等进出口资质许可文件（复印件）；

E. 质量管理体系文件，或已获得相关质量体系认证证书及其加盖公章的彩色复印件；

F. 代理国内加工利用单位进口的，还应提供代理进口文件、加盖公章的国内利用单位组织机构代码证书复印件以及经当地环保部门批准利用进口废物原料的相关文件证明，如《进口可用作原料的固体废物利用单位备案表》。

---

① 提交国家质检总局有关申请注册的文字材料，须用中文或中英文对照文本。

② 国内利用单位：是指实际从事进口废物原料加工利用的企业。

3. 进境废物原料的重要环节

(1) 装运前检验。

① 贸易双方须在合同中订立装运前检验条款和品质条款。装运前检验条款应当明确装运前检验的范围、内容、项目、方法、实施检验时间、地点、费用支付方式及检验人员组成等。品质条款应注明可用作原料的固体废物须符合中国环境保护控制标准的要求,注明严禁夹带生物垃圾和《控制危险废物越境转移及其处置巴塞尔公约》控制的危险废物和其他废物。

② 装运前检验由出入境检验检疫机构或者经国家质检总局指定的检验机构实施,并对检验合格的废物或旧机电产品,出具《装运前检验证书》。到货口岸检验检疫机构凭收货人的《装运前检验证书》受理报检。收货人不能提交《装运前检验证书》的,检验检疫机构不受理其报检,货物不准许入境。

(2) 承运要求。

进口固体废物的承运人在受理承运业务时,应要求货运委托人提供下列证明材料:

① 固体废物进口相关许可证;

② 进口可用作原料的固体废物国内收货人注册登记证书;

③ 进口可用作原料的固体废物国外供货商注册登记证书;

④ 进口可用作原料的固体废物装运前检验证书。

(3) 入境报检要求。

见本书 5.5.2。

(4) 到货检验。

根据法律规定,检验检疫机构具有对进口可用作原料的固体废物、进口旧机电产品进行到货检验的权利。装运前检验和到货检验具有强制性,但两者不可相互替代。到货检验的检验结果与装运前检验结果不一致的,以到货检验的结果为准。装运前检验不合格的,检验检疫机构只是不受理收货人及其代理人的报检。到货检验不合格的,检验检疫机构则按相关规定处理。①

4.3.4　生产企业(或基地)的卫生备案登记

以进出口食品生产企业卫生备案登记为例。

根据国务院的授权,国家认证认可监督管理委员会(国家认证认可监督管理局,以下简称国家认监委或国家认监局)统一管理进口食品的国外生产企业、出口食品生产、加工储存企业的卫生备案登记。国家质检总局设在各地的直属检验检疫局负责所辖地区的出口食

---

① 见本书 5.5.2。

品生产企业的卫生备案登记工作。国家认监委负责制定、公布《实施企业注册的进口食品目录》(以下简称《目录》)①和《实施出口食品卫生注册、登记的产品目录》(以下简称《注册目录》)②。

目前已发布的第一批实施企业注册的进口食品目录,主要限于进口肉类(包括各种畜禽肉、肉制品、可食用的副产品和内脏)。凡向中国出口《目录》内产品的国外生产企业,须向国家认证认可监督管理局申请注册。未获得注册的国外生产企业的食品,不得进口。国内购货商在签订进口食品合同前应查阅国家质检总局网站(www. aqsiq. gov. cn)或国家认监委网站(www. cnca. gov. cn),及时获卫生注册的国外生产企业名单。

国家认监委根据出口食品的风险程度,公布和调整《注册目录》。对《注册目录》内食品的生产企业,实施卫生注册管理。出口食品生产企业在生产出口食品前,应当向所在地的直属检验检疫局申请卫生注册或者卫生登记,填写并提交《出口食品生产企业卫生注册/登记申请书》,同时提交下述资料,证明按国家认证认可监督管理局的《出口食品生产企业卫生要求》建立了卫生质量体系。

1. 企业相关资料

(1) 企业营业执照复印件,非法人企业同时附法定代表人委托书;

(2) 企业卫生质量体系文件,对申请注册产品列入国家质检总局2002年第20号令《出口食品生产企业卫生注册登记管理规定》的卫生注册需评审HACCP③体系的产品目录的,还应提供企业的HACCP体系文件;

(3) 厂区平面图、车间平面图、产品工艺流程图和生产工艺关键部位的图片资料;

(4) 申请注册登记产品的说明书和生产加工工艺资料;企业原料、辅料(包括食品添加剂)的种类、来源和使用方法等资料。

直属检验检疫局接受出口食品生产企业提交的卫生注册申请书和有关资料后,按图4.2的评审流程进行评审工作。对评审不合格的,签发评审不合格通知;对评审合格的,批准注册并颁发卫生注册证书。根据《出口食品生产企业备案管理规定》④规定,已取得出口食品生产企业卫生备案登记的企业需要在国外注册的,可向所在地直属检验检疫局提出申请,参照评审流程进行评审。对符合评审要求,由直属检验检疫局填写《出口食品生产企业申请国外卫生注册推荐表》,并连同有关申请材料一并上报国家质检总局。经审核符合要求后,由国家质检总局统一向有关国家或者地区的主管当局推荐。

---

① ② 详细见中国国家认证认可监督管理委员会网站 www. vnca. gov. cn。

③ HACCP:译为"危险分析与关键控制点",是"Hazard Analysis Critical Control Point"英文的缩写。

④ 2011年8月11日,国家质检总局以第142号令颁布,自同年10月1日起施行,同时废止原2002年公布的《出口食品生产企业卫生注册登记管理规定》。

2. 评审流程

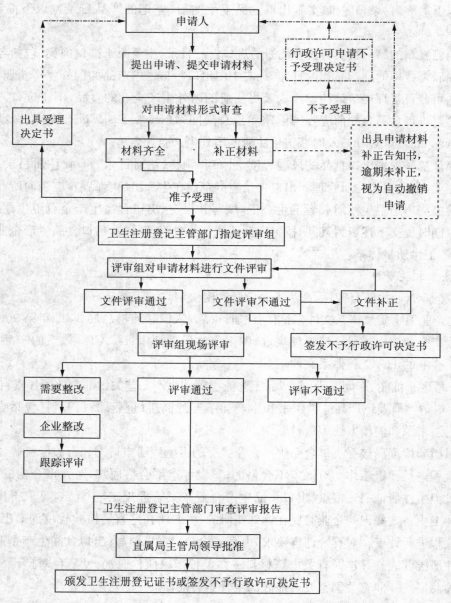

图 4.2　出口食品生产企业卫生注册登记行政许可审批流程图

4.3.5　进出口商品备案登记

以进出口电池产品汞含量检验监管备案为例。

1. 适用范围

适用于电池产品(含专用电器具配置的电池),指《商品名称及编码协调制度》中代码8506、8507品目下的所有子目商品,对此类产品实行备案和汞含量专项检测制度。

2. 申请程序

(1) 进出口电池产品汞含量申请人①在电池产品进口前应向有关检验检疫机构申请备案;出口电池产品的制造商在电池产品出口前,应向所在地检验检疫机构申请备案。

(2) 进出口电池产品备案时,申请人应填写《进出口电池产品备案申请表》,提交委托书②、营业执照(复印件)③、汞含量申明④、产品描述⑤等资料,并提供规定数量的样品⑥,如同一品牌、同一规格型号、同一产地的进口锌锰电池、碱性锌锰电池(扣式电池除外)样品数为30只;其他样品数为5—10只。

(3) 检验检疫机构受理备案申请后,对进出口电池产品是否属含汞电池产品进行审核。经审核,对不含汞的电池产品,直接签发《进出口电池产品备案书》;对含汞的及必须通过检测才能确定其是否含汞的电池产品,须进行汞含量专项检测。受理备案申请的检验检疫机构凭"汞含量检测实验室"出具的《电池产品汞含量检测合格确认书》(正本)审核换发《进出口电池产品备案书》。

(4) 《进出口电池产品备案书》有效期为1年。备案申请人应在有效期截止前1个月,凭进出口电池产品制造商对其产品未曾更改结构、工艺、配方等有关制造条件和对其产品汞含量符合中国法律法规的书面声明,到原签发《进出口电池产品备案书》的检验检疫机构核发下一年度的《进出口电池产品备案书》。

4.4　强制性产品认证制度

强制性产品认证制度,是各国政府为保护广大消费者人身和动植物生命安全,保护环境、保护国家安全,依照法律法规实施的一种产品合格评定制度,它要求产品必须符合国家标准和技术法规。我国对涉及人类健康和安全、动植物生命和健康,以及环境保护和公共安全的产品实行强制性认证制度。

---

① 申请人:是指制造商、进口商或进口代理商等。
② 委托书:是指申请企业法定代表人授权经办人员办理备案的委托授权书。
③ 营业执照:是指进口电池产品的进口商或进口代理商或出口电池产品制造商的《企业法人营业执照》。
④ 汞含量声明:是指进口电池产品制造商对其产品汞含量符合中国法律法规的声明。
⑤ 产品描述:是指电池制造商对电池产品的结构、电化学体系、品牌、规格型号、产地、外观及标记的文字说明(特殊情况可由代理商提供)。
⑥ 样品:对体积大、质量重的电池产品备案申请人可提供实物照片,但照片需清晰显示品牌、规格型号、产地等标记。

4.4.1　强制性产品认证适用范围及其主管机构

1. 适用范围

国家对强制性产品认证公布统一的《实施强制性产品认证的产品目录》（以下简称《目录》）。目前《产品目录》已由 2003 年 8 月 1 日起实施的 19 大类 132 种扩展为 22 大类 159 种，其中包括自 2007 年 6 月 1 日实施的童车、电动玩具、弹射玩具、金属玩具、娃娃玩具、塑胶玩具等 6 类产品。凡列入强制性产品认证目录内的产品，未获得强制性产品认证证书和未加施中国强制性认证标志的，不得出厂、销售、进口或在其他经营活动中使用。

2. 主管机构

根据国务院赋予国家质检总局和国家认监委的职能，国家质检总局负责制定国家强制性产品认证的规章和制度、批准、发布《产品目录》；国家认监委主管全国认证认可工作，并对强制性产品认证公布统一的《产品目录》，确定统一适用的国家标准、技术规则和实施程序，制定和发布统一的标志，规定统一的收费标准。各地质检部门行政部门负责对所辖地区《产品目录》中产品实施监督，对强制性产品认证违法行为进行查处。

4.4.2　强制性产品认证的认证程序和申请要求

1. 认证程序

《产品目录》中产品认证的程序包括以下全部或者部分环节：

（1）认证申请和受理。这是认证程序的起始环节。由申请人①向指定的认证机构②提出正式的书面申请，按认证实施规则和认证机构的要求提交技术文件和认证样品。申请人也可以委托代理人代理认证申请，但代理人须获得国家认监委的注册资格。

（2）型式试验。型式试验是认证程序的核心环节，当产品为特殊制品如化学制品时，型式试验这一环节将被抽样试验替代。型式试验由指定的检测机构按照认证实施规则和认证机构的要求具体实施。特殊情况，如产品较大、运输困难等，型式试验也可由认证机构按照国家认监委的要求安排利用工厂的资源进行。型式试验原则上一个单元一份试验报告，但对于同一申请人、不同生产厂地的相同产品，仅做一次试验即可。

（3）工厂审查。工厂审查是确保认证有效性的重要环节，工厂审查由认证机构或指定检查机构按照认证实施规则要求进行。原则上，工厂审查将在产品试验完成后进行。

（4）抽样检测。抽样检测是针对不适宜型式试验的产品设计的一个环节和工厂审查时

---

① 　申请人：可以是《产品目录》中产品的生产者、进口商和销售者。

② 　指定认证机构：是指经国家认监委认可的机构，详细可查询国家认监委网站 http://www.cnca.gov.cn。

对产品的一致性有质疑时,为方便企业,抽样一般安排在工厂审查时进行,也可根据申请人要求,事先派人抽样,检测合格后再做工厂审查。

（5）认证结果评价和批准。认证机构应根据检测和工厂审查结果进行评价,做出认证决定并通知申请人。原则上,自认证机构受理认证申请之日起到做出认证决定的时间不超过 90 个工作日。

（6）获得认证后的监督。为保证认证证书的持续有效性,对获得认证的产品根据产品特点安排获证后的监督,认证实施规则中对此做出了详细规定。值得一提的是,获证后的监督包括两部分的内容,即产品一致性审查和工厂质量保证能力的审查。

2. 申请要求

申请人申请《产品目录》中产品认证应当遵守以下规定：

（1）按照《产品目录》中产品认证实施规则的规定,向指定认证机构提交认证申请书、必要的技术文件和样品；

（2）申请人为销售者、进口商时,应当向指定认证机构同时提交销售者和生产者或者进口商和生产者订立的相关合同副本；

（3）申请人委托他人申请《产品目录》中产品认证的,应当与受委托人订立认证、检测、检查和跟踪检查等事项的合同,受委托人应当同时向指定认证机构提交委托书、委托合同的副本和其他相关合同的副本；

（4）按照国家规定缴纳认证费用。

4.4.3　强制性产品认证的认证证书和认证标志

1. 认证证书

认证证书是证明《产品目录》内产品符合认证实施规则要求并准许其使用认证标志的证明文件。为便于监管,认证证书的格式由国家认监委统一规定。其具体内容包括：申请人、制造商、产品名称、型号或者系列名称、产品的生产者、生产或者加工场所、认证模式、认证依据的标准和技术规则、发证日期、有效期和发证机构。

2. 认证标志

我国实行的强制性产品认证,称之为"中国强制认证",英文名称为"China Compulsory Certification",英文缩写为"CCC 认证",也可简称为"3C"。认证标志是《目录》中产品准许其出厂销售、进口和使用的证明标志。

4.4.4　监督管理

国家认监委指定的认证机构按照具体产品认证实施规则的规定,对其颁发认证证书的产品及其生产厂(场)实施跟踪检查。指定认证机构对下列情形之一的,作出不同处理。申请人和认证证书持有人对指定认证机构的认证决定有异议的,可以向做出认证决定的认证机构提出投诉、申诉,对认证机构处理结果仍有异议的,可以向国家认证认可监督管理委员会申诉。

1. 注销认证证书

(1)《产品目录》中产品认证适用的国家标准、技术规则或者认证实施规则变更,认证证书的持有人不能满足上述变更要求的;

(2)认证证书超过有效期,认证证书的持有人未申请延期使用的;

(3)获得认证的产品不再生产的;

(4)认证证书的持有人申请注销的。

2. 责令暂时停止使用认证证书

(1)认证证书的持有人未按规定使用认证证书和认证标志的;

(2)认证证书的持有人违反《产品目录》中产品认证实施规则和指定的认证机构要求的;

(3)监督结果证明产品不符合《产品目录》中产品认证实施规则要求,但是不需要立即撤消认证证书的。

3. 撤消认证证书

(1)在认证证书暂停使用的期限内,认证证书的持有人未采取纠正措施的;

(2)监督结果证明产品出现严重缺陷的;

(3)获得认证的产品因出现严重缺陷而导致重大质量事故的。

4. 罚则

《产品目录》中的产品,有下列情况之一的,依照《认证认可条例》及配套法规进行处罚:

(1)未按规定实施认证的,可以处三万元以下罚款,责令限期实施认证;

(2)获得认证证书、未按规定使用认证标志的,责令限期改正;逾期不改的,可以处一万元以下罚款;

(3)伪造、冒用认证证书、认证标志以及其他违反国家有关产品安全质量许可、产品质量认证法律法规的行为,依照有关法律法规的规定予以处罚。

4.4.5 无需办理和免于办理强制性产品认证的有关规定

1. 无需办理强制性产品认证的条件

符合以下条件的《产品目录》中的产品,无需申请强制性产品认证证书,也无需加施中国强制性产品认证标志:

(1)外国驻华使馆、领事馆和国际组织驻华机构及其外交人员自用的物品;

(2)香港、澳门特区政府驻内地官方机构及其工作人员自用的物品;

（3）入境人员随身从境外带入境内的自用物品；

（4）政府间援助、赠送的物品。

2．可免于办理强制性产品认证的条件

符合以下条件的《产品目录》中的产品，生产厂商、进口商、销售商或其代理人可向有关质检机构提出申请，并提交相关的申请书、证明符合免办条件的证明材料、责任担保书、产品符合性声明（包括型式试验报告）等资料，经批准获得《免于办理强制性产品认证证明》后，方可出厂销售、进口和在经营性活动中使用。

（1）为科研、测试所需的产品；

（2）为考核技术引进生产线所需的零部件；

（3）直接为最终用户维修目的所需的产品；

（4）工厂生产线/成套生产线配套所需的设备/部件（不包含办公用品）；

（5）仅用于商业展示，但不销售的产品；

（6）暂时进口后需退运出关的产品（含展览品）；

（7）以整机全数出口为目的而用一般贸易方式进口的零部件；

（8）以整机全数出口为目的而用进料或来料加工方式进口的零部件。

4.5　许可证管理制度

许可证是某种货物或技术证明文件，既是重要官方文件之一，也是通关的重要的凭证，对于任何外贸经营者都具有很强的法律约束力。进出口许可证管理是国家为对货物的进出口，进行限制或保证质量的一种最主要的管理形式。商品质量许可证类型通常分为出口商品质量许可和自动进出口许可管理制度两大类。

4.5.1　出口商品质量许可管理制度

1．概述

出口商品质量许可制度是国家为了加强对涉及安全、卫生等重要出口商品质量管理，保证出口商品质量，维护外贸有关各方合法权益，促进对外经济贸易发展而实施的一种强制性产品质量认证制度。根据国际惯例，我国对涉及安全、卫生等内容的重要出口商品及其包装容器实施出口质量许可证制度。目前，列入质量许可证的出口商品主要有：机械产品、电子产品、纺织机械产品、玩具、医疗器械产品、煤炭、焦炭、冶金轧辊、汽车整车产品[1]等（商品种类以国家质检总局调整公布的为准）。

---

① 汽车整车产品包括：乘用车、商用车、底盘及成套散件。

出口质量许可证制度的实施是通过对生产厂所生产的出口产品进行抽样检测和对生产条件进行审查,以检测该产品是否合格和审核生产厂是否具备稳定生产该种出口产品所需的质量保证能力。国家定期颁布实施出口质量许可证产品目录,并在此基础上明确实施凭出口质量许可证接受报验的产品目录,列入凭证报验目录的出口产品必须在规定期限内取得出口质量许可证,该产品才能出口。

根据检验检疫法律法规有关规定,对列入出口质量许可制度管理的产品,其生产企业必须按规定取得出口商品质量许可证,未按规定取得质量许可证的产品不准出口。检验检疫机构凭出口商品质量许可证接受报检。其生产企业必须在产品出口前不少于3个月向所在地检验检疫机构申请办理出口质量许可证。企业在提出申请时应按要求建立好质量保证体系并做好质量体系评审的准备工作。

质量许可证的有效期按不同商品有不同的有效期限。一般为3年至5年,如《出口玩具质量许可证》有效期为3年、《出口危险货物包装容器质量许可证》有效期为3年。在有效期内,检验检疫机构对获证单位实行日常的检查监督。对不符合要求的予以吊销质量许可证,质量许可证被吊销半年后,方可重新办理申请手续。在质量许可证的有效期满前半年内,获证单位应申请办理下一有效期的接转手续。

根据《关于对实施强制性产品认证制度的产品不再实施出口质量许可制度的通知》规定,对于强制性产品认证目录内的产品,不再实施出口质量许可证制度。已申请出口商品质量许可证的,其产品在出口时未获得出口商品质量许可证,可申请办理临时出口质量许可证。临时出口质量许可证有效期为6个月。同一企业的同一产品临时出口质量许可证只能办理一次。

2. 出口商品质量许可证申请单位条件

(1) 具备独立的法人资格;

(2) 具备有效的质量保证体系;

(3) 申请单位许可证的产品符合国家技术规范的强制性要求,尚未制定国家技术规范的强制性要求的,参照出口商品质量许可制度管理部门指定的相关标准。

3. 申请需提交的材料

申请单位向所在地直属检验检疫局提出申请,并提交有关材料:

(1)《出口商品质量许可申请书》3 份;

(2) 企业工商营业执照及其复印件;

(3) 质量管理文件;

(4) 生产主要用设备、工艺、装备、仪器明细表、关键零部件、主要原材料明细表、检验试验用仪器设备明细表。

4. 申请流程

生产企业须在产品出口前不少于3个月向所在地检验检疫机构申请办理出口质量许可

证。已申请出口商品质量许可证的,其产品在出口时未获得出口商品质量许可证,可申请办理临时出口质量许可证,有效期为 6 个月。申请流程如下:

(1) 直属检验检疫局根据申请单位提交的材料是否齐全,是否符合法定形式,作出受理或不受理的决定,并按规定出具书面凭证;

(2) 受理申请后,直属检验检疫局按规定对申请材料内容进行具体审查,由实验室对产品进行型式试验,评审组对工厂质量保证体系进行现场评审;

(3) 直属检验检疫局根据规定,对申请材料、型式试验报告和评审结果,作出准予许可或不准许可的决定。准予许可的,于 10 个工作日内颁发《出口商品质量许可证》;不予许可的,书面说明理由。不准许可的申请单位,应根据书面的理由整顿改进,一般半年后方可重新提出申请。

5. 监督管理

检验检疫机构对获证企业实施年度监督检查。具体监管要求,见本书 4.5.3 范例。

4.5.2 自动进出口许可证管理制度

1. 概述

自动进口许可证管理制度是国家基于对货物的统计和监督需要而实行的一种在任何情况下对进口申请一律予以批准的进口制度。它具有自动登记性质,是我国进出口许可管理制度中的重要组成部分,也是目前被各国普遍使用的一种进口管理制度。

《自动进口许可证》由商务部授权配额许可证事务局、商务部驻各地特派员办事处、各省、自治区、直辖市、计划单列市商务部主管部门,以及部门和地方机电产品进出口机构(以下统称发证机构)签发。

进口属于自动进口许可管理的货物,收货人(包括进口商和进口用户)在办理报检通关手续前,应向所在地或相应的发证机构提交自动进口许可证申请。检验检疫机构、海关凭加盖自动进口许可证专用章的《自动进口许可证》办理通关手续。

采用以下贸易方式进口,可免领自动进口许可证。具体包括:加工贸易方式、货样、广告品进口以及国家法律、法规规定免领自动进口许可证的其他贸易方式。

2. 申请进口许可证需提交的材料

(1) 自动进口许可证申请表;

(2) 货物进口合同;

(3) 行政主管机关核准经营范围的法定文件复印件;

(4) 委托人与进口经营者签订的代理进口合同[①];

---

① 属于委托代理进口的货物。

(5) 进口货物用途或最终用户符合国家规定的证明材料①。

3. 范围

(1) 纺织品。

我国的自动出口许可证现适用于《纺织品出口临时管理商品目录》、《输欧盟纺织品出口临时管理商品目录》和《对美出口临时管理商品目录》中的出口纺织品②。

商务部是纺织品出口临时管理机关,会同海关总署和国家质检总局制定、调整纺织品出口《目录》。经营者在出口列入前述《目录》范围纺织品前,应到当地发证机构办理相应的纺织品临时出口许可证。纺织品临时出口许可证实行"一批一证",有效期为6个月。

(2) 机电产品③。

目前进口需要办理《自动进口许可证》的适用范围为:一般贸易(包括外商投资企业进口内销料件)、易货贸易、边境小额贸易、租赁、援助、捐赠等方式进口,以及我国驻外机构或者境外企业在境外购置需调回自用的属于《自动进口许可机电产品目录》的产品。

进口属于自动进口许可管理的机电产品,进口单位应在办理通关手续前,到发证机构或登录商务部授权网站(www.chinabidding.com),办理《自动进口许可证》的申领手续。

(3) 汽车产品。

自2005年1月1日起《汽车产品自动进口许可证签发管理实施细则》正式实施。

(4) 固体废物。

自2008年3月1日起实施新修增的《自动许可进口类可用作原料的固体废物目录》,其中主要包括木及软木废料、回收(废碎)纸及纸板和金属和金属合金废碎料三大类固体废物。

4.5.3 企业如何办理出口危险货物包装容器质量许可证

出口危险货物包装质量许可证(以下简称出口危包许可证)是国家依法对出口危险货物包装生产企业实行的一个强制性管理措施。危险货物包装生产企业须取得出口质量许可证方可生产出口危险货物包装,出入境检验检疫机构凭出口质量许可证接受出口危险货物包装性能检验。

1. 主管部门

国家质检总局统一管理全国出口危险货物包装容器质量许可证的工作,负责审批、发放

---

① 对用途或最终用户有特定规定的进口货物。

② 自2005年1月1日后,从我国出运到欧盟各成员国和土耳其的纺织品,出口经营者仍需出具纺织品专用原产地证。

③ 机电产品:是指机械设备、电气设备、交通运输工具、电子产品、电器产品和仪器仪表等及其零部件、元器件。

《出口危包许可证》。各直属检验检疫局负责受理《联合国危险货物运输规章范本》细目表中的危险货物及根据《联合国危险货物运输标准与实验手册》所界定的出口危险货物的包装容器(包括常规危险货物包装容器、25升以下的小型气体压力容器,如喷罐、打火机、中型散装容器、便携式罐体、大包装等)的质量许可证的申请、考核和后续管理。

2. 申请需提交的材料

申请单位向所在地直属检验检疫局提出申请并提交以下材料:

(1)《出口危险货物包装容器质量许可证申请书》;

(2)营业执照及其复印件;

(3)生产用主要设备、工艺设备、主要外购、外协明细表;

(4)现行的质量手册和质量管理文件;

(5)必要的检验、试验用主要设备、仪器、工具细表;

(6)提供国家质检总局出口危险品包装检测实验室的合格报告。

3. 申请程序

如图4.3。

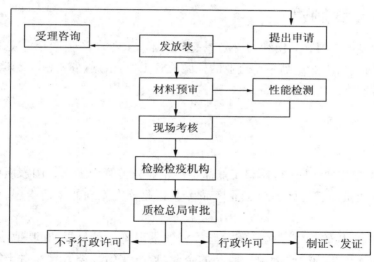

图4.3 出口危险货物包装容器质量许可证程序流程图

(1)直属检验检疫局根据申请单位提交的材料是否齐全、是否符合法定形式,当场或5日内作出受理或不受理的决定,并按规定出具书面凭证。

(2)受理申请后,直属检验检疫局按规定对申请材料内容进行具体审查,申请产品送交制定检测实验室进行检测,对申请单位进行生产现场考核。

(3)考核完成后,直属检验检疫局将考核材料和申请材料报送国家质检总局。

(4)国家质检总局对申请材料和考核材料进行审查,作出准许许可或不准许许可的决定。准予许可的,于 10 个工作日内颁发《出口危险货物包装容器质量许可证》;不准许可的,出具书面理由。

4. 监督管理

《出口危包许可证》有效期为 3 年,出口危险货物包装容器的生产单位如继续生产该产品时,须在《出口危包许可证》有效期满前 6 个月内重新提出申请,经检验检疫机构考核合格,颁发质量许可证。企业在《出口危包许可证》有效期内有下列情况之一者,由发证机关吊销其质量许可证:

(1) 1 年内因运输包装质量造成进口方索赔两次以上者,或发生出口运输事故的;

(2) 半年内检验累计批次合格率低于 80% 者;或连续两次抽样检不合格,限期改进后仍达不到标准要求的;

(3) 检验检疫机构对获证企业进行监督检查及对企业年度自查情况进行抽查发现不符合要求,限期改进后达不到标准要求的;

(4) 转让《出口危包许可证》。

4.6　分类管理制度

分类管理制度①是国家为便利对外贸易、鼓励出口工业产品生产企业提高管理水平和产品质量,规范对出口工业产品生产企业的检验监管工作,根据《商检法》及其实施条例制定的一种行政管理制度。

4.6.1　概述

国家质检总局统一管理全国出口工业品生产企业分类管理工作。国家质检总局设在各地检验检疫机构负责所辖地区出口工业产品生产企业分类管理的申请受理、考核以及检验监督管理工作。

凡列入《出入境检验检疫机构实施检验检疫的进出境商品目录》和其他法律、行政法规规定必须经检验检疫机构检验的出口商品的企业,均可实施分类管理。对于需出具检验检疫证书的,不得按分类管理方式进行检验。涉及安全卫生的,如危险品及危险品包装、品质波动大或者散装运输产品的生产企业,可按行政管理制度,如卫生注册登记或备案注册登记等办法管理。

分类的依据是根据企业的生产条件、管理水平、检测能力、产品质量状况和产品风险程度,以及检验检疫机构年平均检验合格率等情况,将出口工业产品生产企业分为三类,

---

① 分类管理制度:是出口工业品企业分类管理制的简称。

按照不同类别实施抽批检验或者批批检验。同一生产企业的不同品种、不同工艺要求的出口产品,根据其生产条件和产品质量的差异,可采取不同类别的管理。一类企业,年批次抽检率为5%—15%;二类企业:年批次抽检率为30%—45%;三类企业:年批次抽检率为60%—100%。

对工业产品生产企业实施分类管理的有效期为两年,自检验检疫机构公布之日起计算。愿意继续实施分类管理的企业应当在有效期满前60日,应重新办理申请手续。对于一类企业,抽查发现一批不合格(一次检验不合格),即降为二类企业管理。6个月后企业才能提出升为一类的申请。对于二类企业,抽查连续发现二批不合格,即降为三类企业管理。6个月后企业才能提出升为二类企业的申请。企业因违反检验检疫有关法规受到行政处罚,或因企业责任发生重大质量问题造成国外投诉或索赔的,即降为三类企业管理。1年后才能申请二类企业。

4.6.2 企业分类条件

1. 一类企业的条件

(1) 严格遵守《商检法》及其实施条例以及国家质检总局的相关规定;

(2) 具有健全的质量管理体系,获得ISO9000质量体系认证或者具备相应的质量保证能力,且运行有效;

(3) 国家实施质量许可制度和强制性产品认证制度的出口产品,必须获得相应的证明文件;

(4) 产品质量稳定,出口商品形成一定规模;

(5) 产品安全质量、卫生、环保项目抽查测试达到国家有关规定。按照国家质检总局规定每年必须由指定的实验室进行安全质量型式试验的出口产品,其型式试验结果必须合格;

(6) 生产企业建立出口检验的有关制度,设立检验机构,并有完善的检验设施以及经检验检疫机构培训合格并予以备案的检验人员;

(7) 检验检疫机构实施检验的年批次检验合格率不低于98%;

(8) 产品质量信誉良好,企业诚信度高,两年内未发生由于产品质量责任方面的退货、索赔或者其他事故等。

2. 二类企业的条件

(1) 严格遵守《商检法》及其实施条例以及国家质检总局的相关规定;

(2) 具备较健全的质量体系,且运行正常;

(3) 国家实施质量许可制度和强制性产品认证制度的出口产品,必须获得相应的证明文件;

(4) 出口商品已有一定规模;

（5）产品安全质量、卫生、环保项目抽查测试达到国家有关规定。按照国家质检总局规定每年必须由指定的实验室进行一次安全质量型式试验的出口产品,其型式试验结果必须合格;

（6）生产企业检验设施基本齐全,有经检验检疫机构培训合格并予以备案的检验人员;

（7）检验检疫机构实施检验的年批次检验合格率不低于 95%;

（8）产品质量信誉良好,1 年内未发生由于产品质量责任方面的退货、索赔或者其他事故等。

3. 三类企业的条件

（1）未列入一类、二类分类管理;

（2）出口不满 1 年。

4.6.3　申请程序

1. 提交申请材料

申请企业①应当向所在地检验检疫机构提出申请,填写《出口商品生产企业分类申请表》一式三份,并提交以下材料:

（1）企业营业执照(复印件);

（2）按照国家质检总局规定进行的安全质量型式试验合格证书;

（3）质量管理体系认证证书、质量管理体系文件;

（4）所在地检验检疫机构出具的上年度年批次检验合格率证明;

（5）国家实施质量许可制度和强制性产品认证制度的出口产品生产企业,还应当提供相应的证明文件。

2. 审核与批准

检验检疫机构受理申请后,对申请企业进行书面审核,必要时可对申请企业的产品质量、质量管理体系、人员、生产与检测设施等进行现场核查。经审核,对于符合一类、二类出口商品生产企业条件的,颁发证书。

4.7　免验制度

免验制度②是国家为保证进出口商品质量,鼓励优质商品进出口,促进对外经济贸易的发展,根据《商检法》及其实施条例制定的一种行政管理制度。

---

① 申请企业:是申请一类企业或者二类企业的出口工业产品生产企业的简称。

② 免验制度:是进出口商品免予检验制度的简称。

4.7.1 概述

国家质检总局统一管理全国进出口商品免验工作,负责对申请免验生产企业的考核、审查批准和监督管理。国家质检总局设在各地的检验检疫机构负责所辖地区内申请免验生产企业的初审和监督管理。

列入必须实施检验的进出口商品目录的进出口商品,由申请人①提出申请,经国家质检总局审核批准,可以免于检验。对于需出具检验检疫证书或者依据检验检疫证书所列重量、数量、品质等计价结汇的商品、危险品及危险品包装、品质波动大或者散装运输的商品以及食品、动植物及其产品不予受理免验申请。

2006年10月,为鼓励出口食品、农产品生产企业实施"以质取胜"战略,提高国际竞争力,促进食品、农产品出口,根据《商检法》及其实施条例的规定,国家质检总局决定对优质出口食品、农产品试行免验制度。获得免验资格的出口食品、农产品,在免验有效期内,出入境检验检疫机构对其实施免验管理。

一般商品免验证书有效期为3年,出口食品、农产品免验证书的有效期为两年。免验企业不得改变免验商品范围,如有改变,应当重新办理免验申请手续。有效期满要求续延的,免验企业应当在有效期满3个月前,向所在地检验检疫机构提出免验续延申请,经直属检验检疫局审核后,书面报告国家质检总局组织复核,合格后重新颁发免验证书。

免验商品进出口时,免验企业可凭有效的免验证书、外贸合同、信用证、该商品的品质证明和包装合格单等文件到检验检疫机构办理放行手续。免验企业应当在每年1月底前,向检验检疫机构提交上年度免验商品进出口情况报告,其内容包括上年度进出口情况、质量情况、质量管理情况等。

检验检疫机构在监督管理工作中,发现免验企业的质量管理工作或者产品质量不符合免验要求的,责令该免验企业限期整改,整改期限为3至6个月。免验企业在整改期限内完成整改后,应当向直属检验检疫局提交整改报告,经国家质检总局审核合格后方可恢复免验。

检验检疫机构在监督管理工作中,发现免验企业经限期整改后仍不符合要求的、弄虚作假,假冒免验商品进出口的或其他违反检验检疫法律法规的,经国家质检总局批准,可对该免验企业作出注销免验的决定。被注销免验的企业,自收到注销免验决定通知之日起,不再享受进出口商品免验,3年后方可重新申请免验。

---

① 申请人:是收货人、发货人或者其生产企业的简称。

4.7.2　免验申请

1. 免验条件

(1) 申请免验的进出口商品质量应当长期稳定,在国际市场上有良好的质量信誉,无属于生产企业责任而引起的质量异议、索赔和退货,检验检疫机构检验合格率连续 3 年达到 100%;

(2) 申请人申请免验的商品应当有自己的品牌,在相关国家或者地区同行业中,产品档次、产品质量处于领先地位;

(3) 申请免验的进出口商品,其生产企业的质量管理体系应当符合 ISO9000 质量管理体系标准或者与申请免验商品特点相应的管理体系标准要求,并获得权威认证机构认证;

(4) 为满足工作需要和保证产品质量,申请免验的进出口商品的生产企业应当具有一定的检测能力;

(5) 申请免验的进出口商品的生产企业应当符合《进出口商品免验审查条件》的要求。

2. 免验申请

(1) 申请进口商品免验的,申请人应当向国家质检总局提出。申请出口商品免验的,申请人应当先向所在地直属检验检疫局提出,经所在地直属检验检疫局依照本办法相关规定初审合格后,方可向国家质检总局提出正式申请。

(2) 申请人应当填写并向国家质检总局提交进出口商品免验申请书一式三份,同时提交申请免验进出口商品生产企业的 ISO9000 质量管理体系或者与申请免验商品特点相应的管理体系认证证书、质量管理体系文件、质量标准、检验检疫机构出具的合格率证明和初审报告、用户意见等文件。

(3) 国家质检总局对申请人提交的文件进行审核,并于 1 个月内做出书面答复。

3. 免验审查

国家质检总局受理申请后,应当组成审查组①,在 3 个月内完成考核、审查。国家质检总局根据审查组提交的审查报告,对申请人提出的免验申请进行如下处理:

(1) 对符合条件的,国家质检总局批准其商品免验,并向免验申请人颁发《进出口商品免验证书》;

(2) 对不符合条件的,国家质检总局不予批准其商品免验,并书面通知申请人;

(3) 未获准进出口商品免验的申请人,自接到书面通知之日起 1 年后,方可再次向检验检疫机构提出免验申请。

---

① 审查组:是免验专家审查组的简称。

4.8　复验制度

复验是进出口商品的报检人对检验检疫机构作出的检验结果有异议，向作出检验结果的检验检疫机构或者其上级机构以至国家质检总局申请重新检验，由受理的检验检疫机构或者国家质检总局重新作出检验结论的一种制度。

4.8.1　概述

实施复验制度是维护报检人的正当权利，正确处理和解决报检人对检验检疫机构检验结果异议的一项重要措施，是法律授予报检人的权利，同时也是检验检疫机构的一项义务，有利于促进检验检疫机构依法行政、提高检验技术，提高工作质量，保证检验结果的真实性、准确性，真正做到加强检验把关、维护对外贸易各方的合法权益。

受理复验的检验检疫机构或者国家质检总局自复验申请之日①起 60 日内作出复验结论。因复验内容和技术复杂或者其他特殊情况，可适当延长复验时间，但不得超过 90 天，并需向报检人说明。检验检疫机构或者国家质检总局对同一检验结果只进行一次复验。

复验申请人应按规定交纳复验费用。受理复验的检验检疫机构或者国家质检总局的复验结论认定属原检验的检验检疫机构责任的，复验费用由原实施检验的检验检疫机构承担。

申请人对检验检疫机构、国家质检总局作出的复验结论不服的，可以依法申请行政复议，也可以向人民法院提起行政诉讼。如果申请人向法院起诉，法院已经受理，不得申请复验。

4.8.2　复验申请

1. 复验期限

报检人申请复验，应当在收到检验检疫机构作出的检验结果之日起 15 日内提出。因不可抗力或者其他正当理由不能申请复验的，申请期限中止。从中止的原因消除之日起，申请期限继续计算。

2. 申请人义务

申请人有义务按规定保证和保持原报检商品的质量、重量、数量符合原检验时的状态，并保留其包装、封识、标志，不得变化更换，并对提供必要的证单及资料的真实性和有效性负责。

3. 复验需提供的材料

(1)《复验申请表》；

---

① 通过信函申请复验的时间以寄出信函的时间为准。

（2）原检验或复验证书或证单正本；

（3）有关单证及其他相关的资料。

4.9 加施商检标志(封识)制度

对检验合格的进出口商品,加施商检标志①或者封识②是《商检法》赋予检验检疫机构的职责。国家质检总局负责标志(封识)的制定、发放和监督管理工作。国家质检总局设在各地的检验检疫机构负责标志(封识)加施和标志使用的监督管理。

4.9.1 标志或封识的加施

1. 标志的加施

（1）入境货物应当加施标志而未加施的,不准销售、使用;出境货物应当加施标志而未加施标志的,不准出境。

（2）按照检验检疫法律法规以及有关国际条约、双边协定、检验检疫协定等规定,需加施标志的进出口商品,经检验合格后,由检验检疫机构监督加施标志。

（3）入境货物需要在检验检疫地以外的销售地或使用地加施标志的,进口商应在报检时提出申请,检验检疫机构将检验检疫证书副本送销售地或使用地检验检疫机构,销售人或使用人持证书向销售地或使用地检验检疫机构申请监督加施标志。

（4）入境货物需要分销数地的,进口商应在报检时提出申请,检验检疫机构按分销批数分证,证书副本送分销地检验检疫机构。由销售人持证书向分销地检验检疫机构申请监督加施标志。

（5）出境货物标志加施情况由检验检疫地的检验检疫机构在检验检疫证书、《出口货物换证凭单》中注明,出境口岸检验检疫机构查验换证时核查。

2. 封识的加施

检验检疫机构可以根据检验工作需要,对进出口商品加施封识。加施封识的情况有以下几种：

（1）因口岸条件限制等原因,由检验检疫机构决定运往指定地点检验的；

（2）进境货物在口岸已作外包装检验,需运往指定地点生产、加工、存放,并由到达地检

---

① 商检标志:是指检验检疫机构根据国家法律、法规及有关国际条约、双边协定,加施在经检验合格的进出口商品上的证明性标记。

② 封识:是指检验检疫机构在出入境检验检疫工作中实施具有强制性和约束力的封存和控制措施而使用的专用标识。

验检疫机构检验和监管的；

（3）对禁止进境物作退回、销毁处理的；

（4）经检验不合格，作退回、销毁、除害等处理的；

（5）经检验合格，避免掺假作伪或者发生批次混乱的；

（6）凭样成交的样品及进口索赔需要签封的样品；

（7）外贸合同约定或者政府协议规定需要加施封识的；

（8）其他因检验需要施封的。

4.9.2　标志或封识的监督管理

1. 标志的监督检查

检验检疫机构可采取下列方式对标志使用情况进行监督检查：

（1）流通领域的监督检查；

（2）口岸核查；

（3）在生产现场、港口、机场、车站、仓库实施监督抽查；

（4）检验检疫机构实施标志监督检查，有关单位应当配合并提供必要的工作条件。出入境货物应施加标志而未施加标志的，销售、使用应施加标志而无标志货物的，或者不按规定使用标志的，按检验检疫有关法律、法规、规章的规定处理；

（5）伪造、变造、盗用、买卖、涂改标志，或者擅自调换、损毁加施在检验检疫物上的标志的，按照检验检疫法律、法规规定给予行政处罚；构成犯罪的，对直接责任人员追究刑事责任。

2. 封识的启封

封识的启封，由检验检疫机构执行，或者由检验检疫机构委托的有关单位或者人员执行，并根据需要，由检验检疫机构出具启封通知书。未经检验检疫机构许可，任何单位或者个人不得开拆或者损毁封识。

4.10　查封、扣押制度

进出口商品的查封、扣押制度是出入境检验检疫机构依法行政的强制性措施。其中，查封是指行政机关依法对调查的或者需要进行处理的财产、物品就地封存，不许持有人使用、处分的一项强制性措施。扣押是指行政机关依法扣留可以用作证据或者与案件有关须作其他处理的物品、文件等的一项强制性措施。①

----

① 见 2008 年 6 月 25 日国家质检总局第 108 号令《出入境检验检疫查封、扣押管理办法》，自同年 10 月 1 日起施行。

4.10.1 实施要求及其范围

1. 实施要求

(1) 实施机构。

① 国家质检总局负责全国出入境检验检疫查封、扣押的管理和监督检查工作。

② 国家质检总局设在各地的检验检疫机构负责查封、扣押的实施。

(2) 实施原则。

① 查封、扣押一般由违法行为发生地的检验检疫机构按照属地管辖的原则实施。

② 需要异地实施查封、扣押的,检验检疫机构应当及时通知异地检验检疫机构,异地检验检疫机构应当予以配合。

2. 适用范围

《商检法实施条例》第四十一条规定:"国家质检总局、出入境检验检疫机构实施监督管理或者对涉嫌违反进出口商品检验法律、行政法规的行为进行调查,有权查阅、复制当事人的有关合同、发票、账簿以及其他有关资料。出入境检验检疫机构对有根据认为涉及人身财产安全、健康、环境保护项目不合格的进出口商品,经本机构负责人批准,可以查封或者扣押,但海关监管货物除外。"因此,检验检疫机构对进出口商品查封、扣押的实施有以下两种情况。

(1) 适用范围。

有下列情形之一的,检验检疫机构可以实施查封、扣押。

① 法定检验的进出口商品经书面审查、现场查验、感官检查或者初步检测后有证据证明涉及人身财产安全、健康、环境保护项目不合格的;

② 非法定检验的进出口商品经抽查检验涉及人身财产安全、健康、环境保护项目不合格的;

③ 不符合法定要求的进出口食品、食用农产品等与人体健康和生命安全有关的产品,违法使用的原料、辅料、添加剂、农业投入品以及用于违法生产的工具、设备;

④ 进出口食品、食用农产品等与人体健康和生命安全有关的产品的生产经营场所存在危害人体健康和生命安全重大隐患的;

⑤ 在涉及进出口食品、食用农产品等与人体健康和生命安全有关的产品的违法行为中,存在与违法行为有关的合同、票据、账簿以及其他有关资料的。

(2) 例外。

检验检疫机构认为应当实施查封、扣押,但属于海关监管的或者已被其他行政机关查封、扣押的,检验检疫机构暂不实施查封、扣押,并应当及时书面告知海关或者实施查封、扣押的其他机关予以必要的协助。

4.10.2　实施工作程序

实施查封、扣押的基本程序包括：收集证据材料、报告、审批、决定、送达、实施等。

1. 证据材料的收集

查封、扣押的证据材料一般包括：现场记录单、现场笔录、当事人提供的各种单证以及现场抽取的样品、摄录的音像材料、实验室检验记录、工作纪录、检验检疫结果证明和其他证明材料。

2. 报告、审批、实施

（1）实施查封、扣押前应当向检验检疫机构负责人书面或者口头报告，并填写《实施查封、扣押审批表》，经检验检疫机构负责人批准后方可实施。

（2）案件重大或者需要对数额较大的财物实施查封、扣押的，检验检疫机构负责人应当集体讨论决定。

（3）紧急情况下或者不实施查封、扣押可能导致严重后果的，检验检疫机构可以按照合法、及时、适当、简便和不加重当事人负担的原则当场做出查封、扣押决定，并组织实施或者监督实施。

3. 查封、扣押决定书的制作及送达

（1）《查封、扣押决定书》内容。

制作《查封、扣押决定书》应当载明下列事项：

① 当事人姓名或者名称、地址；

② 查封、扣押措施的事实、理由和依据；

③ 查封、扣押物品的名称、数量和期限；

④ 申请行政复议或者提起行政诉讼的途径和期限；

⑤ 行政机关的名称和印章；

⑥ 行政执法人员的签名和日期。

（2）《查封、扣押决定书》的签收。

《检验检疫查封、扣押决定书》应及时送交当事人签收，由当事人在《送达回证》上签名或者盖章，并注明送达日期。当事人拒绝签名或者盖章的，应当予以注明。

4. 实施时限

（1）作出查封、扣押的时限。

① 30 日内依法对查封、扣押的进出口商品或者其他物品（场所），作出处理决定。情况复杂的，经检验检疫机构负责人批准，可以延长时限，期限不超过 30 日。

② 对于保质期较短的商品或者其他物品，应在 7 日内作出处理决定。

③ 涉及行政处罚的，期限遵照相关规定。法律对期限另有规定的除外。

④ 需要进行检验或者技术鉴定的,检验或者技术鉴定的时间不计入查封、扣押期限。检验或者技术鉴定的期间应当明确,并告知当事人。检验或者技术鉴定的费用由检验检疫机构承担。

(2) 解除查封、扣押的时限。

① 对经查实不涉及人身财产安全、健康、环境保护项目不合格的进出口商品和其他不再需要实施查封、扣押的物品(场所),检验检疫机构应当立即解除查封、扣押,并制作《解除查封、扣押决定书》和《解除查封、扣押物品清单》送达当事人。

② 在查封、扣押期限内未做出处理决定的,查封、扣押自动解除。被扣押的进出口商品或者其他物品,应当立即退还当事人。

4.11　进出口货物检验检疫直通放行制度

4.11.1　简述

2008 年 7 月 18 日,国家质检总局根据检验检疫法律法规,颁布实施《进出口货物检验检疫直通放行管理规定》。根据规定,自颁布之日起进出口企业可向所在地出入境检验检疫机构提出直通放行申请,各直属出入境检验检疫局对符合直通放行条件的进出口货物实施出入境检验检疫直通放行。

"直通放行"是指检验检疫机构对符合规定条件的进出口货物实施便捷高效的检验检疫放行方式,包括进口直通放行和出口直通放行。进口直通放行是指对符合条件的进口货物,口岸检验检疫机构不实施检验检疫,货物直运至目的地,由目的地检验检疫机构实施检验检疫的放行方式。出口直通放行是指对符合条件的出口货物,经产地检验检疫机构检验检疫合格后,企业可凭产地检验检疫机构签发的通关单在报关地海关直接办理通关手续的放行方式。

国家实施进出口货物检验检疫直通放行制度的目的,是为了适应我国经济和外贸发展的新要求,促进国民经济和对外贸易持续、协调、健康发展,进一步推动出入境检验检疫"大通关"建设,提高进出口货物通关效率。

4.11.2　实施进出口货物检验检疫直通放行条件

1. 申请实施直通放行的企业条件

申请直通放行的企业应填写《直通放行申请书》,并提交符合以下所有条件的相关证明性材料,向所在地检验检疫机构提出申请,审核批准后报国家质检总局备案,并统一公布。

（1）严格遵守国家出入境检验检疫法律法规，两年内无行政处罚记录；

（2）检验检疫诚信管理（分类管理）中的 A 类企业（一类企业）；

（3）企业年进出口额在 150 万美元以上；

（4）企业已实施 HACCP 或 ISO9000 质量管理体系，并获得相关机构颁发的质量体系评审合格证书；

（5）出口企业同时应具备对产品质量安全进行有效控制的能力，产品质量稳定，检验检疫机构实施检验检疫的年批次检验检疫合格率不低于 99%，1 年内未发生由于产品质量原因引起的退货、理赔或其他事故。

2. **申请实施进出口直通放行的货物条件**

（1）进口货物。申请实施进口直通放行的货物应符合以下所有条件：

① 未列入《不实施进口直通放行货物目录》[1]；

② 来自非疫区（含动植物疫区和传染病疫区）；

③ 用原集装箱（含罐、货柜车）直接运输至目的地；

④ 不属于国家质检总局规定须在口岸进行查验或处理的范围。

（2）出口货物。申请实施出口直通放行的货物应在《实施出口直通放行货物目录》[2]内，但下列情况不实施出口直通放行：

① 散装货物；

② 出口援外物资和市场采购货物；

③ 在口岸需更换包装、分批出运或重新拼装的；

④ 双边协定、进口国或地区要求等须在口岸出具检验检疫证书的；

⑤ 国家质检总局规定的其他不适宜实施直通放行的情况。

4.11.3　实施进出口货物检验检疫直通放行报检

1. **进口货物直通放行报检**

（1）口岸报关的进口货物。

对在口岸报关的进口货物，报检人选择直通放行的，在口岸检验检疫机构申领《入境货物通关单》（四联单），货物通关后直运至目的地，由目的地检验检疫机构实施检验检疫。口

---

① 列入《不实施进口直通放行货物目录》的入境法定检验检疫货物共有 1 894 种，这 1 894 种货物以外的进口货物，均可实施进口直通放行。见 www.aqsiq.gov.cn 国家质检总局 2008 年第 82 号《关于实施进出口货物检验检疫直通放行制度的公告》。

② 列入《实施出口直通放行货物目录》的出境法定检验检疫货物共有 2 623 种。见 www.aqsiq.gov.cn 国家质检总局 2008 年第 82 号《关于实施进出口货物检验检疫直通放行制度的公告》。

岸检验检疫机构经总局电子通关单数据交换平台向海关发送通关单电子数据,同时通过"入境货物口岸内地联合执法系统"将通关单电子数据以及报检及放行等信息发送至目的地检验检疫机构。通关单备注栏应加注"直通放行货物"字样并注明集装箱号。

(2)目的地报关的进口货物。

对在目的地报关的进口货物,报检人选择直通放行的,直接向目的地检验检疫机构报检。目的地检验检疫机构在受理报检后,签发《入境货物通关单》(三联单)。目的地检验检疫机构经总局电子通关单数据交换平台向海关发送通关单电子数据的同时,通过"入境货物口岸内地联合执法系统"将通关单电子数据、报检及放行等信息发送至入境口岸检验检疫机构。通关单备注栏应加注"直通放行货物"字样并注明集装箱号。

2.出口货物直通放行报检

企业选择出口直通放行方式的,办理报检手续时,应直接向产地检验检疫机构申请出境货物通关单,并在报检单上注明"直通放行"字样。

(1)放行。

① 产地检验检疫机构检验检疫合格并对货物集装箱加施封识后,直接签发通关单,在通关单备注栏注明出境口岸、集装箱号、封识号,经总局电子通关单数据交换平台向海关发送通关单电子数据。产地检验检疫机构要逐步实现 GPS 监控系统对直通放行出口货物运输过程的监控。

② 口岸检验检疫机构通过"通关单联网核查系统"及时掌握经本口岸出境的出口直通放行货物信息,在不需要企业申报、不增加企业负担的情况下,对到达口岸的直通放行货物实施随机查验。

(2)更改。实施出口直通放行的货物需更改通关单的:

① 由产地检验检疫机构办理更改手续并出具新的通关单,同时收回原通关单。

② 因特殊情况无法在产地领取更改后的通关单的,发货人或其代理人可向口岸检验检疫机构提出书面申请,口岸检验检疫机构根据产地检验检疫机构更改后的电子放行信息,通过"通关单联网核查系统"打印通关单,同时收回原通关单。

案例评析

案例1　擅自进口未获 3C 认证的产品受罚

2004 年 6 月,E 地某科技公司擅自从德国进口了一台未获 3C 认证的床旁血液滤过及监测仪①,型号为 A, H. S 编码为 90189040,货值 23 000 美元。同时该公司将同类 B 型号已

---

① 　床旁血液滤过及监测仪:属于《第一批实施强制性产品认证的产品目录》内产品。

获 3C 认证的产品的 3C 证书,通过电脑手段蓄意涂改,变造成 A 型号的证书,向 E 地检验检疫机构报检时被审单人员发现。经调查还发现,公司不仅隐瞒自行变造 3C 证书的事实,还嫁祸于此类产品中国地区代理公司 E 地办事处,情节十分恶劣。

(1) 根据《中华人民共和国认证认可条例》第 67 条:对涉案公司进口未获证的 3C 认证的产品处以 5—20 万元人民币罚款的规定,据此 E 地检验检疫机构对该公司应以重处罚,但考虑到涉案货值仅 23 000 美元,故处以 6 万元人民币罚款,进口货物被责令退运。

(2) 涉案公司擅自进口未获 3C 认证的产品,而且通过电脑手段蓄意涂改,伪造证书,并在调查过程中隐瞒伪造 3C 证书的事实,嫁祸于他人的行为,严重违反了国家法律法规规定,理应受到处罚。广大外经贸企业在进行外贸活动过程中,务必详细了解检验检疫法律法规的具体规定,更不能做弄虚作假的事情,否则将承担相应的法律责任。

案例 2   未依法办理进境动植物检疫许可证案

2005 年 1 月,A 公司从美国进口转基因大豆 55 000 吨,货值 1 468 万美元,其《进境动植物检疫许可证》签发日期为 2004 年 11 月 23 日,而其合同签订日期为 2004 年 7 月 15 日,即许可证日期晚于合同日期。

2005 年 3 月,B 公司从美国进口大豆 55 512 吨,货值为 1 783 万美元,其贸易合同中没有签订日期,而提单日期是 2005 年 2 月 21 日。在贸易关系中,合同日期必须在提单日期之前,由提单日期可推知,合同日期应在 2005 年 2 月 21 日之前,而该批货物《进境动植物检疫许可证》办理时间是 2005 年 2 月 27 日,即许可证日期晚于合同日期。

(1) 上述案例都是在签订了外贸合同之后才办理了《进境动植物检疫许可证》。此行为不符合《进境动植物检疫审批管理办法》第五条“申请单位应当在签订贸易合同或者协议前,向审批机构提出申请并取得《检疫许可证》”及《动植物检疫法实施条例》第五十九条“有下列违法行为之一的,由口岸动植物检疫机关处以 5 000 元以下罚款:未报检或者未依法办理检疫审批手续或者未按检疫审批的规定执行的……”检验检疫执法人员分别给予了 A 公司、B 公司适当的罚款。

(2) A 公司和 B 公司的上述违法行为,在其他的外贸企业也时有发生。进境植物,如大豆,在签订合同时是期货贸易,而期货市场是一个充满高风险和高度竞争的市场,企业要完全按照《进境动植物检疫审批管理办法》办理,具有一定的困难;即使按照规定办理,也时有变化,如有些外贸企业需要临时变更许可证,更改进口国、进口日期等,这期间就要耽搁一段时间,只是《许可证》晚于合同日期,所以有些违法企业虽然明白自己的行为是违法的,也明白这样做是要承担相应的法律责任的,但这些违法企业为了获取差价利润还是甘愿冒一次风险的,结果有的侥幸获利,有的损失惨重,造成不应有的损失。

本章小结

出入境货物行政许可是国家为确保进出口商品质量所采取的强制性前置检验检疫管理。出入境货物行政许可所涉及的证明性文件,如《进境动植物检疫许可证》、备案(注册)登记书、《装船前检验证书》、备案号、注册登记号等,均是报检人在办理出入境货物检验检疫报检时所必须提供的资料。因此,办妥相关进出境货物行政许可既是报检人的职责,也是进出口贸易活动中一个重要环节。同时,报检人在办理行政许可时应查阅相关的网站(如国家质检总局网 www. aqsiq. gov. cn、国家认监委网 www. cnca. gov. cn 等),及时了解进出境货物范围或目录的变化。

综合练习

1. 模拟试题练习

(1) 单项选择题

① 国家对可用作原料固体废物的国外供货商实行(　　　)。

A. 供货许可制度　　B. 备案登记制度　　C. 注册登记制度　　D. 资质核准制度

② 某企业为检验检疫机构实施分类管理的一类企业,因未达到规定要求,检验检疫机构将其降为二类企业,该企业在(　　　)后才能申请恢复原分类管理类别。

A. 3 个月　　　　　B. 6 个月　　　　　C. 9 个月　　　　　D. 1 年

③ 报检人申请复验,应在收到检验检疫机构作出的检验结果之日起(　　　)日内提出。

A. 10　　　　　　　B. 15　　　　　　　C. 20　　　　　　　D. 30

④ 输入动物、动物产品、植物种子、种苗及其他繁殖材料,应在(　　　)前办理检疫审批手续。

A. 合同签订　　　　B. 货物装运　　　　C. 货物报检　　　　D. 货物报关

⑤ 可用作原料的废物的进口单位应事先取得(　　　)签发的《进口废物批准证书》。

A. 国家质检总局　　　　　　　　　　B. 国家环保总局

C. 海关总署　　　　　　　　　　　　D. 商务部

⑥ 以下出口商品,检验检疫机构不受理免验申请的是(　　　)。

A. 运动鞋　　　　　B. 啤酒　　　　　　C. 空调　　　　　　D. 机床

⑦ 检验检疫机构对实行分类管理企业出口的货物,一类企业抽查批次不大于申请报检总批次的(　　　),二类企业抽查批次不大于申请报检总批次的 50%,三类企业实行批批检验。

A. 5%　　　　　　　B. 10%　　　　　　C. 20%　　　　　　D. 30%

⑧ 出口食品生产企业"卫生注册证书"的有效期是( )年,"卫生登记证书"的有效期是( )年。

    A. 3;5   B. 3;3   C. 5;3   D. 5;5

⑨ 进口旧机电产品,收货人或其代理人应在合同签订前向( )办理备案手续。

    A. 国家质检总局

    B. 收货人所在地直属检验检疫局

    C. 报关地直属检验检疫局

    D. 国家质检总局或收货人所在地直属检验检疫局

⑩ 如果进口的是旧设备,该厂在进口前应事先申请办理( )。

    A. 动植物检疫审批   B. 卫生注册登记

    C. 强制性产品认证   D. 旧机电产品备案

⑪ 卫生注册企业( )内没有出口注册范围内产品的,其卫生注册资格自动失效。

    A. 半年   B. 1年   C. 18个月   D. 两年

(2)多项选择题

⑫ 检验检疫机构对进口化妆品实施后续监督管理,对于( )的化妆品可以依法采取封存、补检等措施。

    A. 未经检验检疫机构检验   B. 无中文标签

    C. 未加贴检验检疫标志   D. 盗用检验检疫标志

⑬ 以下物品入境,必须办理特殊物品卫生检疫审批手续的有( )。

    A. 食用菌菌种   B. 诊断用试剂

    C. 血液及其制品   D. 医学微生物的培养物

⑭ 进口以下商品,必须向检验检疫机构备案的有( )。

    A. 电池   B. 旧机电

    C. 儿童玩具   D. 来自疯牛病疫区的化妆品

⑮ 对于未能提供输出国家或地区官方机构出具的检疫证书,或者未依法办理检疫审批手续的进境动植物、动植物产品和其他检疫物,检验检疫机构可以根据情况作( )处理。

    A. 退回   B. 处罚后准予入境   C. 没收   D. 销毁

⑯ 关于强制性产品认证,以下表述正确的有( )。

    A. "中国强制认证"的英文缩写为"CCC"

    B. 强制性认证产品的生产者、销售者和进口商都可提出产品认证申请

    C. 获得强制性产品认证的产品不再生产的,应当注销认证证书

    D. 暂时进口需退运出关的产品可申请免于办理强制性产品认证

⑰ 以下所列,实行注册登记制度的有( )。

    A. 可用作原料的固体废物的国外供货商

B. 可用作原料的固体废物的国内收货人

C. 来自检疫传染病疫区货物的发货人

D. 向中国输出水果的国外果园、加工、存放单位

（3）判断题

⑱ 对涉及国家安全、环境保护、人类和动植物健康的所有入境废旧物品,检验检疫机构均实施装运前检验。（　　）

⑲ 动植物检疫审批手续应当在贸易合同签订后办理。（　　）

⑳ 检验检疫机构根据需要,对检验检疫合格的进出口商品,可加施检验检疫标志或封识。（　　）

㉑ 出口的动物产品必须产自经检验检疫机构注册登记的生产企业。（　　）

㉒ 获得强制性产品认证的产品不再生产的,应当注销认证证书。（　　）

㉓ 免验企业不得改变免验商品范围,如有改变,应当重新申请办理免验手续。（　　）

㉔ 可用作原料的废物的境外供货企业须获得国家质检总局或检验检疫机构的注册登记,才能向我国进口商供货。（　　）

㉕ 食品生产企业须经检验检疫机构卫生注册登记后,方可生产出口食品。（　　）

㉖ 可用作原料的废物须经输出国官方检验机构检验合格后方可入境。（　　）

㉗ 出口食品生产企业隐瞒产品的安全卫生质量问题,造成严重后果的,检验检疫机构将吊销其卫生注册证书。（　　）

2．思考题

（1）什么是行政许可？ 现行出入境货物涉及的检验检疫行政许可有哪几项？

（2）如何办理进境动物和动物产品的检疫审批？

（3）哪些出口商品需要办理《出口商品质量许可证》？

（4）以进口旧机电产品为例,简述如何办理相关行政许可？

（5）如何办理"进出口商品免验"的申请？

（6）什么是"直通放行"制度？ 企业如何办理进出口货物的直通放行？

3．技能实训题

大连某代理报检单位近期在大连口岸的部分代理报检业务情况如下：

（1）为北京某企业报检从荷兰进口的 200 株鲜郁金香（检验检疫类别为 P/Q）,考虑鲜花保鲜要求,在领取《入境货物通关单》后,告知货主可立即将货物空运至北京。

（2）为某企业报检一批从澳大利亚进口的旧车床,在领取《入境货物通关单》后,告知货

主可将货物运至目的地进行检验。

（3）为某企业报检一批从泰国进口的香蕉（检验检疫类别为 PR/Q. S），货物经韩国仁川转船，期间未更换包装。在口岸检验检疫机构检验检疫合格后，领取了《入境货物检验检疫证明》。

（4）为吉林某企业报检一批从智利进口的废塑料（检验检疫类别为 M/），在领取《入境货物通关单》后，告知货主即可将货物运至目的地。

（5）为长春某企业报检一批从法国进口的羊毛（检验检疫类别为 M. P/N. Q），在领取《入境货物通关单》后，告知货主即可将货物运至长春。

① 上述业务中，报检时须提供《中华人民共和国进境动植物检疫许可证》的是（　　）。

A.（1）、（2）　　　　B.（4）、（5）　　　　C.（1）、（3）、（5）　　D.（2）、（3）、（5）

② 上述业务中，货物须在口岸实施卫生消毒处理的是（　　）。

A.（3）、（5）　　　　B.（2）、（3）　　　　C.（1）、（2）、（4）　　D.（2）、（4）、（5）

③ 上述业务中，报检时须提供关于包装情况的声明或证书的是（　　）。

A.（1）、（5）　　　　B.（1）、（4）　　　　C.（1）、（4）、（5）　　D.（1）、（2）、（3）

④ 上述业务，报检时须提供国外官方检疫证书的是（　　）。

A.（1）、（3）、（5）　　B.（2）、（4）、（5）　　C.（1）、（2）、（5）　　D.（3）、（4）、（5）

⑤ 上述业务中，存在与检验检疫有关规定不符行为的是（　　）。

A.（1）、（4）　　　　B.（1）、（5）　　　　C.（1）、（2）、（4）　　D.（1）、（2）、（4）、（5）

5 | 入境货物检验检疫报检

学习目的

掌握主要入境货物的报检程序，了解不同类别入境货物报检要求的区别，学会如何办理入境货物的鉴定业务报检。

知识要点

以动植物产品、废物、旧机电产品、汽车、化妆品、石材、涂料等商品为例，概述不同类别入境货物报检要求的区别，以及鉴定业务的报检规定。

5.1 概述

入境货物报检是检验检疫机构对入境货物实施检验检疫工作程序中的第一个环节。自 2000 年 1 月 1 日起，检验检疫机构依法实施新的检验检疫通关协调机制，即"先报检，后报关"的查验通关制度，海关一律凭报关地出入境检验检疫机构签发的《入境货物通关单》验证放行。

《入境货物通关单》主要作用是：证明出入境检验检疫机构已经受理所载商品报检；为海关验放货物提供凭证；对需要实施异地检验的进口商品，告知收货人向目的地出入境检验检疫机构申请检验，并通知目的地出入境检验检疫机构实施检验。

《入境货物通关单》上除载明进口商品的基本情况外，由检验检疫机构注明"上述货物业已报检/申报，请海关予以放行"。对异地检验的进口商品，《入境货物通关单》上还列有要求收货人向目的地出入境检验检疫机构申请检验，并明确告知未经检验不得擅自销售、使用的内容。为避免和减少收货人办理了报检和通关手续后，不及时申请检验或者不申请检验就将进口商品销售或者使用以逃避检验，确保检验工作能够及时实施，《商检法》对申请检验的时限作出了规定，要求进口商品收货人在海关放行后 20 天内，向检验检疫机构申请检验检疫。

关于入境货物的报检类型、范围、时限、地点等，在此再作以下简单的归纳。

5.1.1 入境货物的检验检疫报检

1. 检验检疫工作流程

检验检疫机构对入境货物实施的检验，体现了国家强制管理权，是一种行政执法行为，如图 5.1 所示包括法定检验①、抽查检验②两种基本类型。

（1）入境货物的检验检疫工作程序是先放行通关后进行检验检疫，即入境货物，海关凭检验检疫机构签发的《入境货物通关单》验放。

（2）检验检疫机构受理报检后，转施检部门签署意见计费。

（3）对来自疫区的、可能传播检疫传染病、动植物疫情及可能携带有害生物的入境货物的交通工具或运输包装实施必要的检疫、消毒、卫生除害处理后，签发《入境货物通关单》（入境废物、活动物等除外），供报检人办理海关的通关手续。

（4）货物通关后，入境货主或其代理人需在检验检疫机构规定的时间和地点到指定的检验检疫机构联系对货物③实施检验检疫，经检验检疫合格的入境货物签发《入境货物检验检疫证明》放行；经检验检疫不合格的货物签发检验检疫处理通知书，需要索赔的签发检验检疫证书。

2. 入境一般货物的报检

报关地检验检疫机构受理必须经检验检疫机构检验检疫的入境一般货物的报检工作。

（1）受理入境一般货物报检时按《入境货物报检单填制说明》认真审核《入境货物报检单》填写的内容是否符合规定要求，报检单位是否加盖报检单位公章或代理报检单位备案印章或随附报检单位的介绍信；报检单填写是否完整、准确；HS 编码归类是否准确；货值、合同号、提单号等是否与随附的发票、合同、提单一致；转异地的货物目的地填写是否明确；代理报检委托书上是否按规定填写委托单位的详细地址、联系电话和联系人。

（2）入境货物一般报检时，要求报检人提供对外贸易合同、境外发票、提单（海运提单、空运提单、国际铁路联运运单等）、装箱单、磅码单等贸易和运输单据复印件外，还应提交的材料包括：

① 属进口加工贸易方式入境的货物应提供《海关加工贸易备案手册》，并将《海关进口加工贸易备案手册》核销联复印留存；代理报检单位应提供委托单位的正本委托书。

② 申请品质检验的还应提供国外品质证书或质量保证书、产品使用说明书及有关标准和技术资料；凭样成交的，须附加成交样品；以及品级或重量计价结算的，应同时申请重量鉴定。

③ 入境的动植物及其产品④还应提供输出国家或地区官方的检疫证书；属于国家质检总局规定需要办理检疫审批范围的，应提供入境动植物检疫审批许可证。

---

① 法定检验：是出入境检验检疫机构对列入目录的进出口商品以及法律、行政法规规定须经检验检疫机构实施的检验。

② 抽查检验：是指出入境检验检疫机构对法定检验以外的进出口商品，根据国家质检总局，按照统一内容、程序、方法、标准等实施抽查检验的一种方式。

③ 有分港卸货的，先期卸货港检验检疫机构只对本港所卸货物进行检验检疫，并将检验检疫结果以书面形式及时通知下一卸货港所在地检验检疫机构，需统一对外出证的，由卸货港检验检疫机构汇总后出证。

④ 过境动植物及其产品报检时，应持分配单和输出国家或地区官方出具的检疫证书；运输动植物过境时，还应提交国家质检总局签发的动植物过境许可证。

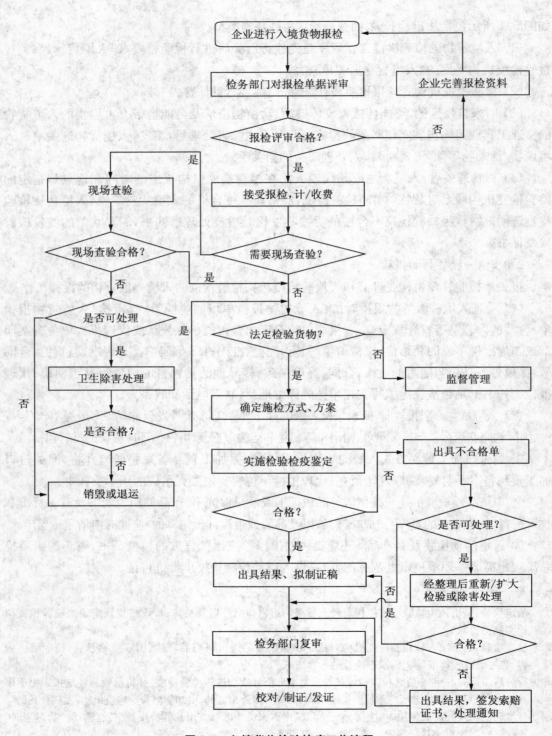

图 5.1　入境货物检验检疫工作流程

（3）受理报检的入境货物需转异地实施检验检疫的，报关地检验检疫机构应将《入境货物通关单》货物流向联（第三联）在 1 个工作日内转收用货地检验检疫机构。

3. 涉及特殊要求的入境货物报检

涉及特殊要求的入境货物是指涉及检疫审批、备案注册登记、强制性产品认证等行政许可管理的货物①，如动植物、动植物产品、可用作原料的废物、机电产品等，要求事先经国家质检总局（或相关部门）审批或备案注册登记，即必须有个前期办理手续的阶段。由此，从检验检疫机构对此类货物进行监管的全过程来看，如图 5.2 所示报检程序按时间先后可以分为三个阶段：前期阶段、入境阶段和后续阶段。此类货物的入境报检在以后章节作论述。

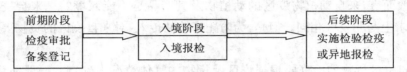

图 5.2　特殊要求的入境货物报检流程

4. 入境货物的报检时间与地点

法定检验的入境货物的货主或其代理人应在检验检疫机构规定的时间和地点，如表 5.1 所示向报关地检验检疫机构报检。

表 5.1　入境货物的报检

报检范围	举　　例	报检地点	报检时限
动物	种畜、种禽	《进境动植物检疫许可证》中规定的地点	入境前 30 天
其他动物	野生动物		入境前 15 天
动物产品	牛禽肉制品		入境前或入境时
植物	苗木、种子		入境前 7 天
介质土			
植物产品	水果、粮食		
可用作原料的固体废物	废塑料、废五金	入境口岸	入境时
特殊物品	微生物、血液制品	入境口岸	入境前 30 天
机电产品	3C 产品、旧机电	入境口岸	入境时
进口汽车	国外进口	入境口岸	入境时
	国内购买	用户所在地	用户所在地
食品	食品、食品添加剂	入境口岸	入境前或入境时
外商投资财产鉴定	品种、价值	口岸或到达站	入境时
残损鉴定	货损、海损	入境口岸	

① 详见本书第 4 章的内容。

5.1.2　来自疫区的货物

1. 疫区的概念

在我国,疫区就是世界卫生组织(WHO)或世界动物卫生组织(OIE)或国际植物保护公约(IPPC)公布经国家质检总局认可的符合传染病流行特征或动植物疫病流行特征的发生传染病或其他疫情的国家或地区。疫区分为动物传染病疫区、植物疫区和人类传染病疫区。

2. 来自疫区货物的报检

(1) 一般而言,来自动植物疫区的动植物及其产品是不能入境的。来自疫区的其他货物在报检要求上与非疫区相同。但是,为防止疫情的传入,对来自疫区的货物要进行严格的检疫处理。

(2) 来自疫区货物的检疫要根据疫区及货物的具体情况来确定。一般而言,与疫情有关的对应产品是不能进口的。例如,美国发生了禽流感,我国禁止直接和间接从美国进口禽类及其产品。对于与具体疫情无关的货物,检疫要求没有特别的变化。

3. 来自疫区货物检疫处理

(1) 动物检疫处理。

动物检疫处理是指检验检疫机构对经检疫不合格的动物、动物产品及其他检疫物所采取的强制性的处理措施。检疫处理的方式有除害、扑杀、销毁、退回或封存、不准出境、不准过境等。

根据检疫结果,对需要进行检疫处理的动物、动物产品和其他检疫物由口岸检验检疫机构签发相关单证,通知货主或其代理人进行检疫处理,由口岸检验检疫机构监测处理结果,或由口岸检验检疫机构指定的或认可的单位按要求进行处理。

(2) 植物处理。

① 植物处理的要求与动物检疫处理基本一致,但也有所不同。一旦在入境货物中发现疫情,作熏蒸、热处理、消毒等植物检疫除害处理;不能作除害处理的,不准入境或过境,已经入境的作退回或销毁处理。

② 对经检疫不合格的检疫物,由口岸检验检疫机构签发《检疫处理通知单》。对能够通过除害处理达到要求的货物,作除害处理;不能进行除害处理或除害处理后仍不符合要求的,作退回或者销毁处理。

③ 经检疫合格或经除害处理合格的货物,由口岸检验检疫机构签发《入境货物通关单》,准予入境。

(3) 卫生处理。

卫生处理指隔离、留验和就地诊疗等医学措施,以及消毒、除鼠、除虫等卫生措施。检验检疫机构对出入境的交通工具、人员、集装箱、尸体、骸骨以及可能传播检疫传染病的行李、货物、邮包等实施检疫查验、传染病监测、卫生监督和卫生处理。

4. 禁止入境的疫区货物

（1）为了确保把疫情拒于国门之外，保护我国人民生命财产安全和农、林、牧、渔业的安全，国家规定了《进境植物禁止进境名录》和《国家禁止进口的血液及其制品的品种》，具体明确禁止进境物。当某一国家发生新的疫情时，国家质检总局根据需要发出公告，禁止可能染疫的物品及其相关产品入境，直到疫情解除。

（2）因科研等特殊原因需要引进禁止进境物品的，必须按检疫审批制度要求，经国家质检总局批准，凭批准证明文件报检。

5.1.3 入境商品数量、重量检验报检

1. 报检范围

检验检疫机构实施数量、重量检验的范围：

（1）列入检验检疫机构实施检验检疫的进出境商品目录内的进出口商品；

（2）法律、行政法规规定必须经检验检疫机构检验的其他进出口商品；

（3）进出口危险品和废旧物品；

（4）实行验证管理、配额管理，并需由检验检疫机构检验的进出口商品；

（5）涉嫌有欺诈行为的进出口商品；

（6）双边、多边协议协定、国际条约规定，或者国际组织委托、指定的进出口商品；

（7）国际政府间协定规定，或者国内外司法机构、仲裁机构和国际组织委托、指定的进出口商品；

（8）检验检疫机构根据国家规定对上述规定以外的进出口商品的数量、重量实施抽查检验。

2. 商品数量、重量检验的报检要求

（1）报检地点与期限。需由检验检疫机构实施数量、重量检验的进出口商品，收发货人或者其代理人应当在检验检疫机构规定的地点和期限内办理报检手续。其中：

① 进口商品数量、重量检验的报检手续，应当在卸货前向海关报关地的检验检疫机构办理。

② 散装出口商品数量、重量检验的报检手续，应当在规定的期限内向装货口岸检验检疫机构办理。

③ 包（件）装出口商品数量、重量检验的报检手续，应当在规定的期限内向商品生产地检验检疫机构办理。需要在口岸换证出口的，由商品生产地的检验检疫机构按照规定签发包括数量、重量在内的出境货物换证凭单，发货人应当在规定的期限内持换证凭单和必要的凭证向出口口岸检验检疫机构申请查验，经查验合格的，由口岸检验检疫机构签发包括数量、重量在内的货物通关单或者证书。

（2）申报检验项目。

① 对于批次或者标记不清、包装不良，或者在到达出口口岸前的运输中数量、重量发生

变化的商品,收发货人应当在出口口岸重新申报数量、重量检验。

② 以数量交接计价的进出口商品,收发货人应当申报数量检验项目。对数量有明确要求或者需以件数推算全批重量的进出口商品,在申报重量检验项目的同时,收发货人应当申报数量检验项目。

③ 以重量交接计价的进出口商品,收发货人应当申报重量检验项目。对按照公量①或者干量②计价交接或者含水率有明确规定的进出口商品,在申报数量、重量检验时,收发货人应当同时申报水分检测项目。

④ 进出口商品数量、重量检验中需要使用密度(比重)进行计重的,收发货人应当同时申报密度(比重)检测项目。

⑤ 船运进口散装液体商品在申报船舱计重时,收发货人应当同时申报干舱鉴定项目。

⑥ 收发货人在办理进出口商品数量、重量检验报检手续时,应当根据实际情况并结合国际通行做法向检验检疫机构申请的检验项目包括:衡器鉴重;水尺计重;容器计重③;流量计重和其他相关的检验项目。

⑦ 遇到海运或陆运进口的散装商品需要运离口岸进行岸罐计重④或衡器鉴重⑤,并依据其结果出证的或海运或陆运出口的散装商品进行岸罐计重或衡器鉴重后需要运离检验地装运出口,并以岸罐计重或衡器鉴重结果出证的情况,报检人应当同时申报船舱计重、水尺计重、封识、监装监卸等项目。

3. 商品数量、重量检验实施要求

(1) 检验地点。进口商品应当在收货人报检时申报的目的地检验。大宗散装商品、易腐烂变质商品、可用作原料的固体废物以及已发生残损、短缺的进口商品,应当在卸货口岸实施数量、重量检验。出口商品应当在商品生产地实施数量、重量检验。散装出口商品应当在装货口岸实施数量、重量检验。

(2) 检验标准。检验检疫机构按照国家技术规范的强制性要求实施数量、重量检验。

---

① 公量:是指商品在衡重和化验水分含量后,折算到规定回潮率(标准回潮率)或者规定含水率时的净重(以公量结算的商品主要有棉花、羊毛、生丝和化纤等,这些商品容易吸潮,价格高)。

② 干量:是指商品的干态重量,商品实际计得的湿态重量扣去按照实测含水率计得的水分后得到的即商品的干态重量(以干量结算的商品主要有贵重的矿产品等)。

③ 容器计重:分别有船舱计重、岸罐计重、槽罐计重三种方式。

④ 岸罐计重:是指以经过国家合法的计量检定部门检定合格的罐式容器(船舱除外)为工具,对其盛装的散装液体商品或者液化气体商品进行的数、重量检验鉴定,包括测量、计算。其中,罐式容器包括了立式罐、卧式罐、槽罐(可拆卸或者不可拆卸的槽罐)。

⑤ 衡器鉴重:检验检疫机构实施衡器鉴重的方式包括全部衡重、抽样衡重、监督衡重和抽查复衡。其中,抽查复衡,是衡器鉴重合格评定程序中的一个环节。指针对合格评定对象(主要是经常进出口大宗定重包装的商品的收货人或者发货人),由检验检疫机构从中随机抽取部分有代表性的商品在同一衡器上进行复衡,检查两次衡重的差值是否在允许范围内,以评定其程序是否处于合格状态的检验方法。

尚未制定技术规范标准的,检验检疫机构可以参照国家质检总局指定的有关标准检验。

4. 法律责任

(1) 擅自破坏进出口商品数量、重量检验现场条件或者进出口商品,影响检验结果的,由检验检疫机构责令改正,并处 3 万元以下罚款。

(2) 违反本办法规定,未经国家质检总局许可,擅自从事进出口商品检验鉴定业务的,由检验检疫机构责令停止非法经营,没收违法所得,并处违法所得 1 倍以上 3 倍以下的罚款。

(3) 从事进出口商品检验鉴定业务的检验机构超出其业务范围的,或者违反国家有关规定,扰乱检验鉴定秩序的,由检验检疫机构责令改正,没收违法所得,可以并处 10 万元以下的罚款,国家质检总局或者检验检疫机构可以暂停其 6 个月以内检验鉴定业务;情节严重的,由国家质检总局吊销其检验鉴定资格证书。

(4) 检验机构鉴定人员进行现场鉴定时未携带有关证件的,由检验检疫机构给予警告,并责令其离开现场。检验机构指派无证人员从事鉴定工作的,由检验检疫机构处 3 万元以下罚款。

(5) 检验检疫机构的工作人员滥用职权,故意刁难当事人的,徇私舞弊,伪造检验结果的,或者玩忽职守,延误检验出证的,依法给予行政处分;构成犯罪的,依法追究刑事责任。

5.2　检疫审批管理类商品的入境报检

5.2.1　入境报检流程

检疫审批类商品的入境报检流程如图 5.3 所示,其中按检疫审批制度要求在签订进口合同前办妥检疫审批手续是入境报检的第一个关键环节。

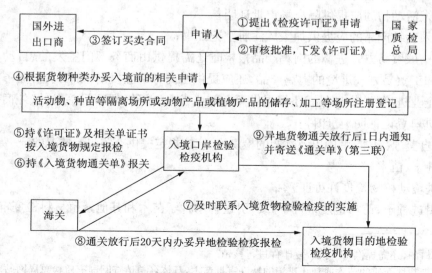

图 5.3　动植物及其产品的入境报检流程

5.2.2 入境动植物及其产品

1. 报检要求

(1) 报检人应在货物入境前向口岸检验检疫机构报检,约定检疫时间,如表5.1所示。

(2) 报检后,经现场检疫合格的,允许卸离运输工具,对运输工具、货物外包装、污染场地进行消毒处理并签发《入境货物通关单》,将货物运往指定存放地点。

(3) 货物未经检验检疫机构实施检验检疫,不得加工、使用、销售。

(4) 经检验检疫合格的,签发《入境货物检验检疫证明》,准予加工、销售、使用;经检验检疫不合格的,签发《检验检疫处理通知书》,在检验检疫机构的监督下,作退回、销毁或者无害化处理。

2. 报检地点

报检人应在《检疫审批单》规定的地点向检验检疫机构报检,检疫审批单中检疫地点规定一般性原则为:

(1) 输入动物、动物产品和其他检疫物,向入境口岸检验检疫机构报检,由口岸检验检疫机构实施检疫;

(2) 入境后需办理转关手续的检疫物,除进境活动物和来自动植物疫情流行国家或地区的检疫物由入境口岸检疫外,其他均在指运地检验检疫机构报检并实施检疫。

3. 需提供的特殊证单

(1) 入境动物及其产品。

① 输出国家或地区政府出具的检疫证书(正本);

②《中华人民共和国进境动植物检疫许可证》①;

③ 输入活动物的应提供隔离场审批证明;

④ 输入动物产品的应提供加工厂注册登记证书;

⑤ 以一般贸易方式进境的肉鸡产品报检时还需提供由商务部门签发的《自动登记进口证明》;以加工贸易方式进境的肉鸡产品,还应提供由商务部签发的《加工贸易业务批准证》;外商投资企业进境的肉鸡产品,还需提供商务部或省级外资管理部门签发的《外商投资企业特定商品进口登记证明》复印件;

⑥ 来自美国、日本、韩国以及欧盟的检疫物,应按规定提供有关包装情况的证书和声明。

(2) 种子、苗木。

①《进境动植物检疫许可证》②;

②《引进种子、苗木检疫审批单》或《引进林木种子苗木和其他繁殖材料检疫审批单》;

---

① 分批进口的,还需提供《许可证》复印件进行核销。

② 仅针对带栽培介质的苗木或禁止进境的特许审批苗木,具体名单请查阅国家质检总局网站。

③ 输出国官方植物检疫证书、产地证等有关文件;

④ 农业转基因生物安全证书①;

⑤ 需调往货物目的地检验检疫的,还需提供目的地检验检疫机构出具的《准许调入函》;

⑥ 来自美国、日本、韩国以及欧盟的货物,应提供有关包装情况的证书和声明。

(3) 水果、烟叶和茄科蔬菜。

① 《进境动植物产品检疫许可证》;

② 输出国家或地区官方植物检疫证书、产地证书及其他有关文件。

(4) 粮食和饲料。

① 《中华人民共和国进境动植物检疫许可证》;

② 约定的检验方法标准或成交样品;

③ 输出国官方植物检疫证书、产地证及其他有关文件。

(5) 其他植物产品。

① 进口原木须附有输出国家或地区官方检疫部门出具的植物检疫证书,证明不带有中国关注的检疫性有害生物或双边植物检疫协定中规定的有害生物和土壤;

② 进口原木带有树皮的应在植物检疫证书中注明除害处理方法、使用药剂、剂量、处理时间和温度;进口原木不带树皮的,应在《植物检疫证书》中作出声明。

5.2.3　进境转基因产品

"转基因产品"是指国家《农业转基因生物安全管理条例》规定的农业转基因生物及其他法律法规规定的转基因生物与产品,包括通过各种方式(包括贸易、来料加工、邮寄、携带、生产、代繁、科研、交换、展览、援助、赠送以及其他方式)进出境的转基因产品。国家质检总局对进境转基因动植物及其产品、微生物及其产品和食品实行申报制度。

1. 进境转基因产品的报检

(1) 报检人在办理进境报检手续时,应当在《入境货物报检单》的货物名称栏注明是否为转基因产品。申报为转基因产品,除按规定提供有关单证外,还应提供法律法规规定的主管部门签发的《农业转基因生物安全证书》或者相关批准文件(以下简称相关批准文件)和《农业转基因生物标识审查认可批准文件》。

(2) 对于实施标识管理的进境转基因产品,检验检疫机构核查标识。

① 符合《农业转基因生物标识审查认可批准文件》的,准予进境;

② 不按规定标识的,重新标识后方可进境;

③ 未标识的,不得进境。

---

① 仅适用于转基因苗木。

（3）对列入实施标识管理的农业转基因生物目录①的进境转基因产品，检验检疫机构酌情实施以下项目的检测：

① 申报是转基因的，实施转基因项目的符合性检测；

② 申报是非转基因的，实施转基因项目抽查检测；

③ 对实施标识管理的农业转基因生物目录以外的进境动植物及其产品、微生物及其产品和食品，根据情况实施转基因项目抽查检测。

（4）检验检疫机构按照国家认可的检测方法和标准进行转基因检测。经转基因检测合格的准予进境。如有以下情况之一的，检验检疫机构通知报检人作退货或者销毁处理：

① 申报为转基因产品，但经检测其转基因成分与批准文件不符的；

② 申报为非转基因产品，但经检测其含有转基因成分的。

（5）进境供展览用的转基因产品，须获得法律法规规定的主管部门签发的有关批准文件后方可入境，展览期间应当接受检验检疫机构的监管。展览结束后，所有转基因产品必须作退回或者销毁处理。如因特殊原因，需改变用途的，须按有关规定补办进境检验检疫手续。

2. 过境转基因产品的报检

（1）过境许可申请。过境的转基因产品，报检人应事先向国家质检总局提出过境许可申请，并附以下资料：

① 《转基因产品过境转移许可证申请表》；

② 输出国家或者地区有关部门出具的国（境）外已进行相应的研究证明文件或者已允许作为相应用途并投放市场的证明文件；

③ 转基因产品的用途说明和拟采取的安全防范措施；

④ 其他相关资料。

（2）许可证的签发。国家质检总局自收到申请之日20日内，根据审核情况作出以下答复：

① 对符合要求的，签发《转基因产品过境转移许可证》并通知进境口岸检验检疫机构；

② 对不符合要求的，签发不予过境转移许可证，并说明理由。

（3）进境申报。过境转基因产品进境时，报检人须持规定的单证和过境转移许可证向进境口岸检验检疫机构申报，经检验检疫机构审查，并视情况作如下处理：

① 审查合格的，准予过境，并由出境口岸检验检疫机构监督其出境；

② 对改换原包装及变更过境线路的过境转基因产品，应当按照规定重新办理过境手续。

5.3 验证管理类商品的入境报检

验证是指出入境检验检疫机构对国家实行许可制度和国家规定必须经过认证的进出口

---

① 由国务院农业行政主管部门制定并公布。

商品,在进出口时,核查其是否取得必需的证明文件、标志等,核对证货是否相符,并对获证的进出口商品实施抽查检验,以证实商品是否符合有关质量许可或者强制性认证规定的技术要求。

5.3.1 实施验证管理的商品范围

实施验证管理商品范围内商品目录,由国家质检总局商有关部门制定、调整并公布。目前主要包括:

(1) 国家实施许可制度的进出口商品,包括国家质检总局签发或者由其他部门签发许可证的商品,例如,进口许可制的民用商品入境验证、进口能源效率标识①产品入境验证等。

(2) 必须经过认证的进口商品,是指根据《商检法》和《认证认可条例》有关规定,国家规定实施强制性产品认证(简称 CCC 认证)的进口商品。

5.3.2 实施验证管理的商品报检需提供的特殊单证

以入境机电产品为例。所称机电产品(含旧机电产品)如表 5.2 所示,是指机械设备、电气设备、交通运输工具、电子产品、电器产品、仪器仪表、金属制品等及其零部件、元器件。国家对机电产品进口实行分类管理,如表 5.4 所示分为禁止进口、限制进口和自由进口三类。

表 5.2 机电产品范围

商 品 类 别	海关商品编号
一、金属制品	7307—7326、7412—7419、75072、7508、7609—7616、 7806、 7907、 8007、 810192—810199、810292—810299、81039 81043、 81049、 81059、8106009、 81079、 81089、 81099、 8110009、8111009、811219、811299、82—83 章
二、机械及设备	84 章
三、电器及电子产品	85 章
四、运输工具	86—89 章(8710 除外)
五、仪器仪表	90 章
六、其他 (含磨削工具用磨具、玻壳、钟表及其零件、电子乐器、运动枪支、飞机及车辆用坐具、医用家具、办公室用金属家具、各种灯具及照明装置、儿童带轮玩具、带动力装置的玩具及模型、健身器械及游艺设备、打火机等)	680421、6804221、6804301、6805、7011、91 章、9207、 93031—93033、 9304、 93052、 93059、93061—93063、 94011—94013、 9402、 94031、94032、9405、9501、95031、95038、95041、95043、95049、95069、9508、9613

① 能效标识:是一个市场准入概念,直观地明示家电等产品的能源效率等级,从而给消费者提供判断家电产品是否节能的重要指标。

鉴于机电产品特性及检验检疫要求不同,所需的特殊单证有所区别,一般有以下几种:

(1) 进口电池产品。按备案(注册)登记制度取得国家质检总局核准实施进出口电池产品汞含量检测的实验室出具的《电池产品汞含量检测合格确认书》。

(2) 进口强制性产品认证范围内的机电产品。按强制性产品认证制度要求取得指定认证机构颁发的认证证书。报检时提供认证证书复印件并在产品上加施 3C 认证标志。

(3) 进口安全质量民用商品入境管理范围内的机电产品。按强制性产品认证制度要求取得国家质检总局颁发的《进口安全质量许可证》。凡列入《进口商品安全质量许可制度目录》内的进口商品,都属此类商品。入境报检时都需提供《进口安全质量许可证》复印件并在产品上加施 3C 认证标志。

(4) 进口许可证民用商品入境验证范围内的机电产品。按许可证管理制度要求取得有关部门签发的进口许可的证明文件。在《出入境检验检疫机构实施入境验证的进口商品目录》内检验检疫类别中,标有"L"标记的进口商品,入境报检时都应持此类证明文件。

(5) 进口旧机电产品①。

进口旧机电产品的单位,在签署合同或有约束力的协议时,必须按照国家安全、卫生、保护等法律、行政法规的规定注明该产品的检验依据及各项技术指标等的检验条款。对涉及国家安全、环保、人类健康的旧机电产品以及大型二手设备,进口单位应在对外贸易合同中注明在出口国进行装运前预检验、监装等条款。

旧机电产品入境报检须提供的证书包括:按表 5.3 备案方式,依照备案(注册)登记制度要求,取得的《进口旧机电产品免装运前预检验证书》(正本)②或《进口旧机电产品装运前预检验备案书》(正本)或《进口旧机电装运前预检验证书》(正本)③。

表 5.3　旧机电产品的实施备案方式表

实施备案的进口旧机电产品类型	实施备案机构
列入《国家质检总局办理备案的进口旧机电产品目录》的旧机电产品	所在地直属检验检疫机构初审后,报国家质检总局备案
《国家质检总局办理备案的进口旧机电产品目录》外的旧机电产品	所在地直属检验检疫机构受理备案申请
国务院国有资产监督管理委员会履行出资人职责的企业及其所属的经营性企业进口的旧机电产品	国家质检总局直接受理备案申请

① 旧机电产品是指具有下列情形之一的机电产品:(一)已经使用(不含使用前测试、调试的设备),仍具备基本功能和一定使用价值的;(二)未经使用,但超过质量保证期(非保修期)的;(三)未经使用,但存放时间过长,部件产生明显有形损耗的;(四)新旧部件混装的;(五)经过翻新的。受理加工贸易项下外商提供的不作价进口设备报检时,按一般货物的报检规定受理。

② 指列入《不予备案的进口旧机电产品目录》的进口旧机电产品,除国家特殊需要并经国家质检总局批准的之外,进口旧机电产品备案机构一律不予受理备案申请所签发的证明。

③ 见本书 4.3.3。

鉴于机电产品特性及检验检疫要求不同,还需同时提供以下单证:

① 属于《限制进口机电产品目录》内,而且不属于"旧机电产品禁止进口目录"内的旧机电产品,入境报检时应提供商务部签发的注明为旧机电的相关机电进口证明。

② 属于由商务部签发许可证的《自动进口许可机电产品目录》或"由商务部签发自动进口许可证的旧机电产品目录"内,而且不属于《旧机电产品禁止进口目录》内的旧机电产品,入境报检时应提供商务部签发的注明为旧机电的相关机电进口证明。

③ 属于"由地方、部门机电办签发许可证的自动进口许可机电产品目录"内,而且不属于"旧机电产品禁止进口目录"内,又不属于"商务部签发自动进口许可证的旧机电产品目录"内的旧机电产品,入境报检时应提供各地方、部门机电办签发的注明为旧机电的相关机电进口证明。

④ 属于《重点旧机电产品①进口目录》内旧机电产品,进口单位持《进口许可证》和国家检验检疫机构签发的《入境货物通关单》(在备注栏标注"旧机电产品进口备案"字样)按海关规定办理通关手续。

⑤ 属于《旧机电产品禁止进口目录》内的旧机电产品,原则上不予办理进口检验手续。对于企业进出口有关燃料、物料所使用的作为包装运输容器的旧钢瓶容器,不在禁止进口范围。

表5.4 机电产品的进口分类管理

分类	《目录》名称	列入《目录》条件	备注
禁止进口	《禁止进口机电产品目录》	①为维护国家安全、社会公共利益或者公共道德,需要禁止进口的;②为保护人的健康或者安全,保护动物、植物的生命或者健康;③保护环境,需要禁止进口的;④依照其他法律、行政法规的规定,需要禁止进口的;⑤根据我国所缔结或者参加的国际条约、协定的规定,需要禁止进口的*	
限制进口	《限制进口机电产品目录》	①为维护国家安全、社会公共利益或者公共道德,需要限制进口的;②为保护人的健康或者安全,保护动物、植物的生命或者健康,保护环境,需要限制进口的;③为建立或者加快建立国内特定产业,需要限制进口的;④为保障国家国际金融地位和国际收支平衡,需要限制进口的;⑤依照其他法律、行政法规的规定,需要限制进口的;⑥根据我国所缔结或者参加的国际条约、协定的规定,需要限制进口的	①②③
	《重点旧机电产品进口目录》	国家限制进口的旧机电产品	①③④
进口自动许可	《进口自动许可机电产品目录》	为了监测机电产品进口情况,国家对部分自由进口的机电产品实行进口自动许可	①⑤

---

① 重点旧机电产品是指国家限制进口的旧机电产品。

续表

分类	《目录》名称	列入《目录》条件	备注
备注说明	① 商务部会同海关总署、质检总局制定、调整并公布《目录》 ②《限制进口机电产品目录》实行配额、许可证管理 ③《限制进口机电产品目录》及《重点旧机电产品进口目录》最迟应当在实施前21天公布。在紧急情况下,应当不迟于实施之日公布 ④《重点旧机电产品进口目录》实行进口许可证管理 ⑤《进口自动许可机电产品目录》最迟应当在实施前21天公布		

* 根据旧机电产品对国家安全、社会公共利益以及安全、卫生、健康、环境保护可能产生危害的程度,将超过规定制造年限的旧机电产品,合并列入本目录。

5.4 入境汽车①报检

5.4.1 报检范围

列入《出入境检验检疫机构实施检验检疫的进出境商品目录》的汽车;未列入该《目录》,但国家有关法律法规明确由检验检疫机构负责检验的汽车。

5.4.2 报检要求

1. 报检流程

如图5.4所示,入境口岸报检──➤目的地或使用地申请检验。

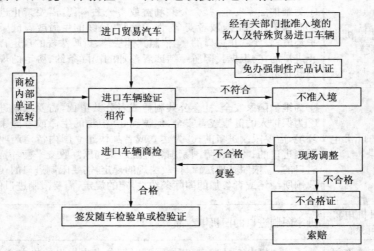

图5.4 进口车辆报检流程图

① 入境汽车:包括贸易性车辆和非贸易性车辆,如侨胞回国、外商入境、留学生回国等等,从国外带入国内自备用的车辆。

2. 报检地点

（1）进口汽车的收货人或代理人应持有关证单在进境口岸或到达站办理报检手续，口岸检验检疫机构审核后签发《入境货物通关单》。进口汽车入境口岸检验检疫机构负责进口汽车入境检验工作，用户所在地检验检疫机构负责进口汽车质保期内的检验管理工作。对转关到内地的进口汽车，视通关所在地为口岸，由通关所在地检验检疫机构负责检验。

（2）对大批量进口汽车，进口单位应在对外贸易合同中约定在出口国装运前进行预检验、监造或监装，检验检疫机构可根据需要派员参加或者组织实施境外检验。经检验合格的，由口岸检验检疫机构签发《入境货物检验检疫证明》，并以"一车一单"方式签发《进口机动车辆随车检验单》，作为到车辆管理机关办理正式牌证的依据。

（3）用户在国内购买进口汽车时必须取得检验检疫机构签发的《进口机动车辆随车检验单》和购车发票。在办理正式牌证前到所在地检验检疫机构检验、换发《进口机动车辆检验证明》，作为到车辆管理机关办理正式牌证的依据。

3. 报检时应提交的单证

（1）单位用户。

① 有效的进口车辆强制性产品认证证书（如是复印件，须加盖收用货单位公章）；

② 海关进口货物报关单、购货合同、发票、装箱单、海运提单、港区提货单等贸易单证；

③ 单位营业执照或批准证书；

④ 对外经济贸易合作部发出的进口许可证或配额证明；

⑤ 其他必须提供的进口单证。

（2）私人用户。

① 海关自用物品申请表；

② 暂住证、护照；

③ 海关进口货物报关单、购货合同、发票、装箱单、海运提单、港区提货单等贸易单证；

④《CCC 入境验证特殊情况申明》；

⑤ 其他必须提供的进口单证。

（3）暂时进口汽车。

① 海关进口货物报关单；

② 海关允许暂时进口的批件；

③ 发票、海运提单；

④《CCC 入境验证特殊情况申明》；

⑤ 其他必须提供的进口单证。

（4）罚没的进口汽车。

用户①报检时提供《入境货物报检单》或进口机动车辆报检单、罚没证正本、商业发票等。

4. 限定特定对象使用的进口汽车报检

(1) 限定特定对象类别。限定特定对象主要包括以下几类：

① 外国驻华使领馆；

② 国际组织驻华机构及其人员；

③ 外商常驻机构及其常驻人员；

④ 其他长期居住旅客。

(2) 报检应提供的资料。限定特定对象使用的进口汽车属海关监管车辆，报检时应提供口岸海关签发的《中华人民共和国海关监管车辆领销牌照通知书》复印件。

5.4.3　其他注意事项

1. 车牌名的签注与管理

进口单位在办理进口机动车辆的有关事宜时，按《进口机动车辆制造厂名称和车辆品牌中英文对照表》规定的进口汽车、摩托车制造厂名称和车辆品牌中文译名进行签注和计算机管理。对未列入《进口机动车辆制造厂名称和车辆品牌中英文对照表》的进口机动车制造厂商及车辆品牌，在申请汽车产品强制性认证时，进口关系人应向国家指定的汽车产品认证机构提供进口机动车制造厂商和(或)车辆品牌的中文译名。经指定认证机构审核后，报国家质检总局备案并通报各有关单位。

2. 问题车辆的处置

检验检疫机构在进口汽车检验中发现安全质量问题，国家质检总局将根据规定发出公告，要求制造商召回有缺陷的产品，尽快采取措施，消除安全隐患。例如，2004 年 2 月，国家质检总局就日本产五十铃(ISUZU)CXH50S 及 CXH50T 底盘车使用的中转向系存在安全质量问题发出公告要求：责令相关认证机构吊销 CXH50S 及 CXH50T 底盘车的强制性产品认证证书(证书号 2003011101039752 中 CXH50S/CXH50T 二款车)，禁止进口；各地检验检疫机构停止办理上述两种车型的报检和相关检验检疫手续。并要求日本五十铃汽车公司尽快采取措施，消除日本产五十铃 CXH50S 和 CXH50T 底盘车的安全隐患。

3. 识别代号验证管理

2008 年 3 月 1 日起，国家对进口机动车车辆识别代号(VIN)实施入境验证管理政策。

---

① 用户：单位用车还需提供企业代码或营业执照复印件；个人用车需提供使用人的身份证、户口簿复印件。

进口机动车的 VIN 必须符合国家强制性标准《道路车辆识别代号（VIN）》（GB16735—2004）的要求。对 VIN 不符合前述标准的进口机动车，检验检疫机构将禁止其进口，公安机关不予办理注册登记手续，国家特殊需要并经批准的，以及常驻我国的境外人员、我国驻外使领馆人员自带的除外。

为便利进口机动车产品报检通关，在进口前，强制性产品认证证书（CCC 证书）的持有人或其授权人可向签发 CCC 证书的认证机构提交拟进口的全部机动车 VIN 和相关结构参数资料进行备案，认证机构对上述资料进行核对、整理后上报国家质检总局及国家认监委，以便口岸检验检疫机构对进口机动车产品的 VIN 实施入境验证。

5.5　入境废物报检

入境废物是指以任何贸易方式和无偿提供、捐赠等方式进入中华人民共和国境内的一切废物（含废料）。

5.5.1　报检范围

1. 废物的分类

根据废物的物理特性及产生方式可分为：

（1）固体废物，指在生产建设、日常生活和其他活动中产生的污染环境的固态、半固态废弃物质。

（2）工业固体废物，指在工业、交通等生产活动中产生的固体废物。

（3）城市生活垃圾，指在城市日常生活中或者为城市日常生活提供服务的活动中产生的固体废物以及法律、行政法规规定的视为生活垃圾的固体废物。

（4）危险废物，指列入国家危险废物名录或者根据国家规定的危险废物鉴别标准和鉴别方法认定的具有危险性的废物。

2. 报检范围

国家对进口废物分以下两类管理：

（1）禁止进口的废物。对禁止进口的固体废物，国家制定了《禁止进口固体废物目录》，任何单位和个人都不准从事此类废物的进口贸易以及其他经营活动。对于属于下述情况的，按禁止进口废物管理：

① 国家禁止进口的货物因丧失原有利用价值或者虽未丧失利用价值但被抛弃或者放弃，或者其他原因而成为固体废物的。

② 《控制危险废物越境转移及其处置巴塞尔公约》认定是危险废物和其他废物（从住家

收集的废物)的以及列入我国《国家危险废物名录》或根据《危险废物鉴别标准》鉴别为危险废物的。

(2) 可作为原料但必须严格限制进口的废物。

对可作为原料但必须严格限制进口的废物,国家制定了《限制进口类可用作原料的废物目录》和《自动进口许可管理类可用作原料的废物目录》,在此目录内的废物须按贸易关系人的备案(注册)登记要求取得国家环保局批文以及出口国检验机构签发的《装船前检验证书》。①

5.5.2 报检程序

1. 报检

进境固体废物运抵固体废物进口相关许可证列明的口岸后,国内收货人或者其代理人向入境口岸报检,接受检验检疫。

(1) 海运口岸入境的废物。

报检时除按规定填写《入境货物报检单》,并在"合同订立特殊条款以及其他要求"栏内注明国外供货商、国内收获人注册登记证书编号,还应提供以下证单:

① 合同、提单、发票、装箱单等外贸证单;

②《进口可用作原料的固体废物国外供货商注册登记证书》(复印件);

③《进口可用作原料的固体废物国内收货人注册登记证书》(复印件);

④ 国家质检总局认可的检验机构签发的《装运前检验证书》②(正本)。

(2) 陆运口岸入境的废物。

报检时还必须提供出口国官方机构出具的检验合格证书,注明不含爆炸物和放射性符合我国标准。

2. 检验检疫

(1) 入境口岸。

① 检验检疫机构根据货物不同性质特点实施卫生检疫、动植物检疫、环保项目检验的检验检疫。经检验检疫合格的进境废物原料,出具《入境货物通关单》,并在备注项注明"上述货物经初步检验,未发现不符合环境保护要求的物质",海关验证放行;若检验不合格的,出具《检验检疫处理通知单》和《检验检疫证书》,及时通知海关和当地环境保护行政主管部门依法处理。

---

① 2009 年,国家对进口废物管理目录进行了修订和增补,见附录 6。

② 装运前检验证书上须注明废物原料境外供货企业的注册编号。

② 除另有规定外,对限制进口类或者自动许可进口类的废物,收货人或其代理人应持固体废物进口相关许可证和检验检疫机构出具的《入境货物通关单》等有关单证向海关办理进口验放手续。

(2) 收用货地。

通关后的废物品质检验,报检人向收用货地检验检疫机构申请检验。经检验合格的,由收用货地检验检疫机构签发《入境货物检验检疫证明》,准予销售、使用。经检验不符合有关规定或合同约定的,签发《品质检验证书》,作为收用货人对外索赔的凭证。

5.6 入境石材、涂料报检

5.6.1 进口石材报检

1. 报检范围
进口石材(《商品名称及编码协调制度》中编码为 2515、2516、6801、6802 项下的商品)和涂料(《商品名称及编码协调制度》中编码为 3208、3209 项下的商品)。

2. 石材的报检程序及应提供的单据
报检人应在货物入境前到入境口岸检验检疫机构办理报检。报检时除提供合同、发票、提单和装箱单等资料外,还应提供符合 GB6566—2001 分类要求的石材说明书①,注明石材原产地、用途、放射性水平类别和适用范围等。

5.6.2 进口涂料报检

1. 登记备案
国家质检总局对进口涂料的检验采取登记备案、专项检测制度。

(1) 取得《涂料备案书》。进口涂料的生产商、进口商和进口代理商根据需要,至少在涂料进口前 2 个月,按备案(注册)登记制度要求向备案机构②申请进口涂料备案,取得《涂料备案书》。

(2) 实施专项检测的进口涂料范围。如表5.5所示。

---

① 报检人未提供说明书或者说明书中未注明的,均视为使用范围不受限制,检验时依据 GB6566—2001 规定的最严格限量要求进行验收。

② 备案机构:是国家质检总局指定的实施进口涂料备案机构的简称,可从国家质检总局网站(http://www.aqsiq.gov.cn)上获取备案机构信息。

表 5.5 实施专项检测的进口涂料商品编码及名称表

HS 编码	商 品 名 称
32081000	溶于非水介质的聚酯油漆及清漆等(以聚酯为基本成分的,包括瓷漆及大漆)
2082010.10	溶于非水介质的光导纤维用涂料(以丙烯酸酯类化合物为主要成分)
32082010.90	其他聚丙烯酸油漆、清漆等(溶于非水介质的以丙烯酸聚合物为基本成分,包括瓷漆及大漆)
32082020	溶于非水介质的聚乙烯油漆及清漆(以乙烯聚合物为基本成分,包括瓷漆及大漆)
32089010.10	溶于非水介质的光导纤维用涂料(以聚胺酯类化合物为主要成分)
32089010.90	其他聚氨酯油漆清漆等(溶于非水介质以聚胺酯类化合物为基本成分,含瓷漆及大漆)
32089090	溶于非水介质其他油漆、清漆溶液(包括以聚合物为基本成分的漆,本章注释四所述溶液)*
32091000	溶于水介质的聚丙烯酸油漆及清漆(以聚丙烯酸或聚乙烯为基本成分的,包括瓷漆及大漆)
32099010	以环氧树脂为基本成分油及清漆(包括瓷漆、分散或溶于水类)
32099020	以氟树脂为基本成分油漆及清漆(包括瓷漆、分散或溶于水类)
32099090	溶于水介质其他聚合物油漆及清漆(以合成聚合物或化学改性天然聚合物为基本成分的)

　* 指《商品归类》第三十二章注释①所述溶液包括 HS 编号 3208—3209 聚合物为基本成分的油漆和 H.S 编号 3210 其他油漆。

　2. 入境报检程序

　(1) 报检应提供的资料。报检人应在进口涂料入境前,到入境口岸检验检疫机构办理报检。报检时除提供合同、发票、提单和装箱单等资料外,已经备案的涂料应同时提交《进口涂料备案书》或其复印件。

　(2) 实施检验。检验检疫机构按照以下规定实施检验:

　① 核查《进口涂料备案书》的符合性。核查内容包括品名、品牌、型号、生产厂商、产地、标签等。

　② 专项检测项目的抽查。同一品牌涂料的年度抽查比例不少于进口批次的 10%,每个批次抽查不少于进口规格型号种类的 10%,所抽取样品送专项检测实验室进行专项检测。

　③ 对未经备案的进口涂料,检验检疫机构接受报检后,按照有关规定抽取样品,并由报检人将样品送专项检测实验室检测,检验检疫机构根据专项检测报告进行符合性核查。

　(3) 签证。

　① 对检验合格的进口涂料,检验检疫机构签发入境货物检验检疫证明。

　② 检验不合格的进口涂料,检验检疫机构出具检验检疫证书,并报国家质检总局。对专项检测不合格的进口涂料,收货人须将其退运出境或者按照有关部门要求妥善处理。

5.7　进口化妆品报检

5.7.1　概述

国家质检总局对进出口化妆品①实施分级监督检验管理制度，制定、调整并公布《进出口化妆品分级管理类目表》②。

1. 报检范围

（1）列入《出入境检验检疫机构实施检验检疫的进出境商品目录》的；

（2）其他法律、法规规定须由检验检疫机构实施检验的；

（3）国际条约、双边协议要求检验的。

2. 标签审核制度的调整

自 2006 年 4 月 1 日起，进出口食品、化妆品的标签审核将与检验检疫结合进行，不再实行预先审核。以进出口化妆品的报检人应提供的单证，以所有不同品种、品牌、品名、规格产品、销售使用的标签样张（一式两份），取得了原先的《进（出）口食品、化妆品标签审核证书》。这是国家质检总局为贯彻落实国务院行政审批改革精神，简化程序，方便进出口所采取的改革措施。

（1）化妆品标签审核内容。

化妆品标签审核，是指对进出口化妆品标签中标示内容的真实性、准确性进行符合性检验，并根据有关规定对标签格式、版面、文字说明、图形、符号等进行审核。具体审核内容包括：

① 标签所标注的化妆品卫生质量状况、功效、成分等内容是否真实、准确；

② 标签的格式、版面、文字说明、图形、符号等是否符合有关规定；

③ 进口化妆品是否使用正确的中文标签；

④ 标签是否符合进口国使用要求。

（2）检验证明文件的签发。

检验检疫机构对化妆品的标签审核，结合进口化妆品检验进行。经检验合格的，在规定出具的检验证明文件中加注"标签经审核合格"。

3. 分级监督检验管理制度

进出口化妆品实施检验的项目包括：化妆品的标签、数量、重量、规格、包装③、标记以及

---

① 化妆品：是指以涂、擦、散布于人体表面任何部位（皮肤、毛发、指甲、口唇等）或口腔黏膜，以达到清洁、护肤、美容和修饰目的的产品。

② 《进出口化妆品分级管理类目表》：是由国家质检总局定期组织专家组对进出口化妆品进行等级评审，按照品牌、品种将进出口化妆品的监督检验分为放宽级和正常级，并根据日常监督检验结果所制定并公布的。

③ 包装项目：是检验化妆品包装容器是否符合产品的性能及安全卫生要求。

品质、卫生等。检验检疫机构对 10％报检批次的放宽级化妆品实施全项目检验,其余报检批次的仅检验标签、数量、重量、规格、包装、标记等项目;对所有报检批次的正常级化妆品均实施全项目检验。

4. 进口化妆品收货人①的备案管理制度

根据 2012 年 2 月 1 日实行的《进出口化妆品检验检疫监督管理办法》②规定,对进口化妆品收货人实施备案管理。备案应具备的条件包括:

(1) 具有化妆品或美容美发等化妆品类经营范围;

(2) 应为进口时货物的真实货主,并能提供所有产品的详细信息包括货物清单、产品配方等。

(3) 应如实记录进口化妆品流向,记录保存期限不得少于 2 年。

(4) 应按规定报检,同时提供收货人备案号。

5. 检验后续管理

(1) 进出口化妆品经检验合格的,由检验检疫机构出具合格单证,并自 2012 年 2 月 1 日起,按照国家质检总局《关于取消进口化妆品加贴检验检疫标志的公告》③要求,经检验合格的进口化妆品不再加贴检验检疫(CIQ)标志。

(2) 进出口化妆品经检验不合格的,由检验检疫机构出具不合格单证。其中:

① 安全卫生指标不合格的,应在检验检疫机构监督下进行销毁或退货;

② 其他项目不合格的,必须在检验检疫机构监督下进行技术处理,经重新检验合格后,方可销售、使用或出口;

③ 不能进行技术处理或者经技术处理后,重新检验仍不合格的,进口化妆品责令其销毁或退货,出口化妆品不准出口。

(3) 出口化妆品经检验检疫合格的,由检验检疫机构按照规定出具通关证明。进口国家(地区)对检验检疫证书有要求的,按照要求同时出具有关检验检疫证书。

(4) 来料加工全部复出口的化妆品,来料进口时,若能提供符合拟复出口国家(地区)法规或者标准的证明性文件的,可免于按照我国标准进行检验;加工后的产品,按照进口国家(地区)的标准进行检验检疫。

5.7.2　报检应提供的特殊单证

从下列发生疯牛病的国家或地区进口化妆品,报检人还应提供输出国或地区官方出具

---

① 收货人:即指进出口化妆品的经营或生产企业。
② 国家质检总局 2011 年第 143 号令。
③ 国家质检总局 2012 年第 39 号公告。

的动物检疫证书,说明该化妆品不含有牛、羊的脑及神经组织、内脏、胎盘和血液(含提取物)等动物源性原料成分。

1. 从法国进口的化妆品还需提供

(1) 进口不含任何牛羊动物源性原料成分的化妆品(A 类产品)时,需提供法国香水美容化妆品工业联合会化妆品证书(格式一)。

(2) 进口含有牛羊动物源性原料成分的化妆品(B 类产品)时,须提供:

① 法国香水美容化妆品工业联合会化妆品证书(格式二);

② 使用的牛羊动物源性原料(含提取物)的风险分析报告和加工工艺等相关材料①。

2. 从以色列进口化妆品还需提供

(1) 进口不含任何牛羊动物源性原料成分的化妆品(A 类产品)时,需提供以色列卫生部药品管理局化妆品证书(格式一)。

(2) 进口含有非禁用的牛羊动物源性原料成分的化妆品(B 类产品)时,需提供:

① 以色列卫生部药品管理局化妆品证书(格式二);

② 使用的牛羊动物源性原料(含提取物)的风险分析报告和加工工艺等相关材料。

3. 从日本进口化妆品原料时还需提供

(1) 进口非禁用的牛羊动物源性化妆品原料时,需提供:

① 日本官方出具的检疫证书(格式一);

② 风险分析报告。

(2) 进口含非牛羊动物源性化妆品原料时,需提供官方出具的检疫证书(格式二)。

(3) 进口非动物源性的化妆品原料时,出口国不出具证书,但要求生产厂商提供"非动物源性产品声明"。

5.8 入境食品报检

5.8.1 概述

1. 报检范围

食品是指各种供人食用或者饮用的成品和原料以及按照传统既是食品又是药品的物品,但是不包括以治疗为目的的物品。食品添加剂是指为改善食品品质和色、香、味,以及为防腐和加工工艺的需要而加入食品中的化学合成或者天然物质。因此,入境食品报检范围包括食品、食品添加剂、食品容器、食品包装容器、食品包装材料和生产食品用工具及设备等。

---

① 同一国家的产品在同一口岸报检时,相同原料的风险分析报告只可提供一次。

2. 标签审核制度的调整

见 5.7 进口化妆品报检。

5.8.2　报检要求

1. 报检时应提供的特殊单据

进口食品的报检人在报检时,除填写《入境货物报检单》,提供相应的外贸单证外,还应提供的特殊单证包括:

(1) 进口食品原产地证书;

(2) 输出国使用的农药、化肥、除草剂、熏蒸剂及生产食品的原料、添加剂、加工方法等有关资料及标准;

(3) 所有不同品种、品牌、品名、规格产品、销售使用的标签样张;

(4) 相关部门的审批单证,如以保健食品名义报检的进口食品须获得卫生部的保健食品批号,并在进口时须增做功能性复核实验项目。

2. 进口食品换证报检要求

进口食品在口岸检验合格取得卫生证书后再转运内地销售时,进口食品经营企业应持口岸检验检疫机构签发的进口食品卫生证书正本或副本到当地检验检疫机构换取卫生证书。申请换证时也应填写《入境货物报检单》,并在《报检单》合同订立的特殊条款以及其他要求一栏中注明需换领证书的份数。

3. 进口预包装食品及食品添加剂报检要求

进口预包装食品①及食品添加剂以及相关产品应当符合我国食品安全国家标准。报检时应提供下述特殊单证,经检验检疫机构审核合格的,在按规定提供出具的检验证明文件②中加注"标签经审核合格"。

(1) 进口食品中文标签样张和外文原标签及翻译件。

进口食品中文标签、中文说明书应当符合《食品安全法》以及我国其他有关法律、行政法规和食品安全国家标准的要求,载明食品的原产地以及境内代理商的名称、地址、联系方式。预包装食品及食品添加剂没有中文标签、中文说明书或者标签、说明书不符合前述要求的,不得进口。

(2) 证明材料。

当进口食品标签中特别强调某一内容,如获奖、获证、法定产区等内容时,应提供相应的证明材料。

---

① 预包装食品:是指经预先定量包装,或装入(灌入)容器中,向消费者直接提供的食品。

② 详见本书 8.7.4。

5.8.3　入境食品包装容器、包装材料报检要求

国家质检总局对入境食品包装容器、包装材料（以下简称食品包装）进口商实施备案管理。对进口食品包装产品实施检验。①

1. 入境报检要求

（1）作为商品直接进口的与食品接触材料和制品及已盛食品的食品包装，进口商应向到货地口岸检验检疫机关报检。报检时应填写《入境货物报检单》，同时随单提供提单、合同、发票、装箱单等，还应提交《出入境食品包装备案书》（复印件）。经检验合格出具《入境货物检验检疫证明》。

（2）盛装进口食品的食品包装，在进口食品报检时列明包装情况。检验检疫在对进口食品检验的同时，对食品包装进行抽查检验。

（3）对未能提供《入境食品包装备案书》的，在检验检疫机构予以受理报检时，进口商可按备案管理规定及时办理相关手续。进出口食品包装备案不是行政许可，检验检疫机构对未经备案企业进口或生产的食品包装实施批批检测。

2. 食品包装的检测

（1）对已列入《法检目录》的进口食品包装，如用于盛装出口食品，可凭《入境货物检验检疫证明》换发《出入境货物包装性能检验结果单》，必要时进行安全、卫生项目检测。

（2）对未列入《法检目录》的进口食品包装，按照非法定检验检疫商品监督抽查管理规定实施抽查检验，如用于盛装出口食品，应按照出口食品包装有关规定办理《出入境货物包装性能检验结果单》。

5.9　鉴定业务报检

5.9.1　外商投资财产价值鉴定

外商投资财产价值鉴定的内容包括外商投资财产的品种、质量、数量、价值和损失鉴定。品种、质量、数量鉴定是对外商投资财产的品名、型号、质量、数量、规格、商标、新旧程度及出厂日期、制造国别、厂家等进行鉴定。价值鉴定是对外商投资财产的现时价值进行鉴定。损失鉴定是对外商投资财产因自然灾害、意外事故引起的损失的原因、程度以及损失清理费用和残余价值的鉴定。

1. 报检范围

（1）外商投资财产价值鉴定范围只限于外商投资企业及各种对外补偿贸易方式中，境

---

① 详见本书8.7。

外(包括港、澳、台地区)投资者以实物作价投资的,或外商投资企业委托国外投资者用投资资金从境外购买的财产。

(2) 外商投资企业进口《出入境检验检疫机构实施检验检疫的进出境商品目录》外的,属海关监管方式代码为"2025"、"2225"和"0513",即,合资合作、外资设备物品和补偿贸易的外商投资企业进口和补偿贸易进口的设备及物品,均需办理外商投资资产价值鉴定。

2. 报检程序

(1) 报检人应向口岸或到达站检验检疫机构提出申请,口岸或到达站检验检疫机构审核其有关单据符合要求后受理其报检申请,并予以签发《入境货物通关单》。企业凭此单向海关办理通关放行手续。货物通关后,报检人应及时与检验检疫机构联系办理检验鉴定手续。

(2) 货物通关后转运异地的,报检人应及时与最终到货地检验检疫机构联系办理检验鉴定手续。

(3) 检验检疫机构对鉴定完毕的外商投资财产签发《价值鉴定证书》,供企业到所在地会计事务所办理验资手续。

3. 报检应提供的单据

报检人按规定填写《入境货物报检单》并提供以下资料:

(1) 合同、发票、装箱单、提(运)单等单据等相关外贸单据;

(2) 进口财产明细表、报关清单、维修费用清单及设备技术文件等资料;

(3) 首次办理的企业应提供营业执照副本复印件、外商投资企业批准证书复印件、公司章程等资料;

(4) 涉及废旧物品及许可证管理等投资物品的相应证明文件。

5.9.2　残损鉴定

残损鉴定是依据对外贸易、运输、保险等贸易关系人和国内外有关单位的委托申请,对残损进行鉴定。主要鉴定遭损商品的残①、短②、渍③、毁等情况。对商品遭受的残破、短缺、生锈、发霉④、油渍、污染、串味感染、虫蛀、受潮、腐败、变质⑤、损毁、灭失等,确定残损商品

---

① 残(损):是指由于包装不良、不适应长途运输;装卸、搬运不慎;积载不当、绑扎加固不牢、衬垫及隔离不良;恶劣天气,引起坍垛等原因所致的货物残破损。

② 短(缺):其含义是指商品的重量、数量、面积、长度、容量、体积等的不足。

③ 渍(损):是指被其他物质,尤其是液体沾污浸渍造成的渍损,包括水渍、油渍、化学品渍及污渍等。

④ 霉烂:货物发生霉烂的原因,既要从货物本身的水分去分析,又要从外来水渍增加水分去考虑,既作现场查勘,又要扦样化验分析,查清真实原因。

⑤ 变质:货物在运输过程中发生变质,有物理上的原因,也有化学上的原因,有内因也有外因。检验货物变质,着重分析商品的特性,结合运输来考虑。

的受损程度,判断致损原因,分析对使用和销售的影响,估定残损贬值率,以及证明有关修理、加工、改装等补救费用,出具残损鉴定证书,作为申请人、承运人或保险人索赔、退货、补货或换货的依据。

1. 鉴定范围

进口商品发现货损货差、错发货等情况时,贸易关系人应及时向检验检疫机构申请残损鉴定业务。检验检疫机构凭进口商品的发货人、收货人、保险人、承运人的申请和国内外仲裁、司法、检验机构的委托,办理舱口检视、载损鉴定、监视卸载、海损鉴定、验残等进口商品残损鉴定工作,以确定货损原因、货损程度、货损金额及商品的贬值程度或加工整理的费用等。

2. 申请鉴定的时间和地点

(1) 卸货时发现包装或外表残损的进口商品,应在船方签残后或最迟在提货前申请鉴定。

(2) 需要登轮了解受损情况,确定受损范围和判定致损原因的,应在卸货前申请鉴定。

(3) 对易腐、易变、易扩大损失的残损商品,发现残损立即申请鉴定。

(4) 需申请到货地检验检疫机构鉴定的残损商品,应在索赔期满 20 天前申请鉴定。

(5) 卸货时发现包装或外表残损的进口商品须在卸货口岸申请当地检验检疫机构鉴定。

(6) 包装完整或有隐蔽性缺陷的残损商品,可向到货地检验检疫机构申请鉴定。

3. 申请鉴定时应提供的单据

报检人申请鉴定时,除提供货损情况说明和对已与外商签署退换货赔偿协议的应附赔偿协议复印件外,还应提供有关申请鉴定项目的资料:

(1) 申请舱口检视、载损鉴定和监视卸载的,应提供舱单、积载图、航海日志及海事声明等资料。

(2) 申请海损鉴定的,应提供舱单、积载图、提单、海事报告、事故报告等资料。

(3) 申请验残的应提供合同、提单、发票、装箱单、理货残损单、说明书、重量明细单、品质证书等资料。

5.10　入境货物的报检实例

5.10.1　进口机电产品报检

1. 报检情况

2005 年 6 月,宝钢集团上海五钢有限公司从德国进口一批机电产品,有关入境检验检疫工作全权委托宝钢工程建设总公司办理。

在《入境货物报检单》上所填制的基本情况:货物资料如表 5.6 所示:

表 5.6　进口机电产品明细表

货物名称	HS 编码	原产地	数/重量	货物总值(美元)	包装种类/数量
开关	85365000.00 L/N	德　国	11/10 千克	3 407	
接触器	85369000.00 L/N	德　国	2 千克	1 014	
插头	85366900.00 L/N	德　国	16 个/10 千克	2 550	1 个中木箱
蓄能器	84798990.00 M/N	德　国	1 台	15 268	
密封等	84841000.00	德　国	60 千克	89 050	

报检单位登记号:3100700565　　　　　　编号:310100105019626E①

合同号:2004SFS-2B-073　　　　　　　　提单/运单号:00LU25485451＊01

许可证/审批号:成套设备夹带零件　　　　贸易方式:一般贸易

启运口岸:不来梅(德国)　　　　　　　　入境口岸:上海××港区××库

2. 报检随附证单

　　按验证管理类商品的入境报检规定,该批货物的报检随附贸易性单据外,还需提交:《出入境检验检疫报检委托书》②、《免办 3C 证明》(附件 5.1)和官方出具货物木质包装的《植物检疫证书》。其中《植物检疫证书》上注明:"Packing Condition:Goods are in a new, strong, seaworthy and fumigated wooden case."③经核查合格后,口岸检验检疫机构签发《入境货物通关单》。

5.10.2　进口动物产品报检

1. 报检情况

　　上海××有限公司从澳大利亚进口一批羊肠衣报检,并按规定办理报检手续。在编号310100105020951E④《入境货物报检单》上填制的情况如下:

报检单位:上海××有限公司　　　　　　报检单位登记号:3100700024

货物名称:羊肠衣(FROZEN SHEEP RUNNE)　HS 编码:05040012P. R/Q. S

数/重量:29 188 根/18 472.51 千克　　　原产国:澳大利亚

货物总值:7 296.25 澳元　　　　　　　　包装种类及数量:769 只纸箱

运输工具名称号码:船舶, MOL UNITYOOION　合同号:04/020

---

① E:代表电子报检符号,详见本书 11.2 的内容。

② 格式见附件 6.2。

③ 译文为"包装情况:货物的包装是用只新的、牢固的、适宜海运并经熏蒸处理的木箱"。

④ E:代表电子报检符号,详见本书 11.2 的内容。

贸易方式:来料加工   提单/运单号:MOLU7138848948

贸易国家:澳大利亚   许可证/审批号 AJ000510051

启运口岸:澳大利亚   到货日期:2005-06-20

入境口岸:上海口岸   卸毕日期:2005-06-20

集装箱规格、数量及号码:海运 20 尺冷藏×1,MOLU5545668

目的地:上海市闵行区   货物存放地:闵行区××路

2. 报检随附证单

按检疫审批管理类商品的入境报检规定该批货物的报检随附贸易性单据外,还需提交《报检预核销单》①(附件 5.2)和官方检疫机构出具的《动物肠衣官方证书》。(附件 5.3)。《动物肠衣官方证书》注明:"Australia is free from areas of Foot and Mouth Disease and quarantine results guarantee that the runners are free in Sheep Pox, Bluetongue and foot and mouth Disease. Plants in which the meat and meat products were produced are regis-tered and supervised by AQIS. Animals from which the meat and meat products were de-rived originated from properties in which there has been clinical case of Anthrax for 42 days preceding slaughter and found healthy at ante and post mortem inspection."②经现场检验合格后,口岸检验检疫机构签发《入境货物通关单》。

案例评析

案例 1 擅自销售进口鱼粉案

2005 年 5 月 10 日,浙江 A 公司向 C 检验检疫机构(以下简称 C 机构)报检一批新西兰进口鱼粉,共 72 540 公斤、总值 70 207.2 美元。经 C 机构抽样检测确认,该批鱼粉的汞含量超标,出具《检验检疫处理通知书》,责令货主作"销毁或退货"处理。6 月 20 日 C 机构拟监督实施检验检疫处理时,发现该批货已由实际收货人杭州 B 公司销售完毕。

经调查杭州 B 公司与 A 公司曾签订过进口代理协议。A 公司代理进口新西兰 1 000 吨鱼粉到货后,又委托其下属 D 公司负责报检、报关和运输。D 公司分别委托上海 E 公司负责报检、报关和杭州 F 公司负责运输。通过对 A、B、D、E、F 五家公司调查后,C 机构还实地

---

① 《报检预核销单》:是检验检疫机构对已经办妥检疫审批、进口量比较大,需在审批有效期内分数次入境货物的一种管理措施。

② 译文为:"澳大利亚是口蹄疫非疫区。检疫结果证实,肠衣无羊痘、蓝舌病和口蹄疫。肉类加工厂经澳大利亚检疫检验机关注册,并由其监督管理。动物的肉及其产品来自屠宰期 42 天内无炭疽临床病例,并经宰前和宰后检验健康的动物群。"

勘验了货物存放地,获取了与案件有关的货物报检单、代理报检委托书、海关进口关税缴款书及委托 D 公司代交税金的电汇凭证、收据联复印件等证据资料。从而认定了 A 公司擅自销售不合格鱼粉的违法事实,依法作出罚款 11.6 万元人民币的处罚决定。

在本案中,涉案单位虽为 5 家,即代理进口单位 A 公司、代理物流单位 D 公司、代理报检单位 E 公司、运输单位 F 公司和实际收货人 B 公司,但由于《报检委托书》是由 A 公司出具的,并全权委托 E 公司代理报检,且所有涉及报检、报关的单证,如《入境货物报检单》、《报关单》收货单位、经营单位及关税、增值税缴款单位均为"A 公司",因此,A 公司最终被确认为本案的违法主体。

案例 2 擅自处置退运的出口货物案

2005 年 5 月,D 公司出口到保加利亚的两个集装箱兔肉共计 50 吨,被退运回山东口岸。D 公司在未办理检验检疫审批手续和未向检验检疫机构报检的情况下,擅自移运货物至公司仓库内。检验检疫人员在实施日常监督工作时,发现并了解到上述情况后,及时封存了被退运的兔肉,并立案调查处理。

经实地调查发现,D 公司初次遇到退运情况,思想上总认为,原箱柜退回自己出口的货物,无需办理检疫审批。其次相关手续一直委托代理商办理,公司也无需向检验检疫机构报检,导致了上述违法行为的发生。据此,检验检疫机构依据《动植物检疫法实施条例》第五十九条第一项的规定,给予 D 公司处以 5 000 元以下的罚款。

根据检验检疫法律法规的规定,由国内出口被退运的商品应视为进境商品。由此提醒有关外贸企业注意:一是进境的动植物产品必须办理检疫审批;二是对异地口岸入境的法检商品,切勿忽视了货到达目的地后的检验检疫。同时也提醒代理商:对货主应尽责,及时帮助货主联系检验检疫事宜,防止上述情况的发生。

本章小结

入境货物报检是入境货物检验检疫工作程序中第一个环节。报检人应持有关单证在规定的时间和地点,向入境口岸检验检疫机构报检。相关单证经审核合格后,检验检疫机构签发《入境货物通关单》,供海关验放。《入境货物通关单》上除载明进口商品的基本情况外,并注明"上述货物业已报检/申报,请海关予以放行"。

报检人办理入境报检时应填写《入境货物报检单》,提供货物相关的合同、发票、装运单单证等贸易类单证外,还应提供不同类别货物的相应特殊单证。本章根据入境货物的特性及其不同管理制度,对 9 类入境货物的不同报检要求作了概述,基本浓缩了所有入境货物报检应提供的特殊单证。

依法办理入境货物的报检是报检人的职责。货物通关后 20 天之内，报检人有义务与口岸或货物到达地检验检疫机构联系，及时办理入境货物的施检手续。报检人失职或有违法的报检行为，将受到检验检疫法律的处罚。

综合练习

1. 模拟试题练习

（1）单项选择题

① 某公司从印度进口一批液晶显示器（检验检疫类别为 L. M/N），贸易方式为一般贸易，报检时须提供（　　）。

  A. 质量许可证　　　　　　　　　　B. 强制性产品认证证书

  C. 型式试验报告　　　　　　　　　　D. 入境货物检验检疫证明

② 因科研等特殊需要，输入禁止入境物的，报检时必须提供国家质检总局签发的（　　）。

  A. 特许审批证明　　　　　　　　　　B. 进境动植物检疫许可证

  C. 安全质量许可证　　　　　　　　　D. 检疫证书

③ 列入《安全质量许可制度的进口商品目录》内的货物，必须取得国家检验检疫部门颁发的质量许可证并加贴（　　）方可申请报检。

  A. 防伪标志　　　　B. 安全标志　　　　C. 绿色环保标志　　　D. 劳动保护标志

④ 法定检验检疫货物的通关模式（　　）。

  A. 先报检，后报关　　　　　　　　　B. 先报关，后报检

  C. 既可先报检也可先报关　　　　　　D. 报检与报关应同时办理

⑤ 进口以下货物，无须办理检疫审批手续的是（　　）。

  A. 新鲜水果　　　　B. 服装　　　　C. 活动物　　　　D. 大豆

⑥ 通过贸易、科技合作、交换、赠送、援助等方式输入动植物、动植物产品和其他检疫物的，应当在合同或者协议中注明（　　），并注明必须附有输出国家或者地区政府动植物检疫机关出具的检疫证书。

  A. 中国法定的检疫要求　　　　　　　B. 一般检疫要求

  C. 特殊检疫要求　　　　　　　　　　D. 有无要求

⑦ 以下所列证单，明确规定了进口货物报检地点的是（　　）。

  A. 装运前检验证书　　　　　　　　　B. 输出国官方检疫证书

  C. 原产地证书　　　　　　　　　　　D. 进境动植物检疫许可证

⑧ 购买进口汽车的用户可凭当地检验检疫机构出具的（　　）到车辆管理机关办理正式牌证。

A. 入境货物通关单　　　　　　　　B. 进口机动车辆检验证明

C. 入境货物检验检疫证明　　　　　D. 进口机动车辆随车检验单

（2）多项选择题

⑨ 以下所列入境货物,报检时须提供国外官方机构出具的检疫证书的有（　　　）。

A. 可用作原料的废物　　　　　　　B. 旧机电产品

C. 动物产品　　　　　　　　　　　D. 新鲜水果

⑩ 以下进口货物,应在卸货口岸实施检验检疫的有（　　　）。

A. 大宗散装货物　　　　　　　　　B. 易腐烂变质货物

C. 大型成套设备　　　　　　　　　D. 已发生残损、短缺的货物

⑪ 某公司进口一批生羊皮,检验检疫机构在检验检疫过程中发现该批货物中混有部分生牛皮。以下表述正确的是（　　　）。

A. 该公司应在货物使用前补办生牛皮的报检手续

B. 该公司应办理更改报检手续,将入境货物通关单上的货物分为两项

C. 检验检疫机构将依法对该公司进行处罚

D. 该批货物将被退运或销毁

⑫ 河南某公司拟从比利时进口一批花卉种苗,该公司的以下做法与检验检疫有关法律法规或规定不符的有（　　　）。

　　该公司于 2004 年 10 月与外商签订合同,(A)合同签订后,该公司立即到检验检疫机构办理检疫审批手续并(B)提交材料申请办理标签审核,同时,该公司通知外方公司;(C)即使货物是裸装的也需由出口商出具"无木质包装声明";而且,(D)如果种苗上带有土壤,应申请比利时官方对土壤进行检疫并出具检疫证书。

⑬ 甘肃某公司从巴西进口一批旧设备,进境口岸是烟台,以下描述错误的是（　　　）。

A. 如果已在外经贸主管部门办理了有关机电证明,则无须向检验检疫机构申请品质检验

B. 如果需要进行价值鉴定,则只能向烟台检验检疫局申请鉴定

C. 卫生处理应当在烟台完成,品质检验可根据申请人的要求在烟台或甘肃进行

D. 该公司若未在烟台检验检疫局办理备案,可临时使用代理报检单位的注册号

⑭ 某公司进口一批废物原料,货物到达口岸后,以下表述正确的是（　　　）。

A. 应在办理报关手续前向检验检疫机构办理报检手续

B. 应凭《入境货物检验检疫证明》办理通关手续

C. 报检时应提交国家环保总局签发的《进口废物批准证书》

D. 报检时提交国家质检总局认可的机构签发的装运前检验证书

（3）判断题

⑮ 入境货物经检验检疫不合格的,收货人可凭《入境货物通关单》对外索赔。（　　　）

⑯ 已实施装运前检验的入境货物,入境时检验检疫机构仍须实施检验。(　　)

⑰ 未列入《出入境检验检疫机构实施检验检疫的进出境商品目录》的商品,检验检疫机构凭货主或其代理人的申请实施检验或抽查检验。(　　)

⑱ 国家允许进口的旧机电产品,进口前未办理备案或者未按照规定进行装运前检验的,按照国家有关规定予以退货。(　　)

⑲ 入境货物需要分销数地的,进口商应在报检时提出申请,检验检疫机构按分销批数分证,证书副本送分销地检验检疫机构。(　　)

⑳ 进口玩具经检验检疫机构检验合格,领取《入境货物检验检疫证明》后即可在市场销售。(　　)

2. 思考题

(1) 入境动植物及其产品的报检事先应注意哪些规定?

(2) 进口旧机电产品的报检应注意哪些规定?

(3) 入境汽车的报检有哪些特殊要求?

(4) 对入境可用作原料的废物报检主要有哪些规定?

(5) 什么是"疫区"? 国家对来自疫区货物有哪些强制性措施?

(6) 如何办理入境货物的"检验鉴定"手续?

3. 技能实训题

例1:贵州一饮料生产厂从英国进口两批设备零配件(检验检疫类别为 R/),一批在上海入境通关后运至贵州,另一批从深圳入境后转关至贵州,全部进齐后组装成饮料生产线,投入使用后发现部分零件存在质量问题。请根据以上描述完成单项选择题。

(1) 如果进口的是旧设备,该厂在进口前应事先申请办理(　　)。

A. 动植物检疫审批班　　　　　　　　B. 卫生注册登记

C. 强制性产品认证　　　　　　　　　D. 旧机电产品备案

(2) 对于从上海口岸入境的货物,如果在口岸发现部分包装破损,该饮料厂应向(　　)检验检疫机构申请残损鉴定。

A. 上海　　　　　　　　　　　　　　B. 贵州

C. 上海和贵州　　　　　　　　　　　D. 上海或贵州

(3) 对于从深圳口岸入境的货物,该饮料厂应向(　　)检验检疫机构报检,申请《入境货物通关单》。

A. 上海　　　B. 广州　　　C. 深圳　　　D. 贵州

（4）该生产线必须由检验检疫机构实施（　　　）。

A. 品质检验和卫生除害处理

B. 食品设备卫生检验和卫生除害处理

C. 品质检验和食品设备卫生检验

D. 品质检验和民用商品入境验证

（5）经该饮料厂索赔，卖方将出现质量问题的零件的赔付品空运至贵州，以下关于赔付的零件表述正确的是（　　　）。

A. 该饮料厂无须办理报检手续

B. 该饮料厂应向贵州检验检疫机构申请入境验证

C. 该饮料厂应向贵州检验检疫机构报检，申请《入境货物通关单》

D. 该饮料厂应向贵州检验检疫机构报检，申请《入境货物调离通知单》

例2：上海某贸易公司从英国（疯牛病疫区）进口一条二手的汽车零件生产线，使用单位为湖北某机械制造公司（该公司无进出口经营权）。该生产线包含10个组成部件，其中有7个部件对应的H.S编码未列入《出入境检验检疫机构实施检验检疫的进出境商品目录》。货物由某运输公司承运，运输过程中使用了木托，进境口岸为上海。货到口岸后，委托上海某代理报检公司报检。

（1）关于该批货物的旧机电产品备案，以下表述错误的是（　　　）。

A. 来自疫区的货物不能申请进口旧机电产品备案书

B. 应在货到口岸后及时办理旧机电产品备案手续

C. 未列入目录的7个部件无需办理旧机电产品备案

D. 如果该批货物实施了装运前检验，则无需办理旧机电产品备案

（2）上海某代理报检公司报检时，须提交以下所列单据中的（　　　）。

A. 某机械制造公司的报检委托书　　　B. 装运前检验相关证书或证明

C. 进口机动车辆随车检验单　　　　　D. 进境动植物检疫许可证

（3）《入境货物报检单》的"收货人"一栏不能填写（　　　）。

A. 上海某贸易公司　　　　　　　　　B. 某运输公司

C. 湖北某机械制造公司　　　　　　　D. 上海某代理报检公司

（4）关于该批货物的报检，以下表述正确的是（　　　）。

A. 生产线的10个部件都应报检　　　　B. 未列入目录的7个部件无需报检

C. 运输过程中使用的木托应报检　　　　D. 运输过程中使用的木托无需报检

（5）关于该批货物报检的地点和时限，以下表述正确的是（　　　）。

A. 应向上海检验检疫机构报检　　　　B. 应向湖北检验检疫机构申请检验

C. 应在海关放行20日后申请检验　　　D. 应在海关放行20日内申请检验

附件 5.1 《免办 3C 证明》

CCC 入境验证特殊情况声明

致上海出入境检验检疫机构：

我公司本次以 _一般贸易_ 的贸易方式报检进口的货物

（发票号： DKBA0405 ，提/运单号： 001425483451*01 ）情况如下：

货物名称	H.S 编码	数/重量
开关	85365000	114/10箱
接触器	85369000	2箱
插头	85366900	16/10箱

以上货物属于 _我司超大镀项目精镀机设备（合同号：20485-2B-03）_ 的
特殊情况。我公司承诺上述货物将按照上述贸易方式进口，不用于销
售或在其他经营活动中使用，并对货物使用过程中的安全问题承担责
任。我公司愿意接受检验检疫机构的监督检查，并承担相应的法律
责任。

属成套设备夹带零件
如申报，请给予办理。

经营/收货单位名称： ××集团上海×× 有限公司

经营/收货单位联系人：

联系电话： ×××-×××××××

日　　期： 2005年6月8日

（单位公章）

附件 5.2　《报检预核销单》

报检预核销单

申请单位: 上海XX有限公司　　　　　　　　　　报检单号:

许可证内容			
许可证号	AJC00510051	产品代码	05C40012
产品名称	整个或切块盐渍的绵羊肠衣	品种	冷冻羊肠衣
输出国家或地区	澳大利亚	产地	澳大利亚
进境口岸	上海海港口岸	进境日期	2005-04-01
结关地	上海海港口岸	目的地	上海市
运输方式	江、海运输	用途	加工
运输路线	从澳大利亚至上海		
有效期限	自 2005-03-11 至 2005-09-11		
境外生产、加工、存放单位			
进境后的隔离检疫场所			
进境后的生产 加工、使用、存放单位		上海 XX 有限公司	
核销数据			
申批数量	5500.0 吨	上次余额	4170.707 吨
核销序号	56	报检数量	18.473 吨
打印时间	2005-6-21 13:18:35	剩余数量	4152.234 吨
检疫要求			

须有产地国家/地区官方出具的正本检疫证书,证明肠衣来自健康羊,适于人类食用.入境时,请 上海 检验检疫局验证、检疫,并抽样检验病菌呋喃(代谢物)、氯霉素、磺胺类药物、有机氯(PCBs)等残留,合格后放行.请 上海 检验检疫局对入境放行的肠衣要做好防疫工作.

附件 5.3 《动物肠衣官方证书》

		ORIGINAL
Exporter T & R. MURRAY BRIDGE PTY LTD LAGOON ROAD MURRAY BRIDGE SA 5253 AUSTRALIA	Section 23	No. **4459286**

Department of Agriculture, Fisheries and Forestry

Export Control Act 1982

Consignee
PETER GELHARD
INDUSTRIEGEBIET ROHR, 17 SALZER STR
D - 56235 RANSBACH-BAUMBACH
BEI SONG ROAD, MAQIAO MINHANG DIST
SHANGHAI 201111
CHINA

Official Certificate for Animal Runners

Export estab. no(s) where packed
533

Country of origin of goods
AUSTRALIA

Port of loading
MELBOURNE

Ship /Aircraft and Voyage or Flight
MOL UNITY/V10

Date of departure
30-MAY-2005

Port of discharge
SHANGHAI

Final destination (if on carriage)

Marks and container nos	No. and kind of packages	Description of goods	Net Weight KG
MOLU5545668		DAFF SEAL NO. 607694	
	567 CARTONS	FROZEN LAMB RUNNERS	13356.690
	202 CARTONS	FROZEN SHEEP RUNNERS	4679.090
TOTALS	769 CARTONS		18035.780

Australia is free from areas of Foot and Mouth Disease and quarantine results guarantee that the runners are free from Sheep Pox, Bluetongue and Foot and Mouth Disease.
The plants in which the meat and meat products were produced are registered and supervised by AQIS.
The animals from which the meat and meat products were derived originated from properties in which there has been no clinical case of Anthrax for 42 days preceding slaughter and found healthy at ante and post mortem inspection.

I hereby certify that the animal runners herein described were derived from healthy animals, (cattle, sheep, swine, goats or horses), which received ante-mortem and post-mortem veterinary inspection at the time of slaughter, and were prepared and handled only in a sanitary manner and were not subjected to contagion prior to exportation. The runners have been frozen prior to shipment and are suitable for further processing.

Seal

Dated at　ADELAIDE　　　　　in the State of　SOUTH AUSTRALIA
this　30TH DAY OF MAY 2005

Ann McDonald

Veterinary Officer of the Department of Agriculture, Fisheries and Forestry
Ann McDonald BVSc

3660

6 出境货物检验检疫报检

学习目的

掌握主要出境货物的报检程序,了解不同类别出境货物报检要求的区别。

知识要点

以动植物产品、废物、机电产品、危险货物、食品化妆品、纺织品等商品为例,概述不同类别出境货物报检要求的区别。

6.1 概述

出境货物报检的主体是法定检验的出口商品的发货人。发货人是外贸合同约定的出口商品的卖方,必须是进出口外贸经营者。出境货物的报检类型、范围、时限、地点见出入境检验检疫报检,在此不作赘述。

根据《商检法》及其实施条例的规定,发货人也可以委托有资格的代理报检企业办理报检手续。出口商品报检时,发货人应当填写《出境货物报检单》,并提供表 6.1 所述,与出口商品有关的外贸合同等国家质检总局规定的必要凭证,国家有审批等特殊要求的还应当提供相关批准文件,委托代理单位报检的还应当提供授权委托书。

表 6.1 出口商品报检必要凭证归类表

出口商品的检验监管要求	报检凭证的特殊要求
实施注册登记管理的货物	出口质量许可证书编号
实施卫生注册登记管理的货物	卫生注册登记证书编号
出口援外物资	商务部和国家质检总局批文
出口危险货物	《出境危险货物包装容器性能检验结果单》《出境危险货物包装容器使用鉴定结果单》
出口电池产品	《进出口电池产品备案书》
实施出口验证管理的出口商品	证明文件、标志等

出境货物的报检流程如图 6.1 所述。报检义务人应逐批向出境口岸检验检疫局指定的

分支机构办理报检手续。在出境报检时,报检人未能提供上述列举的必要凭证或者相关批准文件,检验检疫机构不受理其报检。口岸检验检疫机构对出口商品查验时,应核查《出境货物换证凭单》、对外贸合同、信用证、发票、装箱单等凭证是否齐全,并按照国家质检总局的规定予以验证放行或者核查货证。

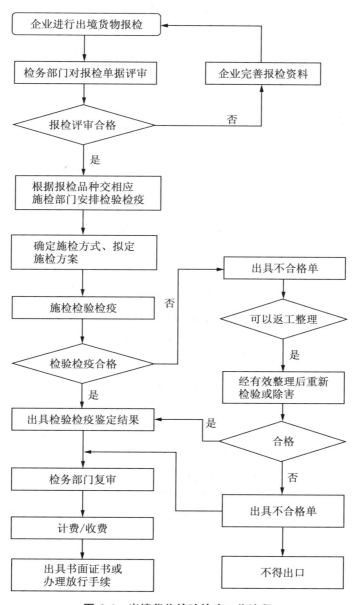

图6.1　出境货物检验检疫工作流程

实施验证放行方式查验的,由口岸检验检疫机构受理申报,并核查《出境货物换证凭单》。《出境货物换证凭单》真实有效的,签发《出境货物通关单》。

实施核查方式查验的,口岸检验检疫机构受理申报,核查《出境货物换证凭单》。《出境货物换证凭单》真实有效的,并检查出境货物的基本情况是否与《出境货物换证凭单》记载相符。核查货物实行按比例抽查。出境货物经核查货证符合要求的,由口岸检验检疫机构签发《出境货物通关单》。

出口商品生产地与口岸报关口一致的,直接由生产地检验检疫机构签发《出境货物通关单》。

6.2　具有特殊报检要求的出境货物

6.2.1　出境动物及动物产品

1. 动物①

(1) 种用或食用动物。一般在出境前 60 天预报,隔离前 7 天报检。报检需提供以下特殊单证:

① 实行检疫监督的输出动物,生产企业须出示输出动物检疫许可证。

② 输出国家规定保护的动物,应有国家濒危物种进出口管理办公室出具的许可证。

③ 输出供非屠宰用的畜禽,应有农业部门的品种审批单。

④ 输出实验动物,应有中国生物工程开发中心的审批单。

(2) 观赏动物。一般在出境前 30 天报检。报检时需提供的特殊单证包括:展出合约、产地检疫证书、国家濒危物种出口管理办公室出具的许可证等。输出观赏鱼类,还需有养殖场供货证明、养殖场或中转包装场注册登记证和委托书。

2. 出境动物产品

一般在出境前 7 天报检;需作熏蒸处理的,应在 15 天前报检。报检时需在《出境货物报检单》填写出境动物产品生产企业(包括加工厂、屠宰厂、冷库、仓库)的卫生注册登记号码。如果动物产品来源于国家级保护或濒危物种或濒危野生动植物种国际贸易公约中中国物种的动物,报检时还需提供国家濒危物种进出口管理办公室出具的允许出口证明书。

---

① 动物:是指饲养、野生的活动物,如畜、禽、兽、蛇、龟、鱼、虾、蟹、贝、蚕、蜂等。

6.2.2   出境植物①及植物产品②

1. 报检范围

（1）贸易性出境植物、植物产品及其他检疫物（商品）③。

（2）非贸易性出境植物④、植物产品及其他检疫物（非商品）⑤。

（3）进口国家（或地区）有植物检疫要求的出境植物产品。

（4）以上出境植物、植物产品及其他检疫物的装载容器、包装物及铺垫材料。

2. 报检需提供的特殊单证

（1）一般出境货物。

① 生产企业检验报告或当地检疫部门出具的产地证书。

② 有特殊检疫要求的，需在《出境货物报检单》上注明。

（2）出境濒危和野生动植物资源。国家濒危物种进出口管理办公室或其授权的办事机构签发的允许出境证明文件。

（3）输往欧盟、美、加等国家或地区的出境盆景。《出境盆景场/苗木种植场检疫注册证书》。

6.2.3   出境机电产品

1. 小家电产品⑥

国家对出口小家电生产企业实行登记制度。首次报检或登记的企业，由当地的检验检疫机构派员从生产批次中随机抽取并封存样品，由企业送至国家质检总局指定的实验室进行型式试验。凡型式试验不合格的产品，一律不准出口。合格产品的型式试验报告为 1 年，逾期需重新进行型式试验。

---

① 植物：是指栽培植物、野生植物及其种子、种苗和其他繁殖材料等。植物种子、种苗和其他繁殖材料是指栽培、野生的可供繁殖的植物全株或者部分，如植株、苗木（含试管苗）、果实、种子、砧木、接穗、插条、叶片、芽体、块根、块茎、鳞茎、球茎、花粉、细胞培养材料等。

② 植物产品：是指来源于植物未经加工或虽经加工但仍有可能传播病虫害的产品，如粮食、豆、棉花、油、麻、烟草、籽仁、干果、鲜果、蔬菜、生药材、木材、饲料等。

③ 其他检疫物（商品）：是指贸易关系需实施检疫的商品。

④ 非贸易性植物：是指作为展出、援助、交换、赠送等出境的植物。

⑤ 其他检疫物（非商品）：是指废纸、植物性有机肥料等植物性废弃物以及植物、植物产品加工后产生的下脚料等。

⑥ 小家电产品：是指需要外接电源的家庭日常生活使用或类似用途、具有独立功能的并与人身有直接或间接的接触，将电能转化为功能或热能，涉及人身安全、卫生、健康的小型电器产品。

根据国家环境保护总局、国家发展和改革委员会、商务部、海关总署和国家质量监督检验检疫总局 2007 年 5 月 28 日发布的《关于禁止生产、销售、进出口以氯氟烃(CCFC$_3$)物质为制冷剂、发泡剂的家用电器产品的公告》,从 2007 年 9 月 1 日起,禁止出口以氯氟烃物质为制冷剂、发泡剂的家用电器产品和以氯氟烃物质为制冷工质的家用电器产品用压缩机。其中,所适用的家用电器产品是指家用电冰箱(家用冷藏箱、家用冷冻箱、家用冷藏冷冻箱)、冷柜、家用制冰机、家用冰激凌机、冷饮机、冷热饮水机、电饭锅、电热水器等产品。

(1)报检范围:如表 6.2 所示。

表 6.2　出口小家电产品报检范围

序号	商品编码	功率(瓦)	商　品　名　称
1	84145110	≤125	吊扇
2	84145120	≤125	换气扇
3	84145130	≤125	具有旋转导风轮的风扇
4	84145191	<125	台扇
5	84145192	<125	落地扇
6	84145193	<125	壁扇
7	84145199	<125	其他未列名风机、风扇
8	84213910	—	家用型气体过滤、净化机器及装置
9	84213990	—	气体的过滤、净化机器及装置
10	84213991	—	静电除尘器
11	84221100	—	家用型洗碟机
12	84248910	—	家用型喷射、喷雾机械器具
13	85091000	—	真空吸尘器
14	85092000	—	地板打蜡机
15	85093000	—	厨房废物处理器
16	85094000	—	食品研磨机、搅拌器及果、菜榨汁器
17	85098000	—	其他家用电动器具
18	85101000	—	电动剃须刀
19	85102000	—	电动毛发推剪
20	85103000	—	电动脱毛器
21	85161000	—	电热水器(指电热的快速热水器、储存式热水器、浸入式液体加热器)
22	85162100	—	电气储存式散热器

序号	商品编码	功率（瓦）	商 品 名 称
23	85162990	—	电气空间加热器
24	85163100	—	电吹风机
25	85163200	—	其他电热理发器具
26	85163300	—	电热干手器
27	85164000	—	电熨斗
28	85165000	—	微波炉
29	85166010	—	电磁炉
30	85166030	—	电饭锅
31	85166040	—	电炒锅
32	85166090	—	其他电炉、电锅、电热板、加热环等
33	85167100	—	电咖啡壶或茶壶
34	85167200	—	电热烤面包器
35	85167900	—	未列名电热器具
36	90191010	—	按摩器具
37	95069110	—	健康及康复器械

（2）报检时需提供的特殊单证。

① 合同或销售确认书、发票、装箱单等相关外贸单据；

② 检验检疫机构签发的产品合格的有效的型式试验报告（正本）；

③ 列入强制产品认证的还应提供强制认证证书和认证标志。

2. 电池

按备案（注册）登记制度规定取得《进出口电池产品备案书》后方可报检。报检时需提供以下特殊单证：

（1）《出境货物运输包装性能检验结果单》（正本）；

（2）《出口电池产品备案书》（正本）或其复印件。

6.2.4 出境食品

1. 报检分类

如表 6.3 所示。

表 6.3　报检范围分类表

食品卫生监管要求	报 检 范 围
实施卫生注册管理的出境货物	《列入出入境检验检疫机构实施检验检疫的进出境商品目录》内的罐头类、水产类、肉类、茶类、肠衣类、蜂产品类、蛋制品类、糖类、奶类、饮料类、酒类、花生制品类、果脯类、面制品类、食油类等
出口食品生产企业实施卫生(注册)登记制度	一切出口食品(包括各种供人食用、饮用的成品和原料以及按照传统习惯加入药物的食品),用于出口食品的食品添加剂等

2. 出境食品报检需提供的特殊单据

出口食品最迟应于报关或装运前 10 天报检,对于个别检验检疫周期较长的,应留有足够的检验检疫时间。对检验检疫单证有特殊要求的,应在《出境货物报检单》上注明并附相关文件。

(1) 属于卫生注册管理的出境货物。与出境一般货物的报检基本相同,报检时在《出境货物报检单》上准确地填写企业的卫生注册证书编号外,还需提供生产企业的卫生注册证书。

(2) 出口食品。出口食品生产企业需按备案(注册)登记制度规定取得卫生注册或登记证书。报检时在《出境货物报检单》上准确地填写生产企业(包括加工厂、冷库、仓库)的卫生注册或登记号码外,还需提供生产企业的卫生注册或登记备案证书。

(3) 出口食品包装报检①。

6.2.5　出境化妆品

有关出境化妆品报检要求参见本书 5.7,报检范围如表 6.4 所示。

表 6.4　出境化妆品报检范围

序号	商品编码	商 品 名 称
1	33030000	香水及花露水
2	33041000	唇用化妆品
3	33042000	眼用化妆品
4	33043000	指(趾)用化妆品
5	33049100	香粉(不论是否压紧)
6	33049900.10	护肤品(包括防晒油或晒黑油,但药品除外)
7	33049900.90	其他美容化妆品
8	33051000	洗发剂(香波)
9	33052000	烫发剂
10	33053000	定型剂
11	33059000	其他护发品

---

① 　见本书 8.7.2。

6.2.6 出境玩具

出境玩具报检范围如表 6.5 所示。在货物装运前 7 天,检验检疫机构凭报检人按许可证管理制度规定取得的《出口玩具质量许可证》受理报检,同时报检人还需提供企业检验报告(厂检单)或包含了一般检验项目和安全检验项目的月度检验汇总表。

表 6.5 出境玩具报检范围

序号	商品编码	商 品 名 称
1	95010000	带轮玩具及玩偶车(例如:三轮车、踏板车、踏板汽车)
2	95021000	玩偶(无论是否着装)
3	95031000	玩具电动火车(包括轨道、信号及其他附件)
4	95032000	缩小(按比例缩小)的全套模型组件(不论是否活动,但编号 950310 货品除外)
5	95033000	其他建筑套件及建筑玩具
6	95034100	填充的玩具动物
7	95034900	其他玩具动物
8	95035000	玩具乐器
9	95036000	智力玩具
10	95037000	组装成套的其他玩具
11	95038000	其他带动力装置的玩具及模型
12	95039000	其他未列明的玩具

6.2.7 出境危险货物

危险货物涉及安全、卫生、健康、环保等问题。它在给现代社会带来好处的同时,也对人类健康和环境安全造成了严重损害,导致各种事故和疾病的发生,因而引起了人类越来越多的关注。国际社会相继制定规定,对危险货物实施严格的管理。国家对出口危险货物包括烟花爆竹、出口打火机和点火枪类商品,列入国家《危险化学品名录》的进出口危险化学品①等实施法定检验。

1. 出境烟花爆竹

(1)报检范围。H.S编码为 36041000 的烟花爆竹。

---

① 详见国家质检总局《关于进出口化学品及其包装检验监管有关问题的公告》(2012 年第 30 号公告)。

(2) 报检要求。

① 按备案(注册)登记制度要求,申请人向企业所在地检验检疫机构办理登记手续,并按《联合国危险货物建议书规章范本》和有关法律、法规的规定生产、储存出口烟花爆竹。

② 出口烟花爆竹的检验应当严格执行国家法律、法规规定的标准,对进口国以及贸易合同高于我国法律、法规规定标准的,按其标准检验。检验检疫机构对首次出口或者原材料、配方发生变化的烟花爆竹实施烟花药剂安全稳定性能检测。对长期出口的烟花爆竹产品每年进行不少于一次的实施烟花药剂安全稳定性能检测。

③ 检验检疫机构对异地出口烟花爆竹的检验和监管采用产地检验与口岸查验相结合的办法。凡非本地直接出口的,且以集装箱运往口岸出口的烟花爆竹,凭产地检验检疫机构签发的《出境货物换证凭单》,到口岸检验检疫机构换发《出境货物通关单》①。

④ 对在产地直接报关出口的烟花爆竹,产地检验检疫机构签发《出境货物通关单》。

⑤ 盛装出口烟花爆竹的运输包装,应标有联合国规定的危险货物包装标记和出口烟花爆竹生产企业的登记代码标记。凡经检验合格的出口烟花爆竹,由检验检疫机构在其运输包装明显部位加贴验讫标志。

⑥ 报检除提供常规的单证外,还需提供《出口烟花爆竹生产企业声明》。

2. 出口打火机、点火枪类商品

(1) 报检范围。如表6.6所示。

表6.6　出口打火机、点火枪类商品报检范围

序号	商品编码	商 品 名 称
1	96131000	一次性袖珍气体打火机
2	96132000	可充气袖珍气体打火机
3	96133000	台式打火机
4	96138000	其他类型打火机(包括点火枪)

(2) 报检要求。

① 按备案(注册)登记制度要求,申请人向企业所在地检验检疫机构办理登记,取得《出口打火机、点火枪类商品生产企业登记证》及其代码和批次号,并按《联合国危险货物建议书规章范本》和有关法律法规的规定进行出口打火机、点火枪类商品的生产、包装、储存。

② 出口打火机、点火枪类商品检验应当严格执行国家法律法规规定的标准进行检验,对进口国高于我国法律法规规定标准的,按进口国标准进行检验。对于我国与进口国政府间有危险品检验备忘录或协议的,应符合备忘录或协议的要求。

---

① 出口规格为6英寸及以上的礼花弹,口岸查验时应提供分类定级试验报告和12米跌落试验合格报告。

③ 出口打火机、点火枪类商品上应铸有检验检疫机构颁发的登记代码,其外包装上须印有登记代码和批次,在外包装的明显部位上要贴有检验检疫机构的验讫标志,否则不予放行。

（3）报检时应提供的特殊单据。

①《出口打火机、点火枪类商品生产企业自我声明》;

②《出口打火机、点火枪类商品生产企业登记证》;

③ 出口打火机、点火枪类商品的型式试验报告。

3. 进出口危险化学品

（1）报检范围。

列入国家《危险化学品名录》的危险化学品。①

（2）进口报检要求。

进口危险化学品的收货人或者其代理人应向海关报关地检验检疫机构报检。报检时按照《危险化学品名录》中的名称申报,同时还应提供下列材料:

① 进口危险化学品经营企业符合性声明;

② 对需要添加抑制剂或稳定剂的产品,应提供实际添加抑制剂或稳定剂的名称、数量等情况说明②;

③ 中文危险公示标签（散装产品除外,下同）、中文安全数据单的样本。

（3）出口报检要求。

出口危险化学品的发货人或者其代理人应向产地检验检疫机构报检。报检时按照《危险化学品名录》中的名称申报,同时还应提供下列材料:

① 出口危险化学品生产企业符合性声明（格式见附件 2）。

②《出境货物运输包装性能检验结果单》（散装产品除外）;

③ 危险特性分类鉴别报告;

④ 危险公示标签、安全数据单样本,如是外文样本,应提供对应的中文翻译件;

⑤ 对需要添加抑制剂或稳定剂的产品,应提供实际添加抑制剂或稳定剂的名称、数量等情况说明。

⑥《出境货物运输包装性能检验结果单》和《出境危险货物运输包装使用鉴定结果单》。

6.2.8 出境小型气体容器

（1）检验范围。实施检验的海运出口危险货物小型容器指:充灌有易燃气体的气体充

---

① 见 2011 年 12 月 1 日起施行的《危险化学品安全管理条例》（国务院第 591 号）。

② 用作食品、食品添加剂的进出口危险化学品,应符合食品安全相关规定。

灌容器,容量不超过 $1\,000\,cm^3$,工作压力大于 $0.1\,MPa(100\,KPa)$ 的气体喷雾器及其他充灌有气体的容器。

(2) 报检要求。

① 按许可证管理制度规定取得《出口商品质量许可证》后的企业,方可从事出口危险货物小型气体容器的生产。

② 已获准生产出口危险货物小型气体容器的生产企业在对本企业产品检验合格后,应向检验检疫机构申请海运出口危险货物小型气体容器包装检验。申请检验时应提供小型气体容器的生产标准、性能实验报告和厂检结果单。

③ 检验检疫机构依照《海运出口危险货物小型气体容器包装检验规程》及《国际海运危险货物规则》,对海运出口危险货物小型气体容器包装进行性能检验,经检验鉴定合格的签发《出境货物运输包装性能检验结果单》。

(3) 报检应提供的特殊单证。

①《出境货物运输包装检验申请单》;

② 生产标准、性能实验报告和厂检结果单。

6.2.9　出境危险货物运输包装容器

出口危险货物①运输包装容器的检验可分为性能检验和使用鉴定。

1. 出口危险货物包装容器的性能检验

(1) 报检范围。盛装危险物质或物品的容器,称为危险货物包装容器,均列入法定检验范围。按《商检法》的规定,为危险货物生产运输包装容器的企业,必须申请检验检疫机构进行运输包装容器性能检验。危险货物出口包装容器的生产企业必须申请检验检疫机构进行包装容器的性能检验。

(2) 报检要求。

① 按许可证管理制度规定取得《出口商品质量许可证》后的企业,方可生产出口危险货物包装容器。

② 空运、海运出口危险货物的运输包装容器由检验检疫机构按照《国际海运危规》和《空运危规》规定实行强制性检验。经检验合格,方可用于危险货物。

(3) 报检时应提供的特殊证单。

①《出境货物运输包装检验申请单》;

② 运输包装容器生产厂的《出口危险货物运输包装容器质量许可证》;

③ 该批运输包装容器的生产标准;

---

① 危险货物:指具有燃烧、爆炸、腐蚀、毒害以及放射性、辐射性等危害生命、财产、环境的物质和物品。

④ 该批运输包装容器的设计工艺、材料检验标准等技术资料。

（4）《出口危险货物包装性能检验结果》的使用。经检验合格的危险货物运输包装容器，检验检疫机构出具《出境货物运输包装性能检验结果单》（以下简称《性能检验结果单》）。《性能检验结果单》表明：所列包装容器经检验检疫机构检验，符合《国际海运危规》或《空运危规》的规定。《性能检验结果单》具有以下用途：

① 出口危险货物的经营单位向当地检验检疫机构申请出口危险货物品质检验时，必须提供《性能检验结果单》，检验检疫机构凭该单（正本），受理其品质检验的报检。

② 出口危险货物的经营单位向检验检疫机构申请出境危险货物运输包装使用鉴定时，必须提供《性能检验结果单》（正本）。检验检疫机构凭该单实施出口危险货物运输包装容器的使用鉴定，并出具《出境危险货物运输包装容器使用鉴定结果单》。

③ 同一批号，不同使用单位的出口危险货物包装容器，在《性能检验结果单》的有效期内，可以凭该单向检验检疫机构申请分证①。

④ 经检验检疫机构性能检验合格的本地区运输包装容器销往异地装货使用时，必须附有当地检验检疫机构签发的《性能检验结果》随该批包装容器流通，使用地检验检疫机构在接受出口危险货物报检时，凭《性能检验结果》（正本）或分单②（正本）受理品质检验或使用鉴定的报检。

2. 出口危险货物包装容器使用鉴定

性能检验良好的运输包装容器，如果使用不当，仍达不到保障运输安全及保护商品的目的。因此，危险货物运输包装容器经性能检验合格后，还必须进行使用鉴定。危险货物包装容器经检验检疫机构鉴定合格并取得《出境危险货物运输包装鉴定结果单》（以下简称《使用鉴定结果单》），方可包装危险货物出口。

（1）报检范围。按照《商检法》规定，生产出口危险货物的企业，必须申请检验检疫机构进行包装容器的使用鉴定。

（2）报检应提供的特殊单证。

①《出境货物运输包装检验申请单》；

②《出境货物运输包装性能检验结果》；

③ 危险货物说明；

④ 其他有关资料。

（3）《出境危险货物运输包装使用鉴定结果单》的使用。

经检验检疫机构对出口危险货物包装容器使用鉴定合格的，申请人领取《使用鉴定结果单》。《使用鉴定结果单》表明：所列包装容器业经检验检疫机构鉴定合格，并按《国际海运危

---

① 分证：指检验检疫机构根据报检人的申请签发相关证书。

② 分单：指检验检疫机构根据报检人的申请签发同批号货物的数份《性能检验结果单》。

规》或《空运危规》的规定盛装货物。《使用鉴定结果单》具有以下用途：

① 外贸经营部门凭检验检疫机构出具的《使用鉴定结果单》验收危险货物。

②《使用鉴定结果单》是向港务部门办理出口装运手续的有效证件。港务部门凭《使用鉴定结果单》安排出口危险货物的装运,并严格检查包装是否与检验结果单相符,有无破损渗漏、污染和严重锈蚀等情况,对未经鉴定合格取得《使用鉴定结果单》的货物,港务部门拒绝办理出口装运手续。

③ 同一批号,分批出口的危险货物包装容器,在《使用鉴定结果单》有效期内,可凭该结果单在出口所在地检验检疫机构办理分证手续。

6.2.10 出境货物运输包装

根据检验检疫法律法规的规定,出境运输货物包装也必须进行性能检验和使用鉴定。

1. 报检范围

出境货物运输包装容器的检验,指列入《出入境检验检疫机构实施检验检疫的进出境商品目录》及其他法律、行政法规规定须经检验检疫机构检验检疫,并且检验检疫监管条件为"N"或"S"的出口货物的运输包装容器。目前检验检疫机构实施性能和使用鉴定的出境货物运输包装容器包括:钢桶、铝桶、镀锌桶、钢塑复合桶、纸板桶、塑料桶(罐)、纸箱、集装袋、塑料编织袋、麻袋、纸塑复合袋、钙塑瓦楞箱、木箱、胶合板箱(桶)、纤维板箱(桶)等。

2. 报检要求

出口货物运输包装容器的检验分为性能检验和使用鉴定。申报法定检验出口货物检验前,需先申报包装容器的性能检验。使用鉴定一般在出口货物实施品质检验时同时进行,因此,使用鉴定与所包装的出口货物同时报检。

3. 出口货物运输包装性能检验报检需提供的单证

(1)《出境货物运输包装检验申请单》;

(2) 生产单位的本批包装容器检验结果单;

(3) 包装容器规格清单;

(4) 客户订单及对包装容器的有关要求;

(5) 该批包装容器的设计工艺、材料检验标准等技术资料。

6.2.11 出口纺织品标识

1. 报检范围

列入商务部公布的须由检验检疫机构进行查验的出口纺织品目录的纺织品。

2. 报检要求

（1）检验检疫机构对出口纺织品的包装唛头内容和标签、吊牌进行核查。经查验符合《关于禁止纺织品非法转口的规定》的，根据商品的产地作如下处理：

① 产地与报关地一致的，检验检疫机构出具《出境货物通关单》并在通关单上注明纺织品标识查验合格。

② 产地与报关地不一致的，出具《出境货物换证凭单》并注明纺织品标识查验合格。

（2）报检时间与报检纺织品的品质检验的时间相同。

（3）报检除提供常规的单证外，还需提供所报检纺织品的全套标签、吊牌等实物和包装唛头内容。

6.2.12　对外承包工程及援外物资

1. 报检范围

凡由我国政府提供的无息贷款、低息贷款和无偿援助项下购置，并用于援外项目建设或交付给受援国政府的一切生产和生活物质。

2. 报检要求

（1）检验检疫机构对援外物资实行产地检验、口岸查验的基本原则。经检验符合承包合同规定的援外物资，由产地检验检疫机构按照规定签发换证凭单，经口岸查验合格后，一律由口岸检验检疫机构换发检验证书。援外物资未经检验检疫机构产地检验、口岸查验合格的，不准启运出境。

（2）对于法律、行政法规规定由其他检验机构实施检验的援外物质，如西药、飞机、船舶等，由其他检验机构实施检验。援外物质总承包企业按规定向有关检验机构报检，并持由其他检验机构签发的有效合格证单到口岸检验检疫机构申请查验，经查验无误后换发检验证书。

（3）严格审定援外物资供货厂商资质。凡实施出口质量许可制度（如机电产品、化工品）和卫生注册登记制度的产品（如食品、畜产品），必须向获证企业采购，禁止在市场上采购；未实施出口质量许可证的产品，必须先选用中国国家进出口企业认证机构认可委员会（CNAB）认证企业的产品，其次可选用获得国际质量体系认证企业的产品。

（4）对于小批量、品种繁杂的援外物资，符合下列规定之一的，允许总承包企业在市场采购①：

---

① 凡市场采购物质，援外项目总承包企业必须在《援外物资检验一览表》中单独注明"市场采购"。市场采购的援外物资须经检验检疫机构检验合格后，出具换证凭单，集中到口岸后由口岸检验检疫机构统一进行查验并换发检验证书。

① 由商务部委托总承包企业向已经建成成套项目提供的零配件;

② 某一品种采购总价不超过 10 万元人民币的物资,但招(议)标书规定的特殊情况除外。

(5)援外物资项目的总承包企业凭各口岸检验检疫机构出具的检验证书向商务部主管部门办理结算。

3.报检需提供的单据

(1)援外承包总合同或项目总承包企业与生产企业签订的内部购销合同,内部购销合同中必须有"援××国×××项目的内部购销合同"字样①;

(2)厂检合格单、总承包企业验收合格证明;

(3)商务部和国家质检总局的有关批文;

(4)《出境货物运输包装容器性能检验结果单》;

(5)货物清单。

6.2.13 出口至塞拉利昂、埃塞俄比亚和埃及的货物

为保证出口商品质量、数量和价格的真实性,制止欺诈行为,打击假冒伪劣产品出口,方便进出口贸易,促进中非贸易的顺利发展,国家质检总局与塞拉利昂贸易工业和国有企业部、埃塞俄比亚贸易工业部签署了质检合作协议,决定于 2004 年 2 月和 2006 年 10 月分别对中华人民共和国出口至塞拉利昂、埃塞俄比亚的出口产品实施装运前检验工作。另外,根据中国和埃及签署的《中埃质检谅解备忘录》,国家质检总局决定自 2009 年 5 月 1 日起对出口埃及工业产品实施装运前检验。

1.报检要求

(1)报检范围。

每批次价值在 2 000 美元以上的所有贸易性出口产品。不仅包括列入《法检目录》范围内的商品,也包括《法检目录》范围外的商品。

(2)报检时间和地点。

根据买卖双方签订的出口合同,报检义务人在规定时间内,到当地检验检疫机构报检。

(3)报检应提供的单据。

根据《出入境检验检疫报检规定》的要求,报检人在报检时应提交报检单、合同、信用证以及相应的文件和商业单证。

2.装运前检验的内容

出口货物备妥后,出口商应及时通知当地检验检疫机构的检验人员实施检验。装运前检验工作包括产品检验、价格核实和监督装载三项内容。其中,产品检验活动是对出口产品

---

① 字样:便于检验检疫机构在实施检验时,确认是否为援外物质。

的品名、质量、数量、安全、卫生和环保等项目的检验;价格核实是对该批货物在进出口贸易活动中公平合理价值的确定,目的是为对方海关征收进口关税提供依据;监视装载或装箱是对出口货物装载过程的监督,以保证出口货物批次的相符性。

6.2.14　出境市场采购货物

1. 报检范围

市场采购货物是指发货人直接从国内市场上购买,货物存放在外贸仓库或集散地的出口商品。市场采购不适用于食品、化妆品、压力容器和危险品。另外,对于实施许可证管理的商品,也不得以市场采购的形式出口。

2. 报检应提供的单据

报检人报检时,除按规定填写《出境货物报检单》,并提供外贸合同或销售确认书或信用证①、装箱单等有关外贸单证外,还应提供质量合格验收报告和市场采购发票。

3. 其他规定和要求

(1) 检验地点。

市场采购货物应在采购地检验。检验检疫机构对市场采购主体的监管,侧重于对具有固定仓储场所的外贸、货代、货运等单位的管理。

(2) 检验依据。

对市场采购货物的检验,主要按照进口国技术法规的强制性要求进行。进口国没有技术法规的强制性要求的,按外贸合同或信用证约定的要求进行检验;外贸合同或信用证约定不明确的,按照国家质检总局印发的《市场采购出口商品检验基本要求(试行)》进行检验。

(3) 放行规定。

市场采购货物在产地检验合格后,在口岸出口时,按照"产地检验,口岸查验"的原则,由产地检验检疫机构出具换证凭单或实施电子转单,并在换证凭单或转单信息中标注为市场采购货物。

6.2.15　出/入境非贸易性物品

出/入境非贸易性货物主要包括样品、礼品、暂准进出境的货物以及其他非贸易性物品。本节介绍以出境非贸易性货物和 ATA 单证册项下货物的报检为例。

1. 出/入境非贸易性货物报检的一般要求

根据《商检法实施条例》,进出境的样品、礼品、暂时进出境的货物以及其他非贸易性物

---

① 以信用证方式结汇时提供。

品,免于检验。但是法律、行政法规另有规定的除外。

出境非贸易性物品属于法定检验范围内的,货主或其代理人应持有关单证向检验检疫机构报检,领取检验检疫机构出具的《出境货物通关单》通关。对需要实施动植物检疫或卫生检疫的非贸易性物品,应按规定实施动植物检疫或卫生检疫。

2. ATA 单证册项下货物的报检

(1) ATA 单证制度。

ATA 由法文 Admission Temporaire 与英文 Temporary Admission 的首字母组成,表示暂准进口。ATA 单证册是国际通用的海关文件,它是世界海关组织为暂准进口货物而专门创设的。世界海关组织于 1961 年通过了《关于货物暂准进口的 ATA 单证册海关公约》。其后,又于 1990 年通过了《货物暂准进口公约》,从而建立并完善了 ATA 单证制度。

(2) ATA 单证册适用的货物范围。

ATA 单证册适用的货物范围包罗万象,按下述类别为:

① 按用途区分主要有:专业设备;商业样品、集装箱、包装物料;供展览会、交易会或类似场合使用或展出的物品;与制造活动相关的进口货物;教育、科学或文化用品;旅游者个人物品体育用品;旅游广告材料;边境贸易进口货物;为慈善目的进口的货物;运输工具;动物。

② 按种类区分主要有:珠宝、服装、工业机械或设备、通讯设备、各类测量设备、计算机、摄影和音响设备、舞台道具、医疗诊断设备、体育器材、动物、集装箱、包装物等。

(3) ATA 单证册项下货物通关。

我国已于 1992 年加入《关于暂准进口公约》等有关暂准进口的国际海关公约,并已于 1998 年开始实施 ATA 单证册制度。ATA 单证册制度为暂准进出口货物建立了世界统一的通关手续。为促进该制度在我国的顺利实施,便利 ATA 单证册项下货物通关,国家质检总局出台了系列便利措施。主要体现在以下几个方面:

① ATA 单证册项下货物办理出入境检验检疫报检手续时,持证人或其授权代表可以持 ATA 单证册作为证明文件报检。

② ATA 单证册项下货物免于 3C 认证和品质检验。

ATA 单证册项下货物涉及动植物检疫(检验检疫类别为 P 或 Q)的,应按相关规定报检。

6.3 出境货物的报检实例

6.3.1 异地货物的出境报检

1. 报检情况

2005 年 6 月 28 日,上海××国际货运代理有限公司代理广西××进出口贸易公司报检一批货物出口。在《出境货物报检单》上填制的基本情况如下：

报检单位：上海××国际货运代理有限公司　　　报检单位登记号：3100714819

发货人：广西××进出口贸易公司　　　编号：310051205048669E①

收货人：××有限公司

货物名称：一次性打火机（塑料）　　　H．S编码：96131000/N

产地：江门市××市　　　数/重量：880 000 个

货物总值：44 000 美元　　　包装种类及数量：1 060 纸箱

运输工具名称号码：船舶　　　贸易方式：一般贸易

合同号：ZY050707GH　　　输往国家（地区）：希腊

启运地：上海口岸　　　发货日期：0000-00-00

2. 报检随附单证

按出境危险货物管理相关规定，该批货物的报检需附贸易性单据外，还需提交：《出境货物换证凭单》（附 6.1）和《出入境检验检疫报检委托书》（附 6.2）。其中《出境货物换证凭单》上应注明：包装性能检验结果单号、生产单位（注册号）、生产批号、检验依据等重要信息。经核查合格后，口岸检验检疫机构签发《出境货物通关单》（附 6.3）并注明："上述货物业经检验检疫，请海关予以放行。本通关单有效期至 2005 年 8 月 28 日。"

6.3.2　上海产小家电产品的出境报检

1. 报检情况

2005 年 6 月 17 日，上海××电子进出口有限公司自理报检一批小家电产品出口。在《出境货物报检单》上填制的基本情况如下：

报检单位：上海××电子进出口有限公司　　　报检单位登记号：3100700646

发货人：上海××电子进出口有限公司　　　收货人：意大利某客商

货物名称：电气台灯、床头灯、落地灯　　　H．S编码：94052000/N

产地：上海市　　　数/重量：1 494 台/1 073 千克

货物总值：3 983.39 美元　　　包装种类及数量：29 只纸箱

运输工具名称号码：船舶　　　贸易方式：一般贸易

货物存放地点：AQT185688　　　生产单位注册号：3100712833

合同号：03700073483　　　发货日期：0000-00-00

启运地：上海口岸　　　到达口岸：意大利

集装箱规格、数量及号码：海运 20 尺普通箱 1 只（外拼）

---

① 　E：代表电子报检符号，有关电子报检详见本书 11.2 的内容。

2. 报检随附证单

按出境货物运输包装的规定,该批货物的报检随附贸易性单据外,还需提交:检验检疫机构签发的《产品合格的有效的型式试验报告》(正本)(附 6.4)、生产厂商的《产品检验原始记录》(附 6.5)以及事先按出境货物运输包装的规定获取的《出境货物运输包装性能检验结果单》(附 6.6)。经核查合格后,口岸检验检疫机构签发《出境货物通关单》。

案例评析

案例 1　逃避危险品货物包装使用鉴定

2002 年 12 月 8 日,A 口岸外轮代理公司在代理一批危险品货物(氟苯 32 吨/160 桶)出口到印度的过程中,既没有履行外贸合同要求向 A 口岸检验检疫机关申报品质、重量的检验与鉴定,也没有按《商检法》规定申报危险品货物包装使用的法定鉴定。该代理公司盗用检验检疫机关内部使用单证,即《危险品货物包装性能单》,向 A 口岸检验检疫机关申报危险品货物出运手续,致使该批危险品货物未经品质、重量、危险品货物包装检验、鉴定,混运出境。

A 口岸外轮代理公司在办理危险品货物"氟苯"出境手续过程中,逃避国家法律强制性检验鉴定项目的行为,严重违反《商检法》第三章第十七条规定及其实施《条例》第七条、第二十八条之规定。为此,A 口岸检验检疫机关按规定对该公司给予暂停代理报检资格 6 个月的处罚。

案例 2　冒用卫生注册号出口冷冻食品

2002 年 1 月 15 日,广东省 A 检验检疫机关接到举报,X 公司涉嫌冒用 P、Q 两家食品公司的检疫卫生注册号出口冷冻食品。对此,A 检验检疫机关抽调涉案公司卫生注册档案,经初步核查,P、Q 公司坦白承认了违法事实,并积极配合案件调查工作。继后以 P 公司所承认的违法事实作为突破口,利用手中掌握的证据及材料,对 X 公司进行全面调查。

经查实,2001 年 10 月至 12 月期间,X 公司向 P、Q 两家食品公司生产提供了三批冷冻点心共 810 箱,价值 38 680 元人民币。其中一批冷冻点心由 P 食品公司上门提货,并利用其卫生注册号报检出口。

鉴于以上三公司均不同程度违反检验检疫法的事实,A 检验检疫机关根据《商检法实施条例》有关条款,A 检验检疫机关依法对它们作出以下行政处罚决定:一是,对于冒用卫生注册号出口的 X 公司处以警告及有关商品总值的 30%,计 7 164 元的罚款;二是,对于 P 公司给予警告并处有关商品总值 70%,计 16 716 元的罚款;三是,Q 公司因其卫生质量控制体系已严重不符合卫生要求,被暂停报检,并建议上一级检验检疫机关吊销其卫生注册资格。当事人均对以上送达的行政处罚决定书表示接受。

本章小结

　　出口商品原则上实施产地检验,即出口商品的发货人应当向商品商场地的检验检疫机构报检,并在商品的生产地接受检验。经检验检疫合格的,产地检验检疫机构出具《出境货物通关单》,海关凭此单验放。产地和报关地不一致的,出境口岸检验检疫机构凭产地检验检疫机构签发的《出境货物换证凭单》换发《出境货物通关单》。

　　出口商品报检期限,根据目前国家质检总局的有关规定,出境货物最迟应于报关或者装运前7天报检。在报检时,发货人应当填写《出境货物报检单》,并提供与出口商品有关的必要凭证或相关批准文件,委托代理报检单位的还应当提供授权委托书。

综合练习

1. 模拟试题练习

　　(1) 单项选择题

　　① 办理出境报检手续时,报检人提交的随附单证内容应相互一致,否则应联系客户进行修改,不能修改的以( )为准。

　　A. 合同　　　　　　B. 发票　　　　　　C. 信用证　　　　　D. 装箱单

　　② 出口货物应在( )检验检疫机构实施检验。

　　A. 报关地　　　　　B. 生产地　　　　　C. 出境口岸　　　　D. 装运地

　　③ 出口危险货物的生产企业,应向检验检疫机构申请包装容器的( )。

　　A. 性能检验　　　　B. 使用鉴定　　　　C. 适载检验　　　　D. 残损鉴定

　　④ 太原某生产企业向法国出口一批瓶装醋,外包装为纸箱,出境口岸为上海。在办理本批货物检验检疫有关手续的过程中,按照取得证单的先后顺序,以下排列正确的是( )。

　　A. 出境货物通关单,品质证书,出境货物运输包装性能检验结果单

　　B. 品质证书,出境货物运输包装性能检验结果单,出境货物通关单

　　C. 出境货物运输包装性能检验结果单,品质证书,出境货物通关单

　　D. 出境货物换证凭单,出境货物运输包装性能检验结果单,出境货物通关单

　　⑤ 内地某企业出口一批冻肉,口岸检验检疫机构查验时发现货证不符,经核实这是由该企业将未经检验检疫的另一批冻肉错发至口岸所造成的。以下表述正确的是( )。

　　A. 该企业可申请口岸检验检疫机构对已运至口岸的冻肉实施检验检疫

B. 该企业可向产地检验检疫机构补报已运至口岸的冻肉,然后在口岸申请换证

C. 该企业可向口岸检验检疫机构提出证单更改申请,然后在口岸申请换证

D. 口岸检验检疫机构对已运至口岸的冻肉不予换发《出境货物通关单》

⑥ 某公司向日本出口一批纸箱包装的羽绒服(检验检疫类别为/N),报检时无须提供的单据是(　　)。

A. 合同、发票、装箱单 　　　　　　　B. 无木质包装声明

C. 出境货物运输包装性能检验结果单 　　D. 厂检结果单

⑦ 须进行标识查验的出口纺织品,货主或其代理人应在(　　　)时提交标签和吊牌等实物。

A. 报检 　　　　　　　　　　　　　　B. 联系检验检疫事宜

C. 检验检疫机构实施现场查验 　　　　D. 领取证单

⑧ 一般出口商品运输包装容器生产企业质量许可证申请应办理的手续之一是(　　)。

A. 领取《危险品包装容器性能检验结果单》

B. 填写《出口商品运输包装质量许可证申请表》

C. 提交《运输容器检验合格证》

D. 提交《出境货物运输包装容器使用鉴定结果单》

(2) 多项选择题

⑨ 关于出口小家电的检验检疫管理和报检要求,以下表述正确的有(　　　)。

A. 检验检疫机构对出口小家电产品的生产企业实行登记制度

B. 检验检疫机构对出口小家电产品实施型式试验管理

C. 出口报检时,须提交《出口小家电生产企业登记表》

D. 出口报检时,须提供有效的型式试验报告正本

⑩ 关于法定检验的出口商品,以下表述正确的有(　　　)。

A. 发货人应在国家质检总局统一规定的期限内向检验检疫机构报检

B. 发货人应在商品的生产地或国家质检总局指定的地点申请检验

C. 未经检验或经检验不合格的,不准出口

D. 实施出口商品注册登记管理的,必须获得注册登记,方可出口

⑪ 关于出口纺织品标识查验,以下表述正确的有(　　　)。

A. 出口纺织品都须进行标识查验

B. 报检人在申请标识查验的同时应申请品质检验

C. 申请标识查验应提交纺织品的包装唛头、标签、吊牌等实物

D. 报检人最迟应在货物装运或报关前 7 天报检

⑫ 某工厂生产一批货物供某外贸公司出口,信用证结汇,该工厂负责办理检验检疫手续。下列单据中,报检时须向检验检疫机构提供的有(　　　)。

A. 内销合同　　　　　　　　B. 发票

C. 装箱单　　　　　　　　　D. 信用证

⑬ 向日本出口家庭用微波炉(检验检疫类别为 L, M/N),报检时须提交的单据包括(　　)。

A. 出口产品质量许可证　　　B. 厂检结果单

C. 有关型式试验的证明文件　D. 强制性产品认证证书

（3）判断题

⑭ 对产地与报关地不一致的法定检验检疫货物,报检人凭产地检验检疫机构签发的《出境货物换证凭单》办理通关手续。(　　)

⑮ 对于列入《中华人民共和国实施强制性产品认证的产品目录》的出口商品不再实施质量许可制度。(　　)

⑯ 申请出口货物品质检验的,应同时向检验检疫机构申请货物运输包装容器的性能检验。(　　)

⑰ 出境货物最迟应于报关或装运前 7 天向检验检疫机构报检,个别检验检疫周期较长的货物,应留有相应的检验检疫时间。(　　)

⑱ 出境货物一般报检,应向货物产地检验检疫机构申请;出境货物换证报检,应向报关地检验检疫机构申请。(　　)

⑲ 出口食品生产企业隐瞒产品的安全卫生质量问题,造成严重后果的,检验检疫机构将吊销其卫生注册证书。(　　)

⑳ 对外展出、援助、交换和赠送的出境植物、植物产品,无须向检验检疫机构报检。(　　)

㉑ 检验检疫机构对预报检的出境货物实施检验检疫,合格的签发《出境货物换证凭单》,不合格的签发《出境货物不合格通知单》。(　　)

㉒ 援外物资属于出口质量许可或卫生注册登记制度的,不可以在市场采购。(　　)

2. 思考题

（1）出境货物报检可分为哪几大类? 报检各需提交哪些特殊凭证?

（2）出境动物的报检对报检时间和地点有哪些规定? 报检时应提供哪些单据?

（3）出口小家电产品的报检主要有哪些规定?

（4）出口电池的报检主要有哪些规定?

（5）出境打火机、点火枪类商品的报检有哪些规定? 报检时应提供哪些特殊单据?

（6）国家对出境货物运输包装的报检有哪些规定?

（7）对外承包工程及援外物资的报检有哪些要求?

3. 技能实训题

例1:苏州一新成立的服装生产企业向美国出口一批男式衬衣(检验检疫类别为 M/N),纸箱包装,出境口岸为宁波。请根据上述描述完成以下判断题:

(1) 该商品不属于出口质量许可管理范围,但也须向苏州检验检疫机构报检。

(2) 该企业应事先向苏州检验检疫机构申请办理报检单位备案登记。

(3) 根据有关规定,对该商品须实施纺织品标识查验。因此,经检验检疫合格后,该企业应向检验检疫机构申请签发《检验证书》,以证明服装的标识符合要求。

(4) 该企业或其代理人应向宁波检验检疫机构申请签发《出境货物换证凭单》。

(5) 在宁波检验检疫机构办理报检时,无须提供《出境货物运输包装性能检验结果单》。

(6) 如果美国客户要求提供品质证书,应向苏州检验检疫机构提出申请。

(7) 如果该批货物经检验检疫不合格,检验检疫机构将签发《检验检疫处理通知书》。企业返工整理后如果还不合格,该批货物将不允许出口。

例2:湖南 A 外贸公司向塞拉利昂出口一批价值为 3 000 美元的釉面砖(检验检疫类别为空),该批货物由江西 B 陶瓷工厂生产,包装数量为 300 纸箱,装于 30 个木箱中。这些木箱从四川 C 木质包装生产企业购买,并由 C 企业进行检疫除害处理。该批货物装于 1 个 40尺集装箱中运到厦门口岸出口,并委托厦门 D 代理报检公司办理相关出口手续。

① 以下表述正确的是(　　　)。

A. 该批货物应在四川报检申请检验

B. 该批货物应在湖南报检申请检验

C. 该批货物应在江西报检申请检验

D. 货主可自由选择是否报检该批货物

② C 企业对木箱进行除害处理合格后,应加施标识(　　　)。

A. QS　　　　　　B. CIQ　　　　　　C. CCC　　　　　　D. IPPC

③ 报检该批货物时应向检验检疫机构申请(　　　)。

A. 木质包装检疫　　B. 产品检验　　　C. 价格核实　　　D. 监督装载

④ 以下表述正确的是(　　　)。

A. A 公司应向江西检验检疫机构申请报检单位备案登记

B. B 工厂应向江西检验检疫机构申请报检单位备案登记

C. C 企业应向四川检验检疫机构申请除害处理标识加施资格

D. D 公司应向厦门检验检疫机构申请代理报检单位注册登记

⑤ 报检该批货物时应申请出具(　　　)。

A. 价值鉴定证书　　　　　　　　　B. 适载检验证书

C. 装运前检验证书　　　　　　　　D. 木质包装除害处理合格凭证

附件 6.1 《出境货物换证凭单》

中华人民共和国出入境检验检疫
出境货物换证凭单

类别： 一般报检　　　　　　　　　　　　　　　编号　440100205075490

发货人	广西贺州市×× 贸易有限公司	标记及号码
收货人	×× 有限公司	XL
品名	一次性气体打火机（塑料）	
H．S编码	96131000	
报检数／重量	-880000-个	44L002/226/05
包装种类及数量	纸箱 -1060-箱	
申报总值	USD-44000.00-	
产地	广东鹤山市	生产单位(注册号) 44L002
生产日期	2005.06	生产批号 226
包装性能检验结果单号	440100305002967	合同/信用证号 ZY050707GH
		运输工具名称及号码 船舶
输往国家或地区	希腊	集装箱规格及数量 ***
发货日期	2005.06	检验依据 SN-0324-94

检验检疫结果

一、包装：货物用双瓦楞纸箱盛装，包装完好。
二、外观：产品为一次性不透明、透明塑料打火机，颜色分别有红、黄、蓝、绿、紫、白色。点火功能正常。外观检验合格。
三、品质：

测试项目	跌落试验	堆码试验	渗漏试验（热水槽试验）	充灌量检验
试样数量	5箱	3箱	160个	160个
高度	1.2m	3m	***	***
温度	23℃	23℃	55℃	15℃
时间	***	24小时	30分钟	2小时
测试结果	合格	合格	合格	合格

四、评定：上述货物经检验，结果符合 SN-0324-94 标准要求。
* * * * * * * *

签字：XX　　　　　　日期： 2005 年 06 月 24 日

本单有效期 截止于 2005 年 12 月 24 日

备注 461429323-461430382

检验检疫专用章

分批出境核销栏

日期	出境数/重量	结存数/重量	核销人	日期	出境数/重量	结存数/重量	核销人
6/29							

说明：1.货物出境时，经口岸检验检疫机关查验货证相符，且符合检验检疫要求的予以签发通关单或换发检验检疫证书；2.本单不作为国内贸易的品质或其它证明；3.涂改无效。

B 0560527　　　　　　① 办理换证　　　　　[5-3(2001.1.1)·1]

附件 6.2 《出入境检验检疫报检委托书》①

出入境检验检疫报检委托书

本单位与受托人 上海 XX 国际货运有限公司

协商后达成本委托书，将本单位进口/出口如下货物的出入境检验检疫报检工作全权委托受托人办理，并保证向受托人提供的用于办理报检手续的所有单证均真实无讹。

品　　　名：打火机　　　　　数（重）量：8800004

外贸合同号：2705 0207 547　　　提（运）单号：

委 托 日 期：　　　　2005 年 6 月 21 日

本委托书有效期：2005 年 1 月 1 日至 2005 年 2 月 31 日

委托人（印章）

单位地址：浙江门市 XX 中路 XX 号

机构性质：　　　　　　　　经营范围　打火机点火检

法人代表(印章)　　　　　　联系电话　XXXX

受托人确认声明

本单位完全接受本委托书，将根据出入境检验检疫的有关法律法规规定，办理委托人所委托的上述货物的出入境检验检疫报检并配合检验检疫工作。如在所委托事项中发生违规或违法行为自愿接受检验检疫机构的处理、处罚并负法律责任。

受托人（印章)：

单位地址：　　XX 路 XX 85 方

确认日期：　　2005 年 6 月 29 日

---

① 自 2010 年 6 月 1 日起启用新版《报检委托书》，详见本书 12.3.1。

附件 6.3 《出境货物通关单》

中华人民共和国出入境检验检疫
出境货物通关单

编号：31005 1205669586000

1. 发货人 广西 XX 进出口贸易有限公司 ***		5. 标记及号码 SEE INV
2. 收货人 *** ***		
3. 合同/信用证号 ZY050707GH /***	4. 输往国家或地区 希腊	
6. 运输工具名称及号码 船舶 ***	7. 发货日期 ***	8. 集装箱规格及数量 ***

9. 货物名称及规格	10. H.S. 编码	11. 申报总值	12. 数/重量、包装数量及种类
一次性气体打火机(塑料) *** (以下空白)	96131000.00 *** (以下空白)	*44000美元 *** (以下空白)	*880000个， *1060纸箱 (以下空白)

13. 证明

上述货物业经检验检疫，请海关予以放行。

本通关单有效期至 二OO五年 八月二十八日

签字：XXX   日期： 2005 年 06 月 29 日

14. 备注

52

附件 6.4 《产品合格的有效的型式试验报告》

中华人民共和国国家质量监督检验检疫总局

电器产品型式试验确认书

正 本　　　编号：SHDQ040163

产品名称：　壁灯

产品型号：　NH1204M

产品规格：　120V　60Hz　170W

抽样机构：　浦江出入境检验检疫局

生产厂名：　上海ＸＸ电子(集团)股份有限公司

生产厂址：　ＸＸ路ＸＸ号

商　　标：　ＸＸＸ

试验依据：　IEC 60598-2-1:1979+A1:1987
　　　　　　(也见 IEC60598-1:1996+A1:1998)

附加情况：　15.(3.2.18)条按 UL 偏离

报告编号：　20041658

结　　论：　合　格

上述产品经型式试验合格，予以确认。

有效期：　2004年　8月　5日至　2005年　8月　4日

签发人：ＸＸＸ

日　期：2004.8.5　　　签发机构：

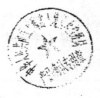

47

附件6.5　《产品检验原始记录》

出 口 灯 具 检 验 原 始 记 录

报验号： 2718T688

品　名	灯具		制 造 厂	上海XX电子（集团）股份有限公司	
型　号	5336537		生产日期		
报验数量	1494pcs		检验依据	GB2036-91 GB4037-91	
检验项目	不 合 格 内 容	不合格分类	不合格数量	检查水平及判定	
包 装	包装箱、盒破损、污染	C	1	特殊检查水平　 S - 4　N=32	
	包装箱、盒印刷不良	C	0		
标 志	标志漏贴、错误	A	0	A类不合格　　不允许存在	
	标志不正、皱折、模糊不清	C	0		
外 观 结 构	灯体有锐边、毛刺	B	0	B类不合格　　AQL＝2.5	
	表面划伤、碰伤、变形	C	0	Ac＝ 2　　Re＝ 3	
	表面不清洁	C	1	C类不合格　　AQL＝6.5	
	表面生锈、氧化	C	0	Ac＝ 5　　Re＝ 6	
	表面涂、镀层不良	C	0	备注：	
	漏装、错装零部件	B	0		
	连接件不良（不能装配）	B	0		
	灯体内有金属异物	B	0		
	灯体内有非金属异物	C	1		
	紧固件未到位及缺损	C	0		
				特殊检查水平　 S - 1	
功 能	点亮试验	B	0	B类不合格　　AQL＝2.5	
	稳定性试验	B	0	N＝ 5　Ac＝0　Re＝1	
	防爆及防护试验	B	0	备注：	
		B			
		B			
绝 缘	缘电阻测试	A	0	特殊检查水平　 S - 4	
	高压测试	A	0	A类不合格	
	极性测试	A	0	N＝32　　不允许存在	
结 果 判 定	合格			备注：　　　　　　　　46	

复　核：　　　　　检验员：XXX　　　　　检验日期：2005.6.6

附件6.6 《出境货物运输包装性能检验结果单》

中华人民共和国出入境检验检疫
出境货物运输包装性能检验结果单

编号 310100304003149-6

申请人	上海XX包装材料合作公司			
包装容器名称及规格	单瓦楞纸箱 392*253*173MM 等		包装容器标记及批号	3100/04/60144/04
包装容器数量	-25000- 只	生产日期	自 2004 年 04 月 21 日至 2004 年 04 月 23 日	
拟装货物名称	灯具	状态 固态	比重 ***	

检验依据	SN/T0262-93《出口商品运输包装——瓦楞纸箱检验规程》	拟装货物类别（划"×"）	□危险货物 ☒一般货物
		联合国编号 *-*	
		运输方式 海运	

检验结果	该批包装按上述标准抽取代表性样品，经检验其性能符合上述标准规定要求。 （本单为分单，周期检验总号为：310100304002653） 签字：　　　　　　　日期：2004　年 04 月 23 日

包装使用人	上海XX电子股份有限公司
本单有效期	截止于 2005 年 10 月 20 日

分批使用核销栏	日期	使用数量	结余数量	核销人	日期	使用数量	结余数量	核销人
	6/20	2271	22729	刘				
	6/21	1753	20976					

说明：1. 当合同或信用证要求包装检验证书时，可凭本结果单向出境所在地检验检疫机关申请检验证书。

2. 包装容器使用人向检验检疫机关申请包装使用鉴定时，须将本结果单交检验检疫机关核实。

48

0143251

[3-2(2000.1.1)]

7 | 特殊区域出入境货物的报检

学习目标

了解特殊区域、特殊区域出入境货物等概念，掌握特殊区域出入境货物报检的基本要求，了解国家对特殊区域出入境货物的管理政策。

知识要点

以特殊区域出入境货物的报检实例，概述其报检要求与一般货物报检基本相同。以特殊区域出入境货物的案例，概述在进出口贸易过程中违法行为的新动向。

7.1 概述

特殊区域是指经国务院批准设立的保税区（包括保税仓库、保税物流园区等区域）、出口加工区、边境经济技术合作区、边境自由贸易区和边境特别管理区等。这些区域享受国家特殊的优惠政策，区内检验检验管理与通常的进出口商品检验检疫管理不尽相同。

7.1.1 管理机构

进出境特殊区域的应检物①由国家质检总局统一管理。国家质检总局设在特殊区域内的出入境检验检疫机构（以下简称检验检疫机构），对进出境特殊区域的应检物实施检验检疫和监督管理。

7.1.2 报检范围

（1）列入《出入境检验检疫机构实施检验检疫的进出口商品目录》的进出境货物；

（2）虽未列入《目录》，但国家有关法律法规明确由检验检疫机构负责检验检疫的进出境货物；

（3）运输工具和集装箱；

---

① 应检物：是根据进出保税区法律法规规定应当实施检验检疫的货物及其包装物、铺垫材料、运输工具、集装箱的总称。

（4）应实施检验检疫的包装物及铺垫材料。

7.1.3　报检要求

进出特殊区域的应检物需要办理检验检疫审批手续的,应按检验审批制度要求办理审批手续。入境动植物及其产品已经办理检疫审批的,需要变更审批事项的,应当申请变更检疫审批手续。应检物进出特殊区域时,报检人应按相关规定办理报检手续,检验检疫机构按照国家有关法律、法规、规章以及国家质检总局的规定实施检验检疫,海关凭检验检疫机构签发的货物通关证明验放。

7.1.4　监督管理

1. 特殊区域内企业或查验场所的设立条件

（1）特殊区域内设立的进出口加工、国际贸易、国际物流以及进出口商品展示企业,应向检验检疫机构申请备案。

（2）区域内从事加工、储存出入境动植物产品的企业应当符合有关检验检疫规定。

（3）区域内从事加工、储存出境食品的企业应办理出口食品生产企业卫生注册登记,输入国家或地区另有要求的,还应符合输入国家或地区的要求;加工、存储入境食品的企业应当按照《食品企业通用卫生规范》①要求接受检验检疫机构的监督管理。

（4）区域内设立的检验检疫查验场地以及检疫熏蒸、消毒处理场所应当符合检验检疫有关要求。

2. 检验监督

（1）检验检疫机构按照有关法律法规规定对特殊区域实施疫情监测,对进出特殊区域的动植物及其产品的生产、加工、存放和调离过程实施检疫监督。

（2）区域区企业之间销售、转移进出口应检物,免予实施检验检疫。

7.2　出入特殊区域商品的报检

7.2.1　保税区内出入境货物的报检

1. 定义

保税区(Bonded Area)又称保税区仓库区,是经国务院批准,由海关所设置的或经海关批准注册并监管的特定综合性对外开放经济区域。保税区是受海关监督管理的特定地

---

① 《食品企业通用卫生规范》是我国食品行业必须强制执行的国家标准。

区和仓库,外国商品存入保税区内,可以暂时不缴纳进口关税;如再出口,不缴纳进口关税;如要运进所在国的国内市场,则需办理报关手续,缴纳进口关税。运入区内的商品可进行储存、改装、分类、混合、展览、加工和制造等。保税区主要发展出口贸易、转口贸易、加工贸易、仓储物流、高科技和技术先进工业,相应发展货物运输、商品展示和销售以及金融等业务。保税区内出入境货物及运输工具、集装箱的报检要求与一般的报检要求类似。

2. 报检程序

(1)保税区内企业的备案注册。保税区内从事进出口加工、国际贸易、国际物流以及进出口商品展示的企业办理报检手续前,应在检验检疫机构办理备案或注册登记手续;从事加工、储存出境食品的企业还应办理出口食品生产企业卫生注册登记手续。

(2)进出保税区货物的报检。保税区内企业之间进行销售、转移的货物及其包装物、铺垫材料、运输工具、集装箱(以下简称应检物),检验检疫机构免于实施检验检疫;进出保税区的法定检验检疫的物品,货主或其代理人须向检验检疫机构申报或报检,海关凭检验检疫机构出具的《入境货物通关单》或《出境货物通关单》验放。

3. 报检应提供的单据

(1)保税区货物出境报检时,报检人应填写《出境货物报检单》,并提供:外贸合同、信用证、发票、厂检单等单据;申请重量鉴定的应提供磅码单;属商品检验和食品卫生检验范围内的应检货物,应提供《出境货物运输包装性能检验结果单》(正本);出境货物使用木质包装的,应在相关贸易单证(如提货单、装箱单等)上注明或单独声明木质包装 IPPC 标识加施情况;未使用木质包装的,应提供无木声明或在相关贸易单证上予以注明。

(2)保税区内货物入境报检时,报检人应填写《入境货物报检单》,并提供:外贸合同、发票、提(运)单等有关证单;使用木质包装的,应在相关贸易单证(如提货单、装箱单等)上注明或单独声明木质包装 IPPC 标识加施情况;未使用木质包装的,应提供无木声明或在相关贸易单证上予以注明;按有关规定提交与包装有关的证书或声明;保税区内进出口货物为旧机电产品的应按旧机电产品备案手续办理相关证明。

4. 检验检疫

(1)输入保税区的应检物的检验检疫。

从境外进入保税区的应检物,属于卫生和动植物检疫范围的,由检验检疫机构实施卫生检验和动植物检疫;应当实施卫生和动物检疫除害处理的,由检验检疫机构进行卫生除害处理;检验检疫机构对从境外进入保税区的可以用作原料的固体废物、旧机电产品、成套设备实施检验和监督,对外商投资财产按照有关规定进行价值鉴定,对未办理通关手续的货物不实施检验检疫;保税区内企业从境外进入保税区的仓储物流货物以及自用的办公用品,出口加工所需原材料、零部件,免于实施强制性产品认证;应检物从中华人民共和国境内非保税区(不含港澳台地区)进入保税区时,不需要办理海关通关手续的,检验检疫机构不实施检验检疫;需要办理海关通关手续的,检验检疫机构按规定实施检验检疫。

(2)输出保税区的应检物的检验检疫。

从保税区输往境外的应检物,检验检疫机构依法实施检验检疫;入境时已经实施检验的保税区内的货物输往非保税区的,以及从非保税区进入保税区的货物又输往保税区的,不实施检验检疫;从保税区输往非保税区的应检物,除法律法规另有规定的,不实施检疫;属于实施食品卫生监督检验和商品检验范围的,检验检疫机构实施检验;对于集中入境分批出区的货物,可以分批报检,分批检验;符合条件的,可以于入境时集中报检,集中检验,经检验合格的出区时分批核销;从保税区输往非保税区的应检物,列入强制性产品认证目录的,应当提供相应的认证证书,其产品上应当加贴强制性产品认证标志;预包装食品和化妆品,应当向检验检疫机构申请办理标签审核手续;从非保税区进入保税区后不经加工直接出境的,保税区检验检疫机构凭产地检验检疫机构签发的《出境货物换证凭单》或"换证凭条"换证放行,不再实施检验检疫;如需要重新报检的,应按规定重新报检。

保税区内企业加工出境产品,符合有关规定的,可以向检验检疫机构申请签发普惠制原产地证书或者一般原产地证书、区域性优惠原产地证书、专用原产地证书等。

(3)经保税区转口的应检物的检验检疫。

经保税区转口的动植物、动植物产品和其他检疫物,入境报检时应当提供输出国家或地区政府部门出具的官方检疫证书;转口动物应同时提供国家质检总局签发的《动物过境许可证》和输入国家或地区政府部门签发的允许进境的证明;转口转基因产品应同时提供国家质检总局签发的《转基因产品过境转移许可证》;经保税区转口的应检物,在保税区短暂仓储,原包装转口出境并且包装密封状况良好,无破损、洒漏的,入境时仅实施外包装检疫,必要时进行防疫消毒处理;如果由于包装不良以及在保税区内经分级、挑选、刷贴标签、改换包装形式等简单加工的原因,转口出境的,检验检疫机构实施卫生检疫、动植物检疫以及食品卫生检疫;经保税区转口的应检物出境时,除法律法规另有规定和输入国家或地区政府要求入境时出具我国检验检疫机构签发的检疫证书或检疫处理证书的以外,一般不再实施检疫处理。

(4)保税区内互通的应检物。

保税区企业之间进行销售、转移的货物及其包装物、铺垫材料、运输工具、集装箱、检验检疫机构免于实施检验检疫,无需报检。

7.2.2 出口加工区

1. 定义

出口加工区是一个国家或地区在其港口、国际机场等地方,划出一定的范围,新建和扩建码头、车站、道路、仓库和厂房等基础设施以及提供免税等优惠待遇,鼓励外国企业在区内投资设厂,生产以出口为主的制成品的加工区域。

2. 报检程序

(1) 出口加工区内企业的备案注册。出口加工区内的企业办理报检手续前,应向检验检疫机构办理备案或注册登记手续。

(2) 进出出口加工区货物的报检。货主或其代理人须向检验检疫机构申报或报检,海关凭出入境检验检疫机构出具的《入境货物通关单》或《出境货物通关单》验放。

3. 报检应提供的单据

(1) 加工区内货物出境报检时,应填写《出境货物报检单》,并提供:外贸合同、信用证、发票、厂检单等单据;申请重量鉴定的应提供磅码单;属商品检验和食品卫生检验范围内的应检货物,应提供《出境货物运输包装性能检验结果单》(正本);出境货物使用木质包装的,应在相关贸易单证(如提货单、装箱单等)上注明或单独声明木质包装IPPC标识加施情况;未使用木质包装的,应提供无木质包装声明或在相关贸易单证上予以注明。

(2) 加工区内货物入境报检时,报检人应填写《入境货物报检单》,并提供:外贸合同、发票、提(运)单等有关证单;属强制性产品认证目录内的产品,需按照规定提供强制性产品认证证书或相关的免办证明;使用木质包装的,应在相关贸易单证(如提货单、装箱单等)上注明或单独声明木质包装IPPC标识加施情况;未使用木质包装的,应提供无木质包装声明或在相关贸易单证上予以注明;加工区内进出口货物为旧机电产品的应按旧机电产品备案手续办理相关证明。

4. 检验检疫

(1) 加工区与境外之间进出的应检物。

① 加工区内的企业为加工出口产品所需的货物以及其在加工区内自用的办公和生活消费用品,免于实施品质检验。但以废物作为原料的,按有关规定实施环保项目检验。

② 法定检验检疫货物、集装箱以及运输工具,应当接受卫生检疫;来自检疫传染病疫区的、被检疫传染病污染的以及可能传播检疫传染病或者发现与人类健康有关的啮齿类动物和病媒昆虫的集装箱、货物、废旧物品等以及运输工具应实施卫生处理。

③ 动植物及其产品和其他检疫物,转载动植物、动植物产品和其他检疫物的转载容器、集装箱、包装物、铺垫材料,以及来自动植物疫区的运输工具,应实施动植物检疫及检疫监督处理。

④ 加工区内的中外合资、合作企业及各种对外补偿贸易方式中,境外(包括港、澳、台地区)投资者以实物作价投资的或企业委托境外投资者用投资资金从境外购买的财产,应向检验检疫机构申报实施财产价值鉴定。

⑤ 从加工区出境的属商品检验和食品卫生检验范围的货物,有下列情况之一的,应实

施品质检验或食品卫生检验:标明中国制造的、使用中国注册商标的、申领中国原产地证明书的,需检验检疫机构出具品质证书的。

⑥ 装运出境易腐烂变质食品、冷冻品的集装箱应实施适载检验。

(2)加工区与区外之间进出的应检物。

① 区外①运入加工区的任何货物,检验检疫机构不予检验检疫。加工区运往区外的法定检验检疫的货物,视同进口,按如下要求办理报检手续:属商品检验范围的,须实施品质检验;属食品卫生检验范围的,须实施食品卫生检验;属《中华人民共和国实施强制性产品认证的产品目录》内的,需按照规定办理强制性产品认证证书或相关的免办证明;属动植物检疫范围的,不再实施动植物检疫;属卫生检疫范围的,不再实施卫生检疫;从加工区运往区外的废料和旧机电产品,检验检疫机构按有关规定实施环保项目检验。

② 要实施卫生注册登记和出口质量许可制度管理的企业,应按规定申请办理有关手续。从事食品、动植物产品的加工、存放场所应当符合食品卫生和动植物检疫的有关规定。

7.2.3 边境贸易

边境经济技术合作区、边境自由贸易区和边境特别管理区等区域有一定的特殊性,其检验检疫管理有一定特点。依托以上区域开展的边境贸易,主要分为边民互市贸易和边境小额贸易。边民互市,系指边境地区在边境线 26 千米以内,经政府批准的开放点或指定的集市上,在规定金额或数量范围内进行的商品交换活动。边境小额贸易,系指沿陆地边境线经国家批准对外开放的边境县(旗)、边境城市辖区内经批准有边境小额贸易经营权的企业,通过国家指定的陆地边境口岸,与毗邻国家边境地区的企业或其他贸易机构之间进行的贸易活动。

1. 报检范围

边境贸易管理区内的边境贸易进出口货物及其包装材料、运输工具和集装箱均应实施检验检疫。

2. 报检程序

边境小额贸易中,货物的报检手续与一般贸易进出口货物的报检手续基本相同。由于边民互市贸易的形式比较灵活、批量小、批次多,一般没有正规的贸易合同和单据,因此报检手续较为简化。

3. 报检应提供的单据

(1)报检时,应填写适用于边贸的《出境货物报检单》或《入境货物报检单》并提供有

---

① 区外:系指加工区以外的中华人民共和国内其他地区。

关证单；

（2）属于实行检疫许可证制度或卫生注册登记制度管理的货物报检时，应提供检疫许可证明或卫生注册登记证明；

（3）按有关规定提交与包装有关的证书或声明；

（4）入境展览物为旧机电产品的应按旧机电产品备案手续办理相关证明。

7.3 出入境特殊区域货物的报检实例

7.3.1 如何办理保税区进口原棉的入境报检

以常熟某某有限公司进口原棉为例。

1. 报检程序

进口报检分以下几个阶段：

（1）异地入境货物电子报检。

按电子申报相关要求，2005 年 8 月 5 日常熟某某有限公司（报检单位登记号：3206000020）向常熟检验检疫机构办理进口乌兹别克斯坦原棉的入境货物电子报检手续。该公司总共进口 2 195 包布袋装原棉，重 495 166.00 千克，货物总值 627 694.70 美元，以 20 只 40 尺集装箱海运，从伊朗的阿巴斯港启运，于 8 月 12 日入境上海口岸，并于 8 月 14 日卸毕。电子报检单编号：3206001050003465E。

（2）保税区入境货物的通关手续。

上海外高桥保税区某某国际贸易有限公司从境外进口的本批货物，按进出特殊区域商品报检的要求，办理入境货物通关手续后，运至上海外高桥保税区储存。

（3）保税区货物的输出报检。

常熟某某有限公司委托上海青浦报关行办理该批货物从外高桥保税区入境报检手续。2005 年 8 月 16 日，上海青浦报关行按保税区内出入境货物报检的规定向外高桥检验检疫机构办理从保税区输出的检验检疫报检手续。经外高桥检验检疫机构检验检疫合格后，签发《入境货物调离通知单》（附件 7.1）。

2. 保税区货物的输出报检需提供的特殊单证

上海青浦报关行除提供入境货物报检常规单证外，还需提供的单证包括：《出入境检验检疫报检委托书》、《品质证书》（附件 7.2）、《非木质包装材料证明书》（附件 7.3）和《植物卫生证书》（附件 7.4）。

7.3.2　说明

1.报检简易流程图

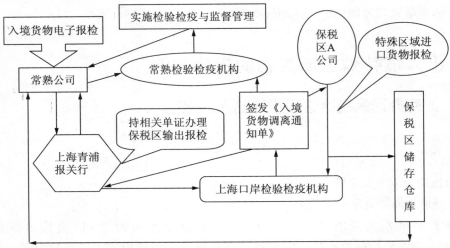

图7.1　常熟公司进口棉花报检流程

2.《植物卫生证书》注释

《植物卫生证书》除如实记载上海外高桥保税区进口的本批原棉供货商名称、货物数量、包装唛头、原产地等情况,还着重表明以下信息:

(1) 原棉(RAW COTTON)品质。

原文:This is to certify that the plants or plant products described above have been inspected according to appropriate procedures and are considered to be free from quarantine pests, and practically free from other injurious pests; and that they are considered to conform with the current phytosanitary regulations of the importing country.

译文:兹证明上述植物及其产品,已经恰当方法检验,未发现检疫性虫害,也未发现其他有害病虫,并确认本批货物符合进口国现行植物卫生规定。

(2) 灭虫除害处理。

原文:Date /2005.6,12　　　Treatment/ FUMIGATION

　　　Chemical (active ingredient)/METHYL BROMIDE

　　　Duration and temperature/48HOURS

　　　Additional information/3～4LBS

　　　Additional declaration/FREEDOM FROM COTTON BOLL WEEVILS(ANATHONOMUS GRANDIS, A.PENINSULARIS AND A VESTITUS)

译文:2005年6月12日,本批货物经溴甲烷熏蒸处理48小时(药剂量约3～4磅),未发现棉铃象虫(墨西哥棉铃象①及其近缘种)。

7.3.3 如何办理保税区进口化妆品的入境报检

1. 报检情况

2008 年 5 月,上海某某投资有限公司从保税区进口一批德国产的发用化妆品(Hair care product),有关入境检验检疫工作全权委托上海某某国际货运有限公司办理。在编号 310720108139592E《入境货物报检单》上填制的情况如下:

报检单位:上海某某国际货运有限公司   报检单位登记号:3100910205
货物名称:某某造型发胶   H.S 编码:3305300000 M/N
数/重量:777 千克   原产国:德国
货物总值:7 188.51 欧元   包装种类及数量:3 000 其他
运输工具名称号码:****   合同号:08-HCI-038
贸易方式:一般贸易   贸易国别(地区):保税区
启运国家(地区):保税区   到货日期:2005-05-14
入境口岸:上海口岸   卸毕日期:2005-05-14

2. 报检随附证单

按检疫审批管理类商品的入境报检的规定,该批货物的报检随附贸易性单据外,还需提交的特殊单证包括:《出入境检验检疫报检委托书》、《进口非特殊用途化妆品备案凭证》(附件 7.5)、化妆品成分名称表(附件 7.6)、标签(附件 7.7)、标签中文译文(附件 7.8)、《承诺书》(附件 7.9)和《保税区仓储货物出区提货》(附件 7.10)。

7.3.4 如何办理保税区进口(保健)食品的入境报检

1. 报检情况

2008 年 5 月,上海某保健品有限公司从保税区进口一批美国产的多种维生素及矿物质片,有关入境检验检疫工作全权委托上海某某咨询有限公司办理。

在编号 310720108142077E《入境货物报检单》上填制的情况如下:

报检单位:上海××咨询有限公司   报检单位登记号:3100910000
货物名称:多种维生素及矿物质片   H.S 编码:2106909090R/S

---

① 墨西哥棉铃象:是一种极具破坏性的有害生物,可使棉花产量减少、品质下降,造成严重的经济损失。主要危害棉花,成虫和幼虫均能造成危害。幼虫、蛹和成虫可随籽棉、棉籽壳的调运进行远距离传播。是已知有害生物中极难防治的一种,已被列入《中华人民共和国进境植物检疫性有害生物名录》。

数/重量:1 049.53 千克　　　　　　原产国:美国

货物总值:15 042.35 美元　　　　　包装种类及数量:3　其他

运输工具名称号码:＊＊＊＊　　　　合同号:SH10810-AS

贸易方式:一般贸易　　　　　　　　贸易国别(地区):中国

启运国家(地区):保税区　　　　　　到货日期:2005-05-16

启运口岸:中国　　　　　　　　　　卸毕日期:2005-05-16

入境口岸:上海口岸　　　　　　　　目的地:上海市

2. 报检随附证单

按检疫审批管理类商品的入境报告的规定,该批货物的报检随附贸易性单据外,还需提交的特殊单证包括:《出入境检验检疫报检委托书》、《保税区仓储货物出区提货》以及《进口保健食品批准书》(附件 7.11)、《EXPORT CERTICATION-FOOD》(附件 7.12)和食品标签(附件 7.13)。

3.《食品出口证书》(《EXPORT CERTICATION-FOOD》)参考译文

食品出口证书

××保健品公司　　　　　　　　　　　　　　注册号:44028

1468 East Mission Blvd　　　　　　　　　　批准号:19124

Pomona

CA 91766

加利福尼亚州公共卫生部(CDPH)依据谢尔曼食品、药品和化妆品法[《加利福尼亚健康卫生法典》第五部第 104 节(第 109875 段等)],对加利福尼亚州内食品、药品、医疗器械和化妆品的生产、制造和销售进行管制。

以上所述公司制造及分销的食品均由本部门注册(或批准)的加利福尼亚州内公司制造。食品加工注册商的食品,经 CDPH 依据联邦良好制造规范(GMP)的要求检验,是符合加利福尼亚州规定的。

加利福尼亚州公共卫生部允许下述产品,在本州内销售或运输到其他州或国家。

本批货物包括:××蛋白质粉、××kid Vita Cheable 片剂、××多种维生素及矿物质片。

本文件适用的国家为中国。

本证书不被看作是其他商标食品的一种说明或相关的保单,也不准作为广告或其他同类用途。

本证书自签发后 180 天有效。

签证日期:2008 年 1 月 11 日,星期五,于加利福尼亚州 Sacramento。

加利福尼亚州公共卫生部
食品与药品处主管
兽医博士、医学博士、公共卫生硕士
Jeff Farran

案例评析

案例1　擅自销售保税区入库未经检验的进口化妆品

　　2004年10月至12月,某化妆品国际贸易(上海)有限公司(以下简称A公司)向外高桥检验检疫局驻保税区办事处(以下简称B机构)报检9批进口化妆品,由于单证不齐全,B机构责令A公司不得销售使用。2005年2月25日,B机构人员赴A公司保税区仓库,对9批货物进行进一步查验发现,A公司已将9批化妆品全部擅自销售出运。事发后,A公司十分重视,立即对库存化妆品进行自查,又发现2004年9月至12月进口的另7批化妆品也存在未经检验业已销售出运的情况。A公司将此情况立即通报了B机构,经B机构人员现场核查无误。

　　经对A公司库存货物仔细核查、审阅A公司向B机构提供的书面情况说明、对A公司授权人员进行询问调查、向A公司提取、核实销售订单、销售发票等,B机构执法人员确认A公司于2004年9月至12月向B机构报检的16批进口化妆品(货值计人民币5 633 505.50元),在未完成法定检验的情况下,擅自销售给其分销商或直接销往百货公司上柜,流向全国各地。A公司也对此确认无异议。据此,B机构依法对A公司进口法检商品未经检验擅自销售的违法行为,予以罚款计人民币563 350元的行政处罚。A公司于2005年7月13日缴纳了罚款。

　　(1) 依据《商检法》第三十三条规定"进口法检商品未经检验擅自销售使用"是违法行为。A公司作为外贸经营者和直接收货人,其进口的化妆品未经检验就销售给其分销商和国内其他商业企业,所以A公司应当承担此次漏逃检的法律责任。

　　(2) 在本案的调查及处罚中,B机构充分考虑了A公司作为一家经营世界著名品牌化妆品代理商,其逃漏检的行为并非故意,以及案发后及时进行自查,主动配合查处,认真落实整改,切实加强对进口商品管理的有关情节,对其违法行为依法从轻处罚,体现了过罚相当、惩罚和教育相结合的处罚原则。

案例2　买方违法卖方埋单

　　2006年1月24日,江苏某电子公司(以下简称A公司)通过上海某电子机械公司(以下简称B公司)从上海外高桥保税区进口了一台双面抛光机①,货值78 500美元。该批设备从上海口岸入境运抵目的地后,A公司未向货物目的地南通检验检疫局申请检验,擅自安装使

---

① 双面抛光机:属于列入《出入境检验检疫机构实施检验检疫的进出境商品目录》的法检商品。

用受到南通检验检疫局给予的相应处罚。2006 年 4 月 14 日,A 公司代 B 公司将 31 400 元罚款如数交到银行,使这起买方违法、卖方担责的行政处罚案件画上了圆满的句号。

本案显然是由于买方(A 公司)委托了业务不熟,且未认真履行应尽义务的卖方(B 公司)代理造成的。买卖双方通过协商达成一致,卖方承认是代理方在单证交接方面出现了重大失误,致使买方未能在规定期限内到当地检验检疫机构办理检验检疫手续,导致擅自开箱使用违法行为的发生,而被检验检疫机构处罚 31 400 元。因此,卖方同意承担此笔罚款,由买方从购买设备未交的余款中扣除。从中可得到以下启示:

(1) 作为代理方应有主动向委托人提供入境货物调离通知单的义务,并提醒收货人在海关放行 20 天内的开箱使用或销售前,主动到货物目的地检验检疫机构办理申请检验手续。

(2) 作为外贸企业方有义务了解进出口商品检验检疫的基本法律,法检商品未经所在地检验检疫机构检验,不得擅自销售和使用,口岸的放行不等于目的地检验,切莫将两者等同起来。同时在办理货物进出口手续时应注意选择有资质的代理机构。

案例 3　变造 CCC 证书违法进口机电产品

2007 年,松江出口加工区 Y 公司向闵行检验检疫局驻出口加工区办事处(以下简称 A 机构)报检进口 3 台条码打印机,并提供了编号为 20020109040193 x x 的 CCC 证书复印件,经 A 机构验证合格后放行。在后续监管中,A 机构发现该批条码打印机铭牌印刷的 3C 标志规格与其所提供 CCC 认证证书描述不符:到货规格为 4A,而证书规格为 5A。A 机构即刻要求 Y 公司向发货方进一步确认产品获证情况。该品牌打印机国内代理商 J 公司不久即通过收货人 Y 公司向 A 机构提供了另一份与到货打印机规格一致的同编号 CCC 认证证书复印件,从证书的字体和底纹来看没有任何问题,但前后两份证书相矛盾的情况仍引起 A 机构的警觉。

经网上执法查询,A 机构初步断定 J 公司后补的证书系变造而成。为了谨慎起见,A 机构立即向有关认证机构发出书面协查函,要求进一步确认该编号证书的产品范围。不久认证机构复函确认该证书无法覆盖本批进口规格的条码打印机。A 机构立即对 J 公司进行立案调查发现,后一份证书系 J 公司某业务员擅自利用电脑软件变造而成。当事人对违法事实供认不讳。据此,A 机构认定 J 公司的行为违反了《认证证书和认证标志管理办法》第五条"禁止伪造、冒用、转让和非法买卖认证证书和认证标志"的规定,并根据该办法第二十八条,对其处以 3 万元人民币罚款。

(1) 进口产品国内代理商为涉案方,这在以往案例中难得一见。因此,违法主体已不再局限于以往的进口单位、经营单位、报检企业或代理企业等,也逐渐出现了其他利益相关方。

(2) 本案当事人无视检验检疫法律法规的严肃性,使持证人货物的不合格情况,上升成为伪造变造认证证书的违法行为。虽用电脑软件变造出的证书复印件几乎乱真,但正是由于检验检疫人员具有高度的责任心和敏感度,使违法者得到了应有的惩戒,维护了法律法规的尊严。

本章小结

经国务院批准设立的保税区(包括保税仓库、保税物流园区等区域)、出口加工区、边境经济技术合作区、边境自由贸易区和边境特别管理区等特殊区域,享受国家特殊的优惠政策。它的地位及其性质决定其区域内检验检疫的管理与通常的检验检疫管理不尽相同,如区域企业之间进行销售、转移的货物及其包装物、铺垫材料、运输工具、集装箱,检验检疫机构免于实施检验检疫。但是特殊区域的进出口货物报检范围及其报检要求与一般要求基本一致。

特殊区域内从事进出口加工、国际贸易、国际物流以及进出口商品展示的企业办理报检手续前,应按出入境检验检疫报检管理制度的要求在检验检疫机构办理备案或注册登记手续;特殊区域内从事加工、储存出境食品的企业还应按备案(注册)登记制度的要求办理出口食品生产企业卫生注册登记手续。

综合练习

1. 模拟试题练习

(1) 单项选择题

① 经性能检验和使用鉴定合格的危险货物包装容器,应在证书有效期内装运货物出口,超过有效期的,检验检疫机构( )。

A. 不予受理报检换证手续　　B. 受理报检换证手续

C. 凭情况说明受理　　D. 可作特殊处理

② 货主或者其代理人应当在动植物、动植物产品和其他检疫物进境前或者进境时持输出国家或地区的( ),向进境口岸出入境检验检疫机关报检。

A. 检疫证书　　B. 贸易合同

C. 非官方证明　　D. 检疫证书、贸易合同等单证

③ 国家根据需要,对涉及( )等重要的进口商品及其生产企业实施进口安全质量许可制度和出口质量许可制度。

A. 安全　　B. 环保

C. 环保、卫生　　D. 安全、卫生、环境保护、劳动保护

④ 一般出口商品运输包装容器生产企业质量许可证申请应办理的手续之一是( )。

A. 领取"危险品包装容器性能检验结果单"

B. 填写《出口商品运输包装质量许可证申请表》

C. 提交"运输容器检验合格证"

D. 提交"出境货物运输包装容器使用鉴定结果单"

⑤ 盛装出口烟花爆竹的运输包装,应当标有联合国规定的危险货物包装标记和出口烟花爆竹生产企业的登记代码标记;凡经检验合格的,由检验检疫机构加施( )。

A. CCC 标志

B. 安全标志

C. CIQ 标志

D. 检验检疫标志

⑥《出入境检验检疫机构实施检验检疫的进出境商品目录》中的"检验检疫类别"代码"R"和"Q"分别表示( )。

A. 进口商品检验;进境动植物检疫

B. 进口食品卫生监督检验;出境动植物检疫

C. 出口食品卫生监督检验;出境动植物检疫

D. 进境动植物检疫;出境动植物检疫

⑦ 检验检疫机构对货物实施检验检疫后,报检人要求撤消报检,以下表述正确的是( )。

A. 报检人无需缴纳检验检疫费

B. 报检人应按出入境检验检疫收费标准的 50%缴纳检验检疫费

C. 报检人应按出入境检验检疫收费标准的 70%缴纳检验检疫费

D. 报检人应按出入境检验检疫收费标准的 100%缴纳检验检疫费

⑧ 办理出境报检手续时,报检人提交的随附单证内容应相互一致,否则应联系客户进行修改,不能修改的以( )为准。

A. 合同

B. 发票

C. 信用证

D. 装箱单

⑨ 关于复验,以下表述正确的是( )。

A. 报检人只能向作出检验结果的检验检疫机构的上级机构提出复验申请

B. 应当在收到检验结果之日起 60 日内提出复验申请

C. 检验检疫机构对同一检验结果只进行一次复验

D. 对复验结论不服的,可依法申请行政复议,但不能直接向法院提起行政诉讼

⑩ 以下关于《报检员证》的表述,正确的是( )。

A.《报检员证》可转借他人使用

B.《报检员证》的有效期为 3 年

C. 报检员应在《报检员证》有效期届满 30 日前提出延期申请

D. 报检员须经培训并考试合格后,方可延长《报检员证》有效期

（2）多项选择题

⑪ 符合下列条件的，方可办理进境检疫审批手续（　　）。

A. 所有进境物由国家质检总局审批

B. 输出国家和地区无重大动植物疫情

C. 符合中国有关动植物检疫法律、法规、规章的规定

D. 符合中国与输出国家或者地区签订的有关双边检疫协定

⑫ 报检应提供的单证为货主或其代理人报检时应填写（　　）文件。

A. 入境货物报检单　B. 并随附合同　　　C. 发票　　　　　　D. 提单、审批单

⑬ 列入《中华人民共和国实施强制性产品认证的产品目录》内的商品必须（　　），方可进口。

A. 取得进口商品安全质量许可证　　　　B. 加施认证标记

C. 取得指定认证机构颁发的认证证书　　D. 经指定的认证机构认证合格

⑭ 某公司进口一批废物原料，货物到达口岸后，以下表述正确的是（　　）。

A. 应在办理报关手续前向检验检疫机构办理报检手续

B. 应凭《入境货物检验检疫证明》办理通关手续

C. 报检时应提交国家环保总局签发的《进口废物批准证书》

D. 报检时应提交国家质检总局认可的机构签发的装运前检验证书

⑮ 以下所列行为，违反检验检疫法律法规规定的有（　　）。

A. 出口未经检验合格的商品

B. 销售、使用未经检验的进口商品

C. 出口掺杂掺假、以假充真、以次充好的商品

D. 买卖检验检疫单证

⑯ 进口可用作原料的废物，报检时须提供的单据有（　　）。

A. 强制性产品认证证书　　　　　　　　B. 进口废物批准证书

C. 企业废物利用风险报告书　　　　　　D. 国外官方机构签发的装运前检验证书

⑰ 关于检验检疫工作程序，以下表述正确的有（　　）。

A. 入境货物检验检疫的一般工作程序是：报检后先检验检疫，再放行通关

B. 入境货物检验检疫的一般工作程序是：报检后先放行通关，再检验检疫

C. 出境货物检验检疫的一般工作程序是：报检后先检验检疫，再放行通关

D. 出境货物检验检疫的一般工作程序是：报检后先放行通关，再检验检疫

⑱ 关于自理报检单位的义务，以下表述正确的有（　　）。

A. 应遵守法律法规规定，对报检事项的真实性负责

B. 应加强本单位报检员的管理，并对报检员的报检行为承担法律责任

C. 应按规定缴纳检验检疫费

D. 应提供必要的检验检疫工作条件

⑲ 关于强制性产品认证,以下表述正确的有(　　)。

A. 国家认证认可监督管理委员会负责强制性产品认证制度的管理和实施

B. 认证范围内的商品应加贴"CCC"标志

C. 认证标志的名称为"中国强制认证"

D. 认证标志是准许认证范围内商品出厂销售、进口和使用的证明标记

⑳ 关于出口纺织品标识查验,以下表述正确的有(　　)。

A. 出口纺织品都须进行标识查验

B. 报检人在申请标识查验的同时应申请品质检验

C. 申请标识查验应提交纺织品的包装唛头、标签、吊牌等实物

D. 报检人最迟应在货物装运或报关前 7 天报检

㉑ 无国外官方机构出具的有效检疫证书,或者未依法办理检疫审批手续的动植物及其产品,按照法律法规规定,检验检疫机构可以根据具体情况作(　　)处理。

A. 退回　　　　　B. 销毁　　　　　C. 没收　　　　　D. 拍卖

(3) 判断题

㉒ 进境动物产品的审批办理完毕后,如需更改输出国家或地区,应在货物到港前及时到国家质检总局办理更改手续。(　　)

㉓ 进口的旧设备应在口岸完成卫生检验、检疫处理和环保项目检验后方可取得《入境货物通关单》。(　　)

㉔ 检验检疫机构按照有关操作规程或检验检疫条款规定,对法定检验检疫出入境货物抽样代表全批实施检验检疫的,按全批收取检验检疫费。(　　)

㉕ 进出口货物的收发货人委托代理报检单位办理报检手续时,应填写报检委托书,注明双方责任、权利和代理期限等内容并加盖委托人的印章。(　　)

㉖ 已实施检验检疫的出境货物,由于客观原因不能履行合同的,报检人应向检验检疫机构申请办理撤消报检手续。(　　)

㉗ 入境展览品无需办理强制性产品认证,检验检疫机构对其不实施品质检验。(　　)

㉘ 出口货物的标记号码,应与合同、发票等外贸单据的有关内容一致。(　　)

㉙ 出口货物因故未能在检验检疫有效期内装运出口的,报检人应按规定重新报检。(　　)

㉚《出入境检验检疫收费办法》由国家发改委和财政部制定并公布实施。(　　)

㉛ 入境货物经检验检疫不合格的,收货人可凭《入境货物通关单》对外索赔。(　　)

2. 思考题

(1) 什么是特殊区域? 国家对特殊区域的报检与检验监督管理有何规定?

(2) 应检物输入保税区有哪些规定?

(3) 应检物输出保税区有哪些规定?

(4) 应检物经保税区转口有哪些规定?

(5) 保税区进出境货物报检应提供哪些单据?

(6) 国家对出口加工区的进出境货物检验检疫主要有哪些规定?

(7) 加工区进出境货物报检应提供哪些单据?

(8) 国家对边境贸易货物的检验检疫主要有哪些规定?

(9) 边境贸易货物的报检应提供哪些单据?

3. 技能实训题

例1:依据实例简述报检的关键环节。

例2:山西某肉类加工厂与新西兰某肉类联合制造厂签订合同进口一批冷冻鹿肉(检验检疫类别为 P. R/Q. S),海运集装箱运输,入境口岸为青岛。货物拟进入青岛保税区并由青岛某食品加工厂进行加工,然后再由汽车运输至山西太原。对该批货物,有关单位已按规定办理了检疫审批手续,货到口岸后,委托青岛某报检公司负责报检。

(1) 该批货物的《进境动植物检疫许可证》的"申请单位"应该是(　　　)。

A. 山西某肉类加工厂 　　　　　B. 新西兰某肉类联合制造厂

C. 青岛某食品加工厂 　　　　　D. 青岛某报检公司

(2) 以下所列资料在报检时须提供的是(　　　)。

A. 新西兰官方出具的允许出口的文件 　B. 新西兰官方出具的兽医卫生证书

C. 原产地证书 　　　　　　　　　D. 海运提单

(3)《入境货物报检单》的"收货人"和"目的地"分别填写(　　　)。

A. 山西某肉类加工厂;太原 　　　B. 青岛某食品加工厂;青岛

C. 山西某肉类加工厂;青岛 　　　D. 青岛某食品加工厂;太原

(4) 该批货物进境时应实施(　　　)。

A. 商品检验 　　　　　　　　　B. 动植物检疫

C. 食品卫生监督检验 　　　　　D. 集装箱检疫

(5) 对于该批货物,以下表述正确的是(　　　)。

A. 该批货物不得直接运至太原进行加工

B. 该批货物在加工完毕运出保税区之前无需实施检验检疫

C. 新西兰某肉类联合制造厂必须是经国家质检总局注册的境外企业

D. 山西某肉类加工厂必须向青岛检验检疫机构办理自理报检单位备案手续

附件 7.1 《入境货物调离通知单》

中华人民共和国出入境检验检疫

入境货物调离通知单

编号：3107001050102783
3107001052538889

1. 收货人 常熟 XX 有限公司 2. 发货人 **** ***		5. 标记及号码 SEE INV
3. 合同/提(运)单号 BWS 050621 /BNDSHA0500000I6X	4. 输出国家或地区 伊朗	
6. 运输工具名称及号码 船舶 ****	7. 目的地 苏州市常熟市	8. 集装箱规格及数量 高柜40尺普通20个

9. 货物名称及规格 未梳的棉花 *** (以下空白)	10. H.S. 编码 52010000.10 *** (以下空白)	11. 申报总值 *627694.7美元 *** (以下空白)	12. 数/重量、包装数量及种类 *495160千克 *2195布袋/包 (以下空白)

13. 内容

1. 上述货物需调往目的地检验检疫机构实施检验检疫，请及时与目的地检验检疫机构联系。
2. 对动植物及其产品，请运输、邮电部门凭单运递；运递期间国内其他检验检疫机关不再检验检疫。
3. 上述货物未经检验检疫，不准销售、使用。

签字：XXX　　　　　　　日期：　2005　年　　月　　日

14. 备注

① 本局留存　　　　　　　　　　　　　　　　12-1-2(2001.1.1)-11

附件 7.2　《品质证书》

CERTIFICATE OF QUALITY

JUL. 25, 2005

WE HEREBY CERTIFY THAT THE QUALITY OF THE COTTON SHIPPED
IS AS PER CONTRACT NO. DWS-050621 AND L/C NO. LC95BF0416/5.

SHANGHAI WAIGAOQIAO FREE TRADE ZONE
XX INT'L TRADING CO., LTD.

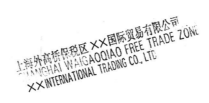

附件 7.3　《非木质包装材料证明》

DATE : JUL. 22, 2005

DECLARATION OF NON-WOOD PACKING MATERIAL

RE: INVOICE NO.2005B980434

WE AS SHIPPER HEREBY DECLARE THAT THE PACKING MATERIAL IN THIS SHIPMENT
CONTAINS NON-WOOD PACKING MATERIAL.

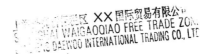

SHANGHAI WAIGAOQIAO FREE TRADE ZONE
XX INT'L TRADING CO., LTD.

附件 7.4 《植物检疫证书》

ГЛАВНАЯ
ГОСУДАРСТВЕННАЯ ИНСПЕКЦИЯ
РЕСПУБЛИКИ УЗБЕКИСТАН
ПО КАРАНТИНУ РАСТЕНИЙ
"УЗГЛАВГОСКАРАНТИН"

CENTRAL
STATE INSPECTION COMMITTEE
OF THE REPUBLIC OF UZBEKISTAN
FOR QUARANTINE OF PLANTS
"UZGLAVGOSQUARANTINE"

ФИТОСАНИТАРНЫЙ СЕРТИФИКАТ № 17- 375753
PHYTOSANITARY CERTIFICATE

Организация по защите и карантину растений CHINA
To: *Plant Protection Organization of* _____
                                                              (Страна/country)

Описание груза
Description of consignment

Экспортер и его адрес   SHANGHAI WAIGAOQIAO FREE TRADE ZONE
Name and address of exporter LANSHENG DAEWOO INT'L TRADING CO., LTD., CHINA
Получатель и его адрес   CHANGSHU COTTON TEXTILE CO., LTD., CHINA
Declared name and address of consignee
Количество мест и описание упаковки   2,195BALES
Number and description of packages
Маркировка (отличительные знаки)   136-184,136-185,136-186,141-151,142-118,142-070,605-202,605-203,028-111,028-
Distinguishing marks   108,048-411,048-412
Место происхождения   UZBEKISTAN
Place of origin
Способ транспортировки   VESSEL
Declared means of conveyance
Пункт ввоза
Declared point of entry   SHANGHAI, CHINA
Наименование продукции и ее количество
Name of produce and quantity declared   RAW COTTON   495,166.0KGS(NET)
Ботаническое название растений
Botanical name of plants   COTTON

Настоящим удостоверяется, что растения или растительная продукция, описанная выше, были обследованы в соответствии с существующими методиками и правилами признаны свободными от карантинных и других, причиняющих ущерб вредителей и что они отвечают фитосанитарным правилам страны-импортера.

This is to certify that the plants or plant products described above have been inspected according to appropriate procedures and are considered to be free from quarantine pests, and practically free from other injurious pests; and that they are considered to conform with the current phytosanitary regulations of the importing country.

Обеззараживание
Disinfestation and/or disinfection treatment

Дата /Date/ 2005. 6. 12   Способы обработки /Treatment/   FUMIGATION
Химикат и его концентрация/Chemical (active ingredient)/   METHYL BROMIDE
Экспозиция и температура /Duration and temperature/   48HOURS
Дополнительная информация/Additional information/   3-4LBS
Дополнительная декларация/Additional declaration/   FREEDOM FROM COTTON BOLL WEEVILS(ANATHONOMUS
                                                     GRANDIS, A PENINSULARIS AND A.VESTITUS)

Штамп организации
Stamp of organization

Место выдачи
Place of issue _____ TASHKENT _____

Государственный инспектор/Name of authorized officer _____
Дата/Date/ 2005. 7. 12   Подпись/Signature/
Действительно до _____

附件 7.5 《进口非特殊用途化妆品备案凭证》

中华人民共和国卫生部
进口非特殊用途化妆品备案凭证

卫妆备进字(2008)第1540号

XX 责任有限公司：

　　根据《化妆品卫生监督条例》及其实施细则有关规定，对你单位的以下产品予以备案，备案有效期至2012年3月24日。

产品名称	中文	XX 造型发胶	
	英文	OSIS ROCK-HARD TEXTURE EXTREME GLUE	
生产企业	中文	XX 责任有限公司	
	英文	HANS SCHWARZKOPF & HENKEL GMBH	
生产国（地区）	德国	地址	HOHENZOLLERNRING 127 - 129, 22763 HAMBURG
在华责任单位	名称	XX（中国）投资有限公司	
	地址	上海市 XX 路 XX 号	
备 注	原产国：奥地利		

请于批件有效期届满前4个月提出延续申请。

　　卫生部未对本产品的卫生安全性进行技术审核，本备案凭证不作为对产品卫生安全质量的认可。

No. 00021225

附件 7.6　化妆品成分名称表

施华蔻强力造型发胶

No.	Ingredients	中文名称	%W/W
1	AQUA(Water)	水	69.595
2	ALCOHOL DENAT. (SD Alcohol 39-C)	变性乙醇(SD Alcohol 39-C)	6.2
3	VP/VA COPOLYMER	VP/VA共聚物	5
4	PVP	聚乙烯吡咯烷酮	4.02
5	VINYL CAPROLACTAM/VP/DIMETHYLAMINOETHYL METHACRYLATE COPOLYMER	乙烯基己内酰胺/VP/甲基丙烯酸二甲氨基乙酯共聚物	3.7
6	PETROLATUM	矿脂	2
7	PROPYLENE GLYCOL	丙二醇	1.5
8	TRICONTANYL PVP	蜂花烷基 PVP	1.5
9	CETEARYL ALCOHOL	鲸蜡硬脂醇	1.05
10	VP/DMAPA ACRYLATES COPOLYMER	VP/DMAPA 丙烯酸(酯)类共聚物	1
11	CETYL ALCOHOL	鲸蜡醇	0.7
12	STEARETH-21	硬脂醇聚醚-21	0.7
13	STEARYL ALCOHOL	硬脂醇	0.7
14	PARFUM(FRAGRANCE)	香精	0.6
15	CORN STARCH MODIFIED	改性玉米淀粉	0.4
16	HYDROXYETHYLCELLULOSE	羟乙基纤维素	0.3
17	PEG-8 BEESWAX	PEG-8 蜂蜡	0.3
18	CETETH-10 PHOSPHATE	鲸蜡醇聚醚-10 磷酸酯	0.2
19	DICETYL PHOSPHATE	二鲸蜡醇磷酸酯	0.2
20	DMDM HYDANTOIN	DMDM 乙内酰脲	0.1
21	METHYLPARABEN	羟苯甲酯	0.1
22	DISODIUM EDTA	EDTA 二钠	0.05
23	LIMONENE	苧烯	0.03

附件 7.7 标签

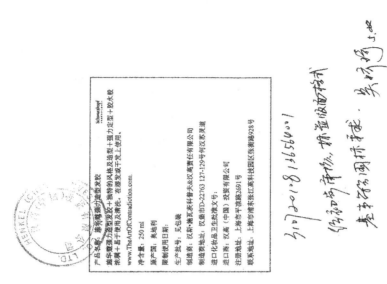

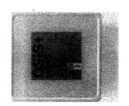

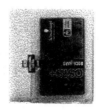

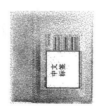

附件7.8　标签中文译文

施华蔻强力造型发胶

产品标签中文译文

施华蔻强力造型发胶 4 重质感

＋独特的风格及造型＋强力定型＋胶水般浓稠＋易于使用及清洗。

在湿发或干发上使用，创造属于您自己的矛盾艺术的风格造型。

www.TheArtOfContradiction.com.

12**3**＋强力定型。仅供沙龙使用。

主要成分：

AQUA(Water) · ALCOHOL DENAT. · VP/VA COPOLYMER · PVP · VINYL CAPROLACTAM/VP/DIMETHYLAMINOETHYL　　　METHACRYLATE COPOLYMER · PETROLATUM · PROPYLENE GLYCOL · TRICONTANYL PVP ·CETEARYL ALCOHOL ·VP/DMAPA ACRYLATES COPOLYMER ·CETYL ALCOHOL · STEARETH-21 · STEARYL ALCOHOL · CORN STARCH MODIFIED · PARFUM · HYDROXYETHYLCELLULOSE · PEG-8 BEESWAX · CETETH-10 PHOSPHATE · DICETYL PHOSPHATE · DMDM HYDANTOIN　　·　　METHYLPARABEN　　·　　DISODIUM EDTA · PROPYLPARABEN · LIMONENE · LINALOOL · BUTYLPHENYL METHYLPROPIONAL · BENZYL SALICYLATE

Hans Schwarzkopf & Henkel GmbH,Hohenzollernring

127-129,22763 Hamburg,Germany,奥地利制造，

*Schwarzkopf Professional，4133 Pratteln, Schwarzkopf Professional,Mississauga ON L4W 4Y4,Canada

www.schwarzkopf-professional.com

250ML

*备注：此地址为汉斯·施瓦茨科普夫 & 汉高责任有限公司在加拿大的分销商地址。

附件 7.9　《承诺书》

承诺书

致：上海检验检疫局

　　我司进口的一批护发用品，合同号为 08-HCI-038。数量为 3000PCS。该批化妆品严格按照中华人民共和国国家质量监督检验检疫局第 116 号公告，保证不含任何牛羊动物源性原料成分及该公告附件所列疯牛病疫区高风危险物质化妆品和化妆品原料。该批产品的成分配方表已在申请标签证书时提供。

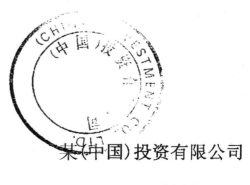

某(中国)投资有限公司

2008-5-14

附件 7.10 《保税区仓储货物出区提货》

外高桥保税区仓储货物出区(库)提货单

仓库号码: 0337　　　　　　　　　　　　　　　　No: 2008000246 (1/1)

仓储企业名称	XX(上海)有限公司			出库单号		0337008000246	
货主十位数代码	3122440706			提货单位名称		自提	
发 票 号				封志/唛头			
报 关 单 号				报 关 日 期		2008-05-13	
运输单位名称	自提			预计出区日期		2008-05-13	
HS编码	货　　名	数量	单位	毛重(KG)	净重(KG)	金额(USD)
33053000	(禾)发胶/0809/	3000.0000	个	980.000000	777.000000	10495.22
	总计	3000.0000		980.000000	777.000000	10495.22

第一联　仓储核销联

备注:

车辆型号 ＿＿＿＿＿＿＿　发动机号 ＿＿＿＿＿＿＿　大梁号 ＿＿＿＿＿＿＿

排 气 量 ＿＿＿＿＿＿＿　颜色 ＿＿＿＿＿＿＿

| 以上申报无误。 经办人签名 仓储企业章 年 月 日 | 提货单位 经办人签名 年 月 日 | 海关确认。 海关签章 年 月 日 |

备注:
1. 本单一式四联,仅限外高桥保税区使用,由仓储企业事先将有关数据输入电脑并打印此单据,盖章有效,手写涂改无效,凭以办理出区报关。
2. 仓储货物出区时,保税区卡口凭盖有海关放行章的提货单卡口放行联验核放行。
3. 机动车辆出区(库)时应逐辆详细注明车辆发动机号及大梁号等项目。

附件7.11 《进口保健食品批准书》

附件

XX牌多种维生素及矿物质片产品说明书

本品是以维生素A、维生素C、维生素B,等为主要原料研制成的保健...
经功能试验证明,具有补充多种维生素及矿物质的保健功能。

【主要原料】维生素A、维生素C、维生素B_1、维生素B_2、烟酸、...
维生素D、维生素E、泛酸、叶酸、碳酸钙、硫酸铜、氧化锌、...
硒酸钠、乳糖、羧甲基纤维素、柠檬黄、日落黄

【功效成份及含量】每100g含:维生素B_1 0.11g、烟酸 0.68g、维生素B_6 86mg、维生素 D ...
98mg、维生素 B ... 维生素C 3.9g、...
维生素B 0.61g、泛酸 0.22g、叶酸 18mg、钙 21g、铜 0.1g、锌 ...
0.16g

【保健功能】补充多种维生素及矿物质

【适宜人群】需要补充多种维生素及矿物质者

【不适宜人群】少年儿童

【食用方法及食用量】每日1片

【规格】1.36g/片

【保质期】24个月

【贮藏方法】密封、遮光、置阴凉干燥处

【注意事项】1、本品不能代替药物

2、不宜超过推荐量或同类营养素补充剂同时食用

中华人民共和国卫生部
进口保健食品批准证书

产品名称	中文	XX牌多种维生素及矿物质片
	英文	K-Max Multivitamins & Minerals
生产企业	中文	XX集团公司
	英文	XX Group Corp.
生产国(地区)	美国	地址 17990 E. Ajax Circle, City of Industry, CA 91748
审批结论		经审核,该产品符合《中华人民共和国食品卫生法》和《保健食品管理办法》的规定,现予批准。
批准文号		卫食健进字(2003)第0011号 批准日期:2003年03月07日
保健功能		补充多种维生素及矿物质
功效成份(或主要原料)及含量		每100g含:维生素A 34mg,维生素C 3.9g,维生素B_1 98mg,维生素B_2 0.11g,烟酸0.68g,维生素B_6 86mg,维生素D 0.23mg,维生素E 0.61g,泛酸0.22g,叶酸0.16g,锌21g,铜0.1g,铬0.83g,铜0.16g
适宜人群		需要补充多种维生素及矿物质者
不适宜人群		少年儿童
规格		1.36g/片
保质期		24个月
注意事项		1、本品不能代替药物 2、不宜超过推荐量或同类营养素补充剂同时食用
附件		产品说明书
主送单位		上海XX保健品有限公司

附件 7.12 《EXPORT CERTICATION-FOOD》

STATE OF CALIFORNIA - HEALTH AND HUMAN SERVICES AGENCY   ARNOLD SCHWARZENEGGER Governor

DEPARTMENT OF PUBLIC HEALTH
Post Office Box 997435
Mail Station 7602
Sacramento, CA 95899-7435
(916) 650-6500
(916) 650-6650

EXPORT CERTIFICATE - FOOD

K-Max Health Products Corp.   **Registration No:**   44028
1468 East Mission Blvd.   **Application No :**   19124
Pomona
CA 91766

The California Department of Public Health (CDPH) regulates the production, manufacture, and sale of foods, drugs, medical devices and cosmetics in California pursuant to the Sherman Food, Drug and Cosmetic Law (California Health and Safety Code, Division 104, Part 5, [Section 109875 et seq.]). The above referenced firm manufactures and distributes FOOD products that were manufactured in the State of California by firms registered or licensed with the Department. Registered food processors are inspected by CDPH for compliance with the applicable provisions of the federal Good Manufacturing Practice (GMP) regulations for foods, which are adopted as California regulations.

The Department does not object to the sale of the following product(s) in this state nor its shipment to any other state or country.

This shipment consists of: **K-Max Protein Powder**
              K-Max Kid Vite Cheable Tablet, K-Max Multivitamins and Minerals

This document was prepared for the country of :   **China**

This certificate is not to be construed as either an expressed or implied warranty of any of the named products, nor shall it be used for advertising or other similar purposes.

This certificate expires 180 days after issuance.

Dated at Sacramento, California, Friday, January 11, 2008.

                    DEPARTMENT OF PUBLIC HEALTH
                    OF THE STATE OF CALIFORNIA

                    Jeff Farrar, DVM, PhD, MPH, Chief
                    Food and Drug Branch

附件 7.13   食品标签

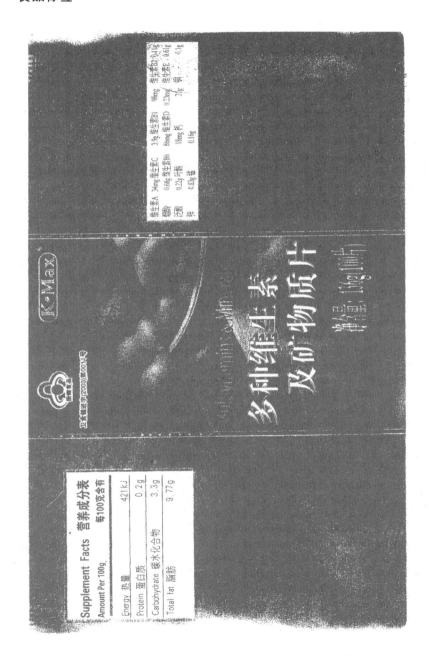

8 出入境（交通）运输工具的报检

学习目的

　　了解运输工具在国际贸易中运载货物重要作用的同时，存在着携带或传播有害生物的潜在性危险，国家依法对其实施卫生检疫处理、动植物检疫、适载检验、危险性货物容器性能和使用鉴定、木质包装的 IPPC 标识查验的必要性和进出口食品包装检验检疫申报要求的变化。掌握如何正确办理出入境（交通）运输工具报检。

知识要点

　　进出境集装箱的报检、交通运输工具的申报规定，包括报检（申报）范围、程序、地点、时限、随附单证种类、填单要求以及检疫处理等。

8.1　概述

　　出入境运输工具是指国际标准化组织所规定的集装箱，包括入境、出境和过境的实箱①和空箱，以及装载人员货物的出入境交通工具，包括船舶、列车、飞机、汽车等。从广义来说，货物的外包装（如木质包装）或包装容器，也归属此类范畴。

　　运输工具作为一种特殊的装载容器或运输设备，反复装运并往返于世界各地，可能带有啮齿动物、蚊、蝇、蟑螂等病媒生物和植物危险性病、虫、杂草以及其他有害生物，还有可能带有土壤、动植物残留或被有毒有害物质污染。为防止传染病、寄生虫病和植物危险性病、虫、杂草以及其他有害生物通过集装箱及集装箱货物传入、传出，保护农林、牧、渔业生产和人体健康，确保运输货物的质量，促进对外贸易发展，在《商检法》及其实施条例、《动植物检疫法》及其实施条例和《国境卫生法》及其实施细则中分别规定了对出入境运输工具的检验检疫。

　　因此，运输工具进出境前、进出境时或过境时，报检人应依法向检验检疫机构申报。检验检疫机构按照有关规定对运输工具实施检验检疫。过境应检运输工具，由进境口岸检验检疫机构实施查验，离境口岸检验检疫机构不再检验检疫。

---

① 　实箱：也称重箱，是指装载货物的集装箱。

8.2 出入境集装箱的报检

8.2.1 入境集装箱

1. 申报范围

(1) 所有进境集装箱应实施卫生检疫;

(2) 来自动植物疫区的,装载动植物、动植物产品和其他检验检疫物的,以及箱内带有植物性包装物或铺垫材料的集装箱,均应实施动植物检验检疫;

(3) 法律、行政法规、国际条约规定或者贸易合同约定的其他应当实施检验检疫的集装箱,按照有关规定和约定实施检验检疫。

2. 入境集装箱申报

(1) 入境集装箱申报要求。根据检验检疫法律法规,所有入境的集装箱应向检验检疫机关申报。申报分以下两步:

① 入境预报。在集装箱未运抵口岸前,承运人或其代理人向检验检疫机关通过电报、传真或书面方式简要向检验检疫机关预报运输工具名称及航次、所载集装箱数量,来自港口和预计到达口岸的日期和时间。

② 入境申报。在集装箱运抵口岸,报检人须向进境口岸所在地区检验检疫机构申报,未经检验检疫机构许可,集装箱不得提运或拆箱。入境集装箱申报时,报检人应填写《入境货物报检单》或《出/入境集装箱报检单》,并提供货单、到货通知单等有关单据,包括集装箱数量、规格、号码、到达或离开口岸时间、装箱地点和目的地、货物的种类、数量和包装材料等情况。

(2) 装载法定检验检疫商品的入境集装箱。

① 报检人应填写《入境货物报检单》,在入境口岸结关的集装箱和货物一次性向入境口岸检验检疫机关报检。

② 检验检疫机构受理报检后,集装箱结合货物一并实施检验检疫,检验检疫合格的准予放行,并统一出具《入境货物通关单》。经检验检疫不合格的,按规定处理。

③ 需要实施卫生除害处理的,签发《检验检疫处理通知书》,完成处理后应报检人要求出具《熏蒸/消毒证书》。

④ 装运经国家批准进口的废物原料的集装箱,应当由入境口岸检验检疫机构实施检验检疫。经检验检疫符合国家环保标准的,签发《检验检疫情况通知单》;不符合环保标准的,出具《环保安全证书》并移交当地海关、环保部门处理。

(3) 装载非法定检验检疫商品的入境集装箱。

① 在入境口岸结关的集装箱,报检人应填写《出/入境集装箱报检单》向入境口岸检验

检疫机构报检。

②　检验检疫机构受理报检后,根据集装箱箱体可能携带的有害生物和病媒生物种类,以及其他有毒有害物质情况实施检验检疫。

③　实施检验检疫后,对不需要实施卫生除害处理的,应报检人的要求出具《集装箱检验检疫结果单》;对需要实施卫生除害处理的,签发《检验检疫处理通知书》,完成处理后应报检人的要求出具《熏蒸/消毒证书》。

(4)　入境空箱。按装载非法定检验检疫商品的入境集装箱的申报要求办理。

(5)　入境转关分流的集装箱。指运地结关的集装箱,入境口岸检验检疫机构受理报检后,检查集装箱外表,必要时进行卫生除害处理,办理调离和签封手续,并通知指运地进行检验检疫。

8.2.2　出境集装箱

1. 申报范围

(1)　所有出境集装箱应实施卫生检疫;

(2)　装载动植物、动植物产品和其他检验检疫物的集装箱应实施动植物检疫;

(3)　装运出口易腐烂变质食品、冷冻品的集装箱应实施适载检验;

(4)　输入国要求实施检验检疫的集装箱,按要求实施检验检疫;

(5)　法律、行政法规、国际条约规定或贸易合同约定的其他应当实施检验检疫的集装箱按有关规定和约定实施检验检疫。

2. 出境集装箱申报要求

(1)　集装箱出境前或出境时,报检人必须向所在地检验检疫机构报检;在出境口岸装载并拼装货物的集装箱,必须向出境口岸检验检疫机构报检,未经检验检疫机构许可,不准装运。

(2)　申报出境集装箱检验检疫时,报检人或其代理人应填写《出/入境集装箱报检单》,并提供相关的资料和单据。所申报内容包括:集装箱数量、箱号与规格、载货名称、数量及包装、目的地、运输工具名称、发货人和收货人和其他与检验检疫工作有关内容。

(3)　检验检疫机构受理报检并实施检验检疫后,根据情况作如下处理:

①　对不需要实施卫生除害处理的,应报检人的要求出具《集装箱检验检疫结果单》;对需要实施卫生除害处理的,签发《检验检疫处理通知书》,完成处理后应报检人要求出具《熏蒸/消毒证书》。

②　出境口岸检验检疫机构凭启运口岸检验检疫机构出具的《集装箱检验检疫结果单》或《熏蒸/消毒证书》验证放行。

③　经检验检疫机构检验检疫符合装运条件的集装箱,不能及时装货时,应由申请人自己加封,妥善保管。集装箱检验检疫有效期为 21 天,超过有效期的出境集装箱需要重新检

验检疫。

3. 新造集装箱①检验检疫的申报

(1) 无木地板的新造集装箱。对不使用木地板的新造集装箱,仅作为商品空箱出口时不实施检验检疫,不收取任何检验检疫费。

(2) 使用木地板的新造集装箱。对使用木地板的新造集装箱,仅作为商品空箱出口时,按如下规定办理:

① 木地板为进口木地板,且进口时附有用澳大利亚检验检疫机构认可的标准作永久性免疫处理的证书,并经检验检疫机构检验合格的,出口时可凭检验检疫合格证书放行,不实施出境检验检疫,不收取相关费用;

② 木地板为国产木地板,且附有已用澳大利亚检验检疫机构认可的标准作永久性免疫处理证明的,出口时可凭该处理证明放行,不实施出境检验检疫,不收取相关费用;

③ 进口木地板没有我国进口检验检疫合格证书或使用国产木地板没有用澳大利亚检验检疫机构认可的标准作永久性免疫处理的,应实施出境动植物检疫,并收取相关检验检疫费用。

8.2.3 进出境集装箱卫生除害处理

1. 卫生处理的实施要求

受理申报的检验检疫机关在审核货主或其代理人提供的"报检单"、"装箱单"、电子材料和其他有关证书单时,发现有需卫生检疫查验的集装箱货物时,应及时通知报检人或其代理人,安排查验或除害处理。

2. 需实施卫生除害处理的情况

进出境集装箱有下列情况之一的,应当作卫生除害处理②:

(1) 来自检疫传染病或监测传染病疫区的;

(2) 被传染病污染的或可能传播检疫传染病的;

(3) 携带有与人类健康有关的病媒昆虫或啮齿动物的;

(4) 检疫发现以下任何种有害生物的:

①《中华人民共和国进境动物一、二类动物传染病、寄生虫病名录》中所列的疫病;

②《中华人民共和国进境植物检疫性有害生物名录》③中所列的病虫害;

---

① 新造集装箱:是指由专门的集装箱生产企业生产的未使用过的集装箱。

② 除害处理:用于集装箱卫生除害处理的方法、药物须经国家质检总局认可。

③《中华人民共和国进境植物检疫性有害生物名录》:是 2007 年 5 月 28 日,农业部以第 862 号公告发布的,并自发布之日起执行。这是为防止植物危险性有害生物传入我国,根据《进出境动植物检疫法》的规定,国家质检总局与农业部共同制定的。原 1992 年 7 月 25 日发布的《中华人民共和国进境植物检疫危险性病、虫、杂草名录》同时废止。

③ 对农、林、牧、渔业有严重危险的其他病虫害的；

④ 发现超过规定标准的一般性病虫害的。

(5) 装载废旧物品或腐败变质有碍公共卫生物品的；

(6) 装载尸体、棺柩、骨灰等特殊物品的；

(7) 输入国家或地区要求作卫生除害处理的；

(8) 国家法律、行政法规或国际条约规定必须做卫生除害处理的。

8.3　出入境交通运输工具的卫生检疫申报

根据《国境卫生检疫法》第四条规定：入境、出境的人员、交通工具、运输设备以及可能传播检疫传染病的行李、货物、邮包等物品，都应当接受检疫，经国境卫生检疫机关许可，方准入境或出境。

8.3.1　出入境船舶

1. 入境船舶

(1) 申报。

① 船方或其代理人应当在船舶预计抵达口岸 24 小时前(航程不足 24 小时的，在驶离上一口岸时)向入境口岸检验检疫机构申报，填报入境检疫申请表。如船舶动态或申报内容有变化，船方或其代理人应当及时向检验检疫机构更正。

② 受入境检疫的船舶，在航行中发现检疫传染病、疑似检疫传染病，或者有人非因意外伤害而死亡且死因不明的，船方必须立即向入境口岸检验检疫机构报告。

船舶的入境检疫必须在港口的检疫锚地或者经检验检疫机构同意的指定地点实施。受入境检疫的船舶必须按规定悬挂检疫信号，在检验检疫机关签发入境检验检疫证前，不得降下检疫信号。

③ 根据《国境卫生法》的规定，受入境检疫的船舶，必须按照规定悬挂检疫信号，在检验检疫机构发给入境检疫前，不得降下检疫信号。

白天入境检疫时，在船舶的明显处悬挂国际通语检疫信号旗："Q"字旗，表示本船没有染疫，请发给入境检疫证；"QQ"字旗，表示本船有染疫或有染疫嫌疑，请即刻实施检疫；

夜间入境时，在船舶的明显初悬挂下列灯号：红灯三盏，表示本船没有染疫，请发给入境检疫证；红、红、白、红四盏，表示本船有染疫或有染疫嫌疑，请即刻实施检疫。

(2) 申报资料。

办理入境检验检疫手续时，船方或其代理人船舶应向检验检疫机构提供以下资料：

①《航海健康申报书》(附件 8.1)；

②《除鼠证书/免于除鼠证书》(附件 8.2)①；

③ 食品、饮用水、压舱水清单；

④《国际预防接种证书》；

⑤《国际旅行健康检查证书》；

⑥ 装载货物种类及其相关的单证。

（3）检疫地点。船舶的入境检疫,必须在最先到达的国境口岸的检疫锚地或者经检验检疫机构同意的指定地点实施。

（4）检疫方式。检验检疫机构对申报内容进行审核,确定入境船舶的检疫方式。目前采取的方式可分为锚地检疫、随航检疫、码头泊位检疫和电讯检疫。

① 锚地检疫。国际航行船舶的锚地检疫一般是针对以下情况之一的船舶:来自传染病疫区的;有检疫传染病病人、疑似传染病病人或者有人非因意外伤害而死亡且死因不明的;发现有啮齿动物异常死亡的,未持有有效《除鼠证书/免于除鼠证书》的;没有申请随航检疫、码头泊位检疫或电讯检疫的船舶的;装载动物的。

② 随航检疫。对旅游船、军事船、要人访问所乘船舶等及遇有特殊情况的船舶,如船上有病人需要救治、特殊物质需装卸、船舶需抢修等,经船方或者代理人申请,可以实施随船检疫。

③ 泊位检疫。对未持有我国检验检疫机构签发的有效《交通工具卫生证书》,并且没有应实施锚地检疫所列情况或者因天气、潮水等原因无法实施锚地检疫的船舶,经船方或者代理人申请,可以实施靠泊检疫。

④ 电讯检疫。

对持有我国检验检疫机构签发的有效《交通工具卫生证书》②,并且没有应实施锚地检疫所列情况的船舶,经船方或者代理人申请,可以实施电讯检疫。

实施电讯检疫的国际航行船舶应在抵港前 24 小时,通过船舶公司或船舶代理向港口或锚地所在地检验检疫机构以电报方式报告。

电报内容包括:船名、国籍、呼号;预定到达港口或检疫锚地的日期和时间;发航港、最后寄港、驶离日期;船员人数、旅客人数、健康状况;船舶卫生证书编号、签发日期、签发港;除鼠证书或者免予除鼠证书的签发日期、签发港;食品、饮用水、压舱水装载日期、签发港和数量;货物、集装箱种类、数量及装载港和日期;以及其他必须说明的问题。

（4）国际航行船舶入境检疫的实施。

---

① 自 2007 年 6 月 15 日起,根据《国际卫生条例(2005)》有关条款规定:在适用于交通工具的条款中有新的船舶免于卫生控制措施证书/船舶卫生控制措施证书。该证书将取代根据《国际卫生条例(1969)》签发的除鼠证书/免于除鼠证书。根据船方的需求,我国也签发此类证书(附件 8.8)。

② 《交通工具卫生证书》:有效期为 12 个月。

检验检疫机构对经检疫判定没有染疫的入境船舶,出具《船舶入境卫生检疫证书》;对经检疫判定染疫、染疫嫌疑或者来自传染病疫区应当实施卫生处理的或者有其他限制事项的入境船舶,在实施相应的卫生处理或者注明应当接受的卫生处理事项后,签发《船舶入境卫生检疫证书》。

2．出境船舶

(1)申报。

① 出境的船舶必须在最后离开的出境港口接受检疫。船方或其代理人应当在船舶离境前4小时内向出境口岸检验检疫机构申报,办理出境检疫手续。

② 检验检疫机构审核船方提交的出境有关资料或者经登轮检疫,符合有关规定的,签发《交通工具出境卫生检疫证书》。

(2)申报时应提供的资料:

① 船名、国籍、预定开航的时间;

② 目的港、最初寄港;

③ 装载货物种类;

④ 船舶健康申报表(附件8.1);

⑤ 船员、旅客名单或船员、旅客变更名单;

⑥《除鼠证书/免于除鼠证书》(附件8.2);

⑦ 船舶航行目的地为南美、非洲的,应提供所有人员黄热病预防接种证书;

⑧ 船员健康证书。

8.3.2 出入境航空器

1．入境飞机

检验检疫机构对入境飞机按来自疫区与非疫区区别受理申报。

(1)来自非疫区并且在飞行中未发现检疫传染病、疑似检疫传染病,或者有人非因意外伤害而死亡并死因不明的,飞机可通过地面航空站,以电讯方式向检验检疫机构进行检疫申报。向检验检疫机构申报的内容包括:

① 飞机的国籍、机型、号码、识别标志、预定到达时间、出发站、经停站、机组及旅客人数;

② 飞机上是否载有病人或在飞行途中是否发现病人或死亡人员;若有应提供病名或者主要症状、患病人数、死亡人数;

③ 飞机到达后,向检验检疫机构提交总申报单、旅客名单及货物舱单。

(2)来自疫区并且在飞行中发现检疫传染病、疑似检疫传染病,或者有人非因意外伤害而死亡并死因不明时,机长应当立即通知到达机场的航空站向检验检疫机构申报,并在最先到达的国境口岸的指定地点接受检疫。检验检疫人员根据来自不同地区的飞机及机上旅客情况采取不同的处理措施。向检验检疫机构申报的内容包括：

① 飞机的国籍、航班号、机号、机型、预定到达时间、出发站、经停站、机组及旅客人数；

② 飞机上是否载有病人或在飞行途中是否发现病人或死亡人员；若有应提供病名或者主要症状、患病人数、死亡人数；

③ 来自黄热病疫区的飞机，机长或其代理人应主动出示有效的灭蚊证书。

2．出境飞机

(1) 申报。实施卫生检疫机场的航空站，应当在出境检疫的飞机起飞前向检验检疫机构提交飞机总申报单、货物仓单和其他有关检疫证件，并向检验检疫机构通知飞机的国籍、机型、号码、识别标志、预定起飞时间、经停站、目的站及旅客和机组人数。

(2) 签证放行。经确认机上卫生状况符合要求、机上无确诊或疑似检疫传染病病人、机上中国籍员工均持有检验检疫机构签发的有效健康证书，并区别前往国的要求进行必要的卫生处理。检验检疫机构对符合上述要求的飞机签发《交通工具出境卫生检疫证书》并予以放行。

8.3.3　出境入境列车及其他车辆

1．出入境列车

(1) 申报。出入境列车在到达或者出站前，车站有关人员应向检验检疫机构提前预报列车预定到达时间或预定发车时间、始发站或终点站、车次、列车编组情况、行车路线、停靠站台、旅客人数、司乘人员数、车上有无疾病发生等事项。

(2) 查验。

① 客运列车到达车站后，检验检疫人员首先登车，列车长或者其他车辆负责人应当口头申报车上人员的健康状况及列车鼠蚊蝇等卫生情况。由检验检疫人员分别对软包、硬包、软座、硬座、餐车、行李车及邮车进行检查。检查结束前任何人不准上下列车，不准装卸行李、货物、邮包等物品。

② 货运列车重点检查货运车厢及其货物卫生状况和能传播传染病的病媒昆虫和啮齿动物的携带情况。

(3) 处理。入境、出境检疫的列车，在查验中发现检疫传染病或疑似检疫传染病，或者因卫生问题需要卫生处理时，应将延缓开车时间、须调离便于卫生处理的行车路线、停车地点等有关情况通知车站负责人。

2．其他车辆①

(1) 固定时间客运汽车在出入境前由有关部门提前通报预计到达时间、旅客人数等。

---

① 　其他车辆：是指边境口岸出入境的汽车、摩托车、手推车、自行车、牲畜车等。

（2）装载的货物应按口岸规定提前向检验检疫机构申报货物种类、数量及重量、到达地等。

（3）大型客车由检验检疫机构派员登车检查。旅客及其携带的行李物品应在候车室或检查厅接受检查。入境的司售人员和乘客应填写《入境检疫申明卡》、出示《国际旅行健康检查证明书》或《国际预防接种证书》。

8.4 出入境运输工具的动植物检疫申报

《进出境动植物检疫法》第二条规定：进出境的动植物、动植物产品和其他检疫物、装载动植物、动植物产品和其他检疫物的装载容器、包装物，以及来自动植物疫区的运输工具，依照本法规定实施检疫。

运输工具的动植物检疫范围包括来自动植物疫区的船舶、飞机、火车、入境车辆、入境供拆船用的废旧船舶，装载出境的动植物、动植物产品和其他检疫物的运输工具等。

8.4.1 入境运输工具

1. 来自动植物疫区运输工具的动植物检疫

（1）动植物疫区的确定。动植物疫区是指动植物疫情发生或流行的区域。目前国家质检部门公布的进出境运输工具动植物检验检疫区，分为动物疫区和植物疫区，其中有的国家既是动物疫区又是植物疫区。动植物疫区是依据《中华人民共和国进境动物一、二类传染病、寄生虫病名录》中近期内发生一类传染病如口蹄疫、疯牛病、非洲猪瘟等，及《中华人民共和国进境植物检疫性有害生物名录》中最容易通过运输工具传播的部分危险性虫害，并结合我国与世界各国（或地区）通航的实际情况而划定的。由于世界各地疫情不断发生变化，疫区也必将随之发生变化。具体情况可查阅国家质检总局网页（http://www.aqsiq.gov.cn）。

（2）来自疫区运输工具[①]的检疫重点。对来自动植物疫区的船舶、飞机、火车等，无论是否装载动植物、动植物产品和其他检疫物，在入境口岸均应实施动植物检疫。检疫重点对船舶的生活区、厨房、冷藏室及动植物性废弃物存放场所和容器、飞机的食品配餐间、旅客遗弃的动植物及其产品、动植物性废弃物等区域进行检疫。

（3）来自疫区运输工具的检疫处理。

① 来自疫区运输工具未经检疫不得卸货，经检疫合格的准予卸货，检疫不合格的经除害处理合格后方准卸货。

② 检疫时发现运输工具中装有我国规定禁止或限制进境的物品，施加标识予以封存。该运输工具在中国期间未经口岸检验检疫机构许可，不得启封动用。发现有危险性病虫害

---

① 来自动植物疫区的运输工具：是指本航次或本车次的始发或途经地是上述动植物疫区的运输工具。

的,作不准带离运输工具、除害、封存或销毁处理;对卸离运输工具的非动植物性物品或货物作外包装消毒处理;对可能被动植物病虫害污染的部位和场地作消毒处理。

③ 经检疫合格或经除害处理合格的,由口岸检验检疫机构视情,分别签发《运输工具检疫证书》、《运输工具检疫处理证书》或《检验检疫处理通知书》,方能准予入境。

2. 装载入境动物的运输工具

(1) 装载入境动物的运输工具无论是否来自动植物疫区,均需实施动植物检疫。装载动物的运输工具抵达口岸时,未经口岸检验检疫机构防疫消毒和许可,任何人不得上下运输工具。

(2) 动物和其他货物同一运输工具运抵口岸时,未经口岸检验检疫机构防疫消毒和许可,任何人不得接触和移动动物。

(3) 口岸检验检疫机构采取现场预防措施,对上下运输工具的人员、接近动物的人员、装载动物的运输工具及被污染的场地,由口岸检验检疫机构作防疫消毒处理。

(4) 对入境动物的饲料、铺垫料及其排泄物作消毒、除害处理。

3. 来自疫区的入境车辆

来自动植物疫区的入境车辆,包括机动车和非机动车,均在入境口岸由检验检疫机构作防疫消毒处理。

4. 入境废旧船舶

入境废旧船舶是指进口供拆船用的废旧钢船、入境修理的船舶以及我国淘汰的远洋废旧钢船。废旧船舶不论是否来自动植物疫区,一律由口岸检验检疫机构实施检疫。

(1) 申报。在船舶到达前或停泊锚地时,收货人或其代理人必须向检验检疫机构申报,并提供合同副本及相关的资料。

(2) 检疫处理。

① 检疫发现我国禁止入境物及来自动植物疫区(或来历不明)的动植物及其产品作销毁处理;

② 发现危险性病虫害的舱室进行消毒、熏蒸处理;

③ 船员携带的带土花卉盆景进行换土检疫;

④ 对普通动植物产品,经检疫合格或经除害处理合格的,准予入境。

8.4.2　装载过境动植物和动植物产品的运输工具检疫

1. 装载过境动物的运输工具

装载过境动物的运输工具到达口岸时,口岸检验检疫机构对运输工具和装载容器外表进行消毒处理。对动物进行检疫,检疫合格的准予过境;检疫不合格的不准过境。过境动物的饲料受病虫害污染的作除害、不准过境或销毁处理。过境动物的尸体、排泄物、铺垫材料以及其他废弃物,不得擅自抛弃。

2. 装载过境植物、动植物产品和其他检疫物的运输工具

(1) 对装载过境植物、动植物产品及其产品的运输工具和包装容器必须完好,不得有货物洒漏。过境时,口岸检验检疫机构检查运输工具和包装容器外表,符合国家检疫要求的准予过境。

(2) 检疫发现运输工具和包装不严密,或有可能造成货物在途中洒漏的,承运人或押运人应按检疫要求采取密封措施,无法实施的,不准过境。

(3) 检疫发现有危险性病虫的,必须进行除害处理,除害处理合格的准予过境。

(4) 动植物、动植物产品和其他检疫物过境期间,未经检验检疫机构批准不得开拆包装或者卸离运输工具。

(5) 出境口岸对过境货物及运输工具不再实施检疫。

8.4.3 装载出境动物、植物及动植物产品的运输工具

(1) 装载出境动物的运输工具,须在口岸检验检疫机构监督下进行消毒处理合格后,由口岸检验检疫机构签发《运输工具检疫处理证书》,准予装运。

(2) 装载出境动植物、动植物产品和其他检疫物的运输工具,经口岸检验检疫机构查验合格后方可装运。若发现有危险性病虫害(或一般生活害虫超过规定标准)的出口货物须经除害处理后,由口岸检验检疫机构签发《运输工具检疫处理证书》,准予装运。《运输工具检疫处理证书》只限本次出境有效。

8.5 出口易腐烂变质食品、冷冻品的运输工具适载检验报检

8.5.1 出口易腐烂变质食品范围的确定

《商检法》修正案规定,对装运出口易腐烂变质食品的船舱和集装箱,承运人或者装箱单位必须在装货前申请适载检验[①],未经检验合格的,不准装运。易腐烂变质食品范围由国家质检总局公布,可查询国家质检总局网站或向所在地检验检疫机构咨询。

8.5.2 适载检验的报检

1. 申报主体

凡装运出口易腐烂变质食品的承运人或者装箱的单位均是船舱或集装箱适载检验的申请主体。其中承运人主要指船方(船舶公司)、船舶租赁人以及他们的代理人;装箱单位主要

---

① 适载检验:是指对集装箱、船舱、冷藏车(舱)是否符合规定要求、是否适宜装载拟出口的商品检验。

指集装箱所有人及其代理人,如外运公司、外轮代理公司或港口集装箱公司等部门。

2.　申报期限与地点

船舶承运人或者集装箱装箱单位必须在货物装船前或装箱前,填写《出/入境集装箱报检单》,向当地检验检疫机构申请检验,并提供的资料包括:买卖双方签订的合同、信用证、装箱积载单、装箱明细单和承租契约。

3.　适载检验的处理

检验检疫机构对实施法定检验的集装箱,按有关《集装箱适载检验规程》进行检验,并按下述情况处理:

(1) 经报检地检验检疫机构检验检疫合格后,签发《集装箱检验检疫结果单》;

(2) 经检验不符合装运条件的,装运单位要根据要求整理,由商检机构重新检验;

(3) 重新检验仍不合格的,装箱单位必须采取有效措施达到技术条件要求,并重新申请检验;

(4) 装运出境易腐烂变质食品的船舱或者集装箱,未经检验合格的,不准装运。

8.6　其他出入境运输工具的报检

其他进出境运输工具包括运输包装物及其铺垫材料、危险货物包装容器和出入境货物木质包装等。

其中,运输包装物及铺垫材料报检已在第6章6.2.10有关内容中介绍,危险货物包装容器报检已在第6章6.2.9有关内容中介绍,本节侧重介绍出入境货物木质包装的报检。

8.6.1　进出境货物木质包装概述

进出境货物的木质包装是指用于承载、包装、铺垫、支撑、加固货物的木质材料,如木板箱、木条箱、木托盘、木框、木桶、木轴、木楔、垫木、枕木、衬木等。它是传播林木有害生物的一个重要途径。

自1998年起,美国、加拿大、英国、巴西、澳大利亚、新西兰、巴西和欧盟等国家相继要求我国出境货物木质包装采取熏蒸、热处理等除害处理措施,须附有中国出入境检验检疫机构出具植物检疫证书、熏蒸/消毒证书或者出口商出具的无木质包装证明。在出境口岸,货主或其代理人应根据输入国检疫要求,持相关单证向出境口岸检验检疫机构报检,申请检疫除害处理并要求出具有关证书。

2000年1月1日起,我国对来自美国、日本的货物,不论是否列入《出入境检验检疫机构实施检验检疫的进出境商品目录》,在入境口岸清关的,货主或其代理人凭入境口岸检验检疫机构签发的《入境货物检验检疫通关单》向海关办理通关手续。申请转关运输或直通式转关运输的货物,货主或其代理人按规定向指运地检验检疫机构报检,凭指运地检验检疫机构签发的《入境货物检验检疫通关单》向指运地海关办理通关手续。美国、日本、欧盟输往中国货物入境时,货主或其代理人按有关规定向入境检验检疫机构报检时,需提交官方出具的使用针叶树木质包装的植物检疫证书或由出口商出具的"无木质包装声明"。凡未提供有效植物检疫证书或有关声明的,不予受理报检。

2005年1月13日,国家质检总局、海关总署、商务部和国家林业局联合发布第4号公告要求,自3月1日起出境货物使用的木质包装,应按我国制定的《出境货物木质包装检疫处理管理办法》规定的检疫除害处理方法进行处理,并加施IPPC①专用标识。检验检疫机构对出境货物使用的木质包装实施抽查检疫,不符合规定的,不准出境。原有关出境货物木质包装检疫规定同时废止。

2005年,国家质检总局等部门第11号联合公告规定:为防止林木有害生物随进境货物木质包装传入我国,保护我国森林、生态环境及旅游资源,根据《进出境动植物检疫法》及其实施条例,参照IPPC公布的国际植物检疫措施标准第15号《国际贸易中木质包装材料管理准则》,自2006年1月1日起,进境货物使用的木质包装应当由输出国家或地区政府植物检疫机构认可的企业按中国确认的检疫除害处理方法处理,并加施政府植物检疫机构批准的IPPC专用标识。

8.6.2 进出境木质包装的检疫处理方法

1. 热处理(HT)

(1) 必须保证木材中心温度至少达到56℃,并持续30分钟以上。

(2) 窑内烘干(KD)、化学加压浸透(CPI)或其他方法,只要达到热处理要求,可以视为热处理。如化学加压浸透可通过蒸汽、热水或干热等方法达到热处理的技术指标要求。

2. 溴甲烷熏蒸处理(MB)

(1) 常压下,按表8.1处理:

表8.1 常温下溴甲烷熏蒸处理标准

温 度	剂量(g/m³)	最低浓度要求(g/m³)			
		0.5小时	2小时	4小时	16小时
≥21℃	48	36	24	17	14
≥16℃	56	42	28	20	17
≥11℃	64	48	32	22	19

(2) 最低熏蒸温度不应低于10℃,熏蒸时间最低不应少于16小时。

---

① IPPC:是国际植物保护公约组织的英文缩写。

（3）来自松材线虫疫区国家或地区的针叶树木质包装暂按表8.2处理：

表8.2　来自松材线虫疫区国家的溴甲烷熏蒸处理标准

温　度	溴甲烷剂量（g/m³）	24 小时最低浓度要求（g/m³）
≥21 ℃	48	24
≥16 ℃	56	28
≥11 ℃	64	32

注：最低熏蒸温度不应低于 10 ℃，熏蒸时间最低不应少于 24 小时。
　　松材线虫疫区为：日本、美国、加拿大、墨西哥、韩国、葡萄牙及中国台湾、香港地区。

3．国际植物检疫措施标准或国家质检总局认可的其他除害处理方法

4．依据有害生物风险分析结果，当上述除害处理方法不能有效杀灭我国关注的有害生物时，国家质检总局可要求输出国家或地区采取其他除害处理措施

8.6.3　进出境木质包装 IPPC 标识要求

1．出境木质包装 IPPC 要求

（1）出境货物木质包装标识式样：

其中：

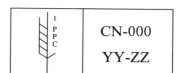

IPPC——《国际植物保护公约》的英文缩写；

CN——国际标准化组织（ISO）规定的中国国家编码；

000——出境货物木质包装标识加施企业的三位数登记号，按直属检验检疫局分别编号；

YY——除害处理方法，溴甲烷熏蒸—MB，热处理—HT；

ZZ——各直属检验检疫局两位数代码（如江苏局为 32）。

（2）除上述信息外，标识加施企业可根据需要增加其他必要的信息。

（3）标识颜色应为黑色，采用喷刷或电烙方式加施于每件木质包装两个相对面的显著位置，保证其永久性且清晰易辨。

（4）标识为长方形，规格有三种：3×5.5 厘米、5×9 厘米及 10×20 厘米，标识加施企业可根据木质包装大小任选一种，特殊木质包装经检验检疫机构同意可参照标记式样比例确定。

2．进境木质包装 IPPC 标识要求

（1）进境货物木质包装标识式样：

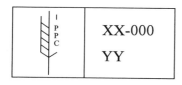

其中：

IPPC——《国际植物保护公约》的英文缩写；

XX——代表国际标准化组织（ISO）规定的两个字母国家编号；

000——代表输出国家或地区官方植物检疫机构批准的木质

包装生产企业编号；

YY——代表确认的检疫除害处理方法，如溴甲烷熏蒸为 MB，热处理为 HT。

（2）输出国家或地区官方植物检疫机构或木质包装生产企业可以根据需要增加其他信息，如去除树皮以 DB 表示。

（3）标识必须加施于木质包装显著位置，至少应在相对的两面，标识应清晰易辨、永久且不能移动。

（4）标识避免使用红色或橙色。

8.6.4   进出境木质包装 IPPC 加施范围

加施专用标识的出境货物木质包装是指：用于承载、包装、铺垫、支撑、加固货物的木质材料，如木板箱、木条箱、木托盘、木框、木桶、木轴、木楔、垫木、枕木、衬木等。经人工合成或者经加热、加压等深度加工的包装用木质材料（如胶合板、纤维板等）除外。薄板旋切芯、锯屑、木丝、刨花等以及厚度等于或者小于 6 毫米的木质材料除外。

8.6.5   进出境货物木质包装的报检

1. 进境货物木质包装

进境货物使用的木质包装应当由输出国家或地区政府植物检疫机构认可的企业按中国确认的检疫除害处理方法处理，并加施政府植物检疫机构批准的 IPPC 专用标识。进境货物木质包装的申报与查验流程，如图 8.1 所示。

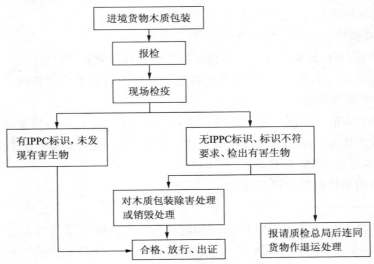

图 8.1   进境货物木质包装申报与查验流程

（1）进境货物使用木质包装的,货主或其代理人应当向出入境检验检疫机构报检,并配合出入境检验检疫机构实施检疫。对未报检的,出入境检验检疫机构依照有关法律规定进行处罚。

（2）出入境检验检疫机构对进境货物使用的木质包装检疫实施分类管理,加强与港务、船代、海关等部门的信息沟通,通过审核货物载货清单等信息对经常使用木质包装的货物实施重点检疫。

（3）列入《出入境检验检疫机构实施检验检疫的进出境商品目录》的进境货物使用木质包装的,检验检疫机构签发《入境货物通关单》并对木质包装实施检疫。未列入目录的进境货物使用木质包装的,出入境检验检疫机构可在海关放行后实施检疫。

（4）经检疫发现木质包装标识不符合要求或截获活的有害生物的,出入境检验检疫机构监督货主或其代理人对木质包装实施除害处理、销毁处理或联系海关连同货物作退运处理,所需费用由货主承担。需实施木质包装检疫的货物,未经检疫合格的,不得擅自使用。

2. 出境货物木质包装

（1）出境货物使用的木质包装,应按其检疫处理方法要求的检疫除害处理方法进行处理,并按进出境木质包装 IPPC 标识要求加施专用标识。

（2）出入境检验检疫机构对出境货物使用的木质包装实施抽查检疫,不符合规定的,不准出境。

8.6.6　加施企业资格的申请

1. 申请要求

（1）对木质包装实施除害处理并加施标识的企业,应当向所在地检验检疫机构提出除害处理标识加施资格申请。

（2）检验检疫机构对加施企业提供的申请材料审核后,对其热处理或者熏蒸处理设施、人员及相关质量管理体系等进行考核,符合要求的,颁发除害处理标识加施资格证书,并在网站上予以公布,同时报国家质检总局备案。标识加施资格有效期为 3 年;不符合要求的,不予颁发资格证书,并连同不予颁发的理由一并书面告知申请企业。未取得资格证书的,不得擅自加施除害处理标识。

2. 申请材料

（1）《出境货物木质包装除害处理标识加施申请考核表》;

（2）工商营业执照及相关部门批准证书复印件;

（3）厂区平面图,包括原料库(场)、生产车间、除害处理场所、成品库平面图;

（4）热处理或者熏蒸处理等除害设施及相关技术、管理人员的资料;

（5）木质包装生产防疫、质量控制体系文件;

（6）检验检疫机构要求的其他材料。

8.7 进出口食品包装容器、包装材料的检验检疫申报

8.7.1 概述

食品包装容器、包装材料:是指已经与食品接触或预期会与食品接触的进出口食品内包装、销售包装、运输包装及包装材料。

为加强进出口食品包装容器、包装材料的安全卫生检验检疫和监督管理工作,保证进出口食品安全,保护国内外消费者身体健康,根据《食品安全法》和《商检法》及其实施条例,国家质检总局制定了《进出口食品包装容器、包装材料实施检验监管工作管理规定》,自 2006年 8 月 1 日起,对进出口食品包装容器、包装材料实施检验检疫。

根据国家质检总局《关于实施〈进出口预包装食品标签检验监督管理规定〉的公告》(2012 年第 27 号公告)规定,为加强进出口预包装食品①标签检验监督管理,保证进出口食品安全,自 2012 年 6 月 1 日起,对进出口预包装食品标签实施检验监督。②

实施检验检疫内容包括:对出口食品包装生产企业和食品包装进口商实施备案管理;对进出口食品包装产品及其标签实施检验和对出口食品包装的生产、加工、贮存、销售等生产经营活动的检验检疫和监管。

8.7.2 进出口食品包装的检验检疫申报

1. 进口食品包装

(1) 进口食品包装的安全、卫生检验检疫等监管工作由收货人报检时申报的目的地检验检疫机构实施检验和监管,检验检疫合格后出具《出入境食品包装及材料检验检疫结果单》方可用于包装、盛放食品。

(2) 检验检疫机构对进口食品包装(包括已经包装了食品的包装)实施抽查检验,为避免给进口企业造成额外的负担,食品包装检验可结合进口食品检验检疫同时进行。经抽查其包装不符合我国有关法律、法规的不准销售食用。

2. 出口食品包装

(1) 出口食品包装原则上由生产企业所在地检验检疫机构负责实施检验和监督管理。

---

① 预包装食品:是指经预先定量包装好,或装入(灌入)容器中,向消费者直接提供的食品。
② 进出口用作样品、礼品、赠品、展示品等非贸易性的食品,进口用作免税经营(离岛免税除外)的、使领馆自用的食品,出口用作使领馆、我国企业驻外人员等自用的食品,可以申请免予进出口预包装食品标签检验。

（2）出口食品包装的生产原料（包括助剂等）及产品都须符合相应的安全卫生技术法规强制性要求，不得使用不符合安全卫生要求或有毒有害材料加工生产与食品直接接触包装。首次用于加工出口包装的原辅材料，包括印油、助剂等应经检测合格并向所属检验检疫机构办理备案。

（3）食品包装及材料的生产企业在提供出口食品包装及材料给出口食品生产企业前应到所在地检验检疫机构申请对该出口食品包装的检验检疫，生产企业在申报时应注明出口国别，经检验检疫合格的由施检的检验检疫机构出具《出入境食品包装及材料检验检疫结果单》，证单有效期为一年。

（4）未经检验检疫机构检验检疫或经检验检疫不合格的食品包装不得用于包装，盛放出口食品。

（5）出口食品生产企业在生产出口食品时应使用经检验检疫机构检验合格的食品包装及材料。出口食品报检时需提供检验检疫机构出具的《出入境食品包装及材料检验检疫结果单》。

（6）检验检疫人员在实施出口食品检验检疫时，应核查食品包装货证是否相符，并核销包装数量。

8.7.3　进出口食品包装的备案登记资料

1. 进口商申请备案的资料

（1）《出入境食品包装及材料备案登记申请表》；

（2）进口商的《企业法人营业执照》（复印件）；

（3）进口食品容器，包装材料的成分，助剂说明材料；

（4）备案登记申请单位就其产品中有害有毒物质符合中华人民共和国卫生标准和卫生要求的自律声明；

（5）进口食品容器，包装材料的国外机构检验检疫证书；

（6）其他相关资料。

2. 出口食品包装生产企业申请登记材料

（1）《出入境食品包装及材料备案登记申请表》；

（2）出口生产企业《企业法人营业执照》（复印件）；

（3）食品容器，包装材料的成分，助剂说明材料；

（4）食品容器，包装材料的生产工艺说明材料；

（5）备案登记申请单位就其产品中有害有毒物质符合我国卫生标准和卫生要求的自律声明；

（6）生产企业平面图；

（7）生产企业概况；

（8）其他相关资料。

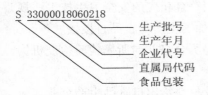

3. 企业代码编制方法

对出口食品包装生产企业实行企业代码制,企业代码应根据标准要求标注在包装容器上。企业代码编制方法如左图示。

4. 备案证书期限

(1) 备案证书有效期两年,有效期满前 3 个月可申请延续。

(2) 备案登记后对同一个企业的同一种材料、同一种设计规格、同一种加工工艺的出口食品包装,实行安全、卫生项目的周期检测。周期为 3 个月(暂定),连续三次周期检测合格的企业,可延长检测周期为 6 个月,连续两次检测不合格的企业,检测周期缩短为 1 个月。检测周期内检验检疫机构将进行现场抽批验证和部分安全、卫生项目抽查;经抽查检测不合格的不准出口。

8.7.4　进出口预包装食品标签的检验报检

1. 标签报检要求

(1) 进口预包装食品。

首次进口预包装食品报检时,报检单位应提供下述标签检验有关资料并加盖公章:

① 原标签样张和翻译件;

② 预包装食品中文标签样张;

③ 标签中所列进口商、经销商或者代理商工商营业执照复印件;

④ 当进口预包装食品标签中强调某一内容,如获奖、获证、法定产区、地理标识及其他内容的,或者强调含有特殊成分的,应提供相应证明材料;标注营养成分含量的,应提供符合性证明材料;

⑤ 应当随附的其他证书或者证明文件。

首次进口并经标签检验合格的预包装食品再次进口时,仅需提供标签备案凭证与中外文标签样张,免于提供其他证明材料。

(2) 出口预包装食品。

报检单位应提供标签样张及翻译件,并提供符合下述要求的声明:

① 符合进口国(地区)相关法律法规、标准或者合同要求;

② 进口国(地区)无要求的,应符合我国相关法律法规及食品安全国家标准的要求。

2. 标签的检验监督

(1) 标签检验项。

进出口预包装食品标签的检验项包括:

① 标签的格式版面检验;

② 标签标注内容的符合性检测。①

（2）标签监督内容。

① 首次进口的预包装食品,其中文标签经检验合格的,由实施检验的检验检疫机构发给备案凭证。

② 进口预包装食品标签经检验发现无中文标签或格式版面检验结果不符合我国法律、行政法规、规章及食品安全标准要求的;或符合性检测结果与标签标注内容不符的,被判定标签不合格。检验检疫机构将一次性告知贸易关系人不符合项的全部内容。如果涉及安全、健康、环境保护项目不合格的,则责令销毁,或者出具退货处理通知单,由贸易关系人办理退运手续。其他项目不合格的,可在检验检疫机构的监督下进行技术处理。不能进行技术处理或者技术处理后重新检验仍不合格的,则责令退货或者销毁。

③ 出口预包装食品标签检验不合格的,应在检验检疫机构的监督下进行技术处理;不能进行技术处理或者技术处理后重新检验仍不合格的,不准出口。

8.8 出入境(交通)运输工具的报检实例

8.8.1 废纸入境集装箱报检

1. 报检情况

2005 年 8 月浙江某某纸业有限制公司从日本进口一批废纸,委托上海某货物储运代理有限公司办理进口检验检疫报检手续。该货物储运代理公司按报检要求,在《入境货物报检单》上填写下述货物相关资料:

报检单位:上海某货物储运代理公司　　报检单位登记号:3100703471

收货人:浙江某某纸业有限公司　　报检日期:2005 年 8 月 9 日

货物名称:废纸 3#　　H. S 编码:47079000 M. P/Q

原产国:日本　　数/重量:195 670 千克

货物总值:21 915.04 美元　　包装种类及数量:175 布袋/包

运输工具名称号码:船舶,REFLECTION/NO19　　贸易方式:一般贸易

提单/运单号:0085045992　　到货日期:2005-08-09

启运口岸:日本　　许可证/审批号:10564(2)

入境口岸:外高桥口岸　　索赔有效期至:90 天

集装箱规格、数量及号码:海运 40 尺普通×8　　目的地:浙江省杭州市

合同订立的特殊条款以及其他要求:A392040886

---

① 符合性检测与进出口预包装食品的日常检验监督工作相结合进行,不做单独抽样。

2. 报检随附证单

列入《自动进口许可管理类可用作原料的废物目录》的废纸报检时,报检人除随附贸易性单据外,还需提交:代理报检委托书①、国家环保局签发的《进口废物批准证书——自动进口许可》(附件 8.3)和出口国检验机构签发的《装船前检验证书》(附件 8.4)。此份《装船前检验证书》是由日中商品检查株式会社②签发的,并在证书上详细注明《进口废物原料境外供货企业注册证书》及其编号、8 只集装箱规格及其编号以及货物检验情况等。

8.8.2　废电机入境集装箱报检

1. 报检情况

2005 年 5 月成都市某金属有限责任公司从比利时进口一批废电机,委托上海欣海报关有限公司办理进口检验检疫报检手续。2005 年 8 月 3 日上海欣海报关有限公司按报检要求,在《入境货物报检单》上填写下述货物相关资料:

报检单位:上海欣海报关有限公司　　　　　报检单位编号:3100700705

收货人:成都市某金属有限责任公司　　　　　编号:310700105255770E③

货物名称:以回收铜为主的废电机　　　　　H.S 编码:74040000.10 M/

原产国:比利时　　　　　数/重量:27 080 千克

货物总值:13 818.8 美元　　　　　包装种类及数量:1　其他

运输工具名称号码:船舶,MSC FLORENTINA/0510A　贸易方式:一般贸易

提单/运单号:MSCUMR602865　　　　　贸易国别:××

到货日期:2005-08-03　　　　　许可证/审批号:22934(1)

卸毕日期:2005-08-03　　　　　启运口岸:比利时

入境口岸:上海外高桥新港区口岸　　　　　目的地:上海市浦东新区

集装箱规格、数量及号码:海运 20 尺普通×1　货物存放地点:200500202031＊外四

合同订立的特殊条款以及其他要求:A528042655

2. 报检随附证单

列入《限制进口类可用作原料的废物目录》的废机电报检时,报检人除随附贸易性单据外,还需提交:代理报检委托书、国家环保局签发的《限制进口类可用作原料的废物进口批准书》(附件 8.5)和国家质检总局认可的检验机构签发的《装船前检验证书》(附件 8.6)。此份《装船前检验证书》是由中国检验认证集团欧洲有限公司签发的,并在证书上详细注明《进口废物原料境外供货企业注册证书》及其编号、1 只集装箱规格及其编号以及货物检验情况等。

---

① 代理报检委托书:格式见本书附件 6.2。

② 日中商品检查株式会社:是国家质检总局认可的检验机构,具体可查询国家质检总局网确认。

③ E:代表电子报检符号,详见本书 11.2 的内容。

8.8.3 装载出口食品集装箱报检

1. 报检情况

2005年6月某公司生产的一批膨化食品向韩国出口,有关出口报检手续全权委托上海某有限公司办理。该公司按报检要求,在《出境货物报检单》上填写下述货物相关资料:

报检单位:上海某某有限公司　　　　报检单位登记号:3100701535

发货人:某某公司　　　　　　　　　　报检日期:2005年6月21日

货物名称:某某膨化食品　　　　　　　H.S编码:19041000.00 R/S

产地:上海市　　　　　　　　　　　　数/重量:4 594千克

货物总值:7 656美元　　　　　　　　包装种类及数量:2 552纸箱

运输工具名称号码:船舶　　　　　　　贸易方式:一般贸易

合同号:05-06-1882344　　　　　　　许可证/审批号:3100/15085

启运地:上海口岸　　　　　　　　　　到达口岸:韩国

集装箱规格、数量及号码:海运40尺普通×2

2. 报检随附证单

出口食品报检时除随附贸易性单据外,需在《出境货物报检单》上准确地填写企业的卫生注册证书编号,还需提供代理报检委托书、《进出口食品标签审核证书》①、《出口食品预检结果单》、《出境货物运输包装性能检验结果单》②和《适载检验合格承诺书》(附件8.7)。

案例评析

案例1 不如实申报进境木质包装受罚③

2006年11月,浙江某公司将一批美国进口货物向北仑检验检疫局(以下简称北仑局)报检,并申报木质包装(木托)数量为1块,但经北仑局现场查验时发现,该批货物所携带的木质包装数量竟多达43块,与申报数量严重不符。据此北仑局依法对当事人进行了教育,同时当场作出罚款人民币1 000元的决定。

诸如还有虚报、谎报或伪造无木质包装或已加施IPPC等案例。其中多数涉案人是由于

---

① 自2006年4月1日起,进口食品、化妆品的标签审核与检验检疫结合进行,即以标签审核制度取代预先的《进出口食品标签审核证书》。

② 格式见本书附件6.6。

③ 资料来源:《宁波日报》2006年11月28日。

不了解或者疏忽相关检验检疫法规,如木质包装材料的除害与加施 IPPC 标识的规定,也不排除个别不法商人是故意、放任甚至侥幸,如将合成板内作支撑用的原木或防颠簸用的垫木、档木及撑木等隐瞒不报。对此,检验检疫部门除加大查处力度外,对相关人员采取处罚教育并举,同时采集企业的守法、守信记录信息实施分类管理。其次,贸易关系人应在贸易活动中切实履行我国检验检疫法律法规的义务,确保把外来的有害生物拒于国门之外。

案例 2　进出境集装箱检出有害生物

(1) 从罗马尼亚进境板材集装箱中截获谷斑皮蠹①。

2003 年 8 月 22 日,外高桥检验检疫局在对 7 只罗马尼亚榉木板材进境集装箱检疫时,发现其中 3 只集装箱门口散落有少量大麦粒,部分大麦粒周围有昆虫噬食的屑末,且已经被蛀食一空仅剩颖壳,经解剖截获数头皮蠹类幼虫,经鉴定为谷斑皮蠹。

(2) 从埃及进境大理石毛板集装箱中截获拟白腹皮蠹②。

2004 年 8 月 29 日,外高桥检验检疫局对一批来自埃及的大理石毛板进行例行查验时,发现箱内地板上有大量皮蠹类幼虫、成虫以及蜕皮壳,据目测估计,约有活虫百余头,虫样经鉴定为拟白腹皮蠹。在装载大理石毛板的箱内发现皮蠹类害虫,且虫口密度如此之大,令人吃惊,实为历年少见。

(3) 从土耳其进境大理石集装箱中截获大量豆类种子。

2005 年 1 月 22 日,外高桥局对一批来自土耳其的大理石现场检验检疫时,发现部分集装箱内散有大量芸豆,经掏箱清扫,约有 10 千克之多,经测定芸豆还有较高的萌发率。

(4) 从进境集装箱残留物中截获毒麦③。

2005 年 4 月 21 日,外高桥局对一批原产地为土耳其的五水硼酸进行现场检验检疫,在集装箱内发现残留的小麦,掏箱后扫取到大量小麦,经筛样,挑取到一些杂草籽实,经鉴定,截获的系毒麦,同时还检出波斯黑麦草、奇异虉草等杂草种子。

以上仅为上海外高桥口岸第四期港区(简称外四期)部分重箱(即装载货物集装箱)查获的有害生物实例。据统计 2003 年 2 月至 2005 年 6 月期间,外四期在进境法定检验的重箱中共查获植物性残留物 87 批次,543 个标准箱④,具体如表 8.3 所示。

---

① 谷斑皮蠹(Trogoderma granarium Everts):为国际上最重要的检疫性害虫之一,是我国禁止入境的危险性有害生物,是一种危害性很大,抗逆性强,极难防治的害虫。

② 拟白腹皮蠹(Dermestes frischii Kugelann):系鞘翅目皮蠹科,是危害性很大的仓储害虫,对谷物和干态动物产品等具有严重的破坏性。

③ 毒麦(Lolium temulentum L.):是我国禁止入境的危险性有害生物,在进境集装箱残留物检疫过程中截获尚属首次。

④ 标准箱:通常是指 20 尺杂货集装箱,又称干货集装箱,是一种通用集装箱,用以装载除液体货物和需要调节温度的货物外的一般杂货用的集装箱。

表 8.3　截获植物性残留物的汇总

种　类	批次	残留物名称	疫情截获情况
粮谷类	49	大麦、小麦、扁豆、豌豆、兵豆、芸豆、鹰嘴豆等豆类	谷斑皮蠹、咖啡豆象、鳞翅目幼虫、玉米象、赤拟谷盗、烟草甲、米扁虫、双齿谷盗、毒麦、菊科、野燕麦、圆草芦、奇异蘪草、波斯黑麦草、地中海野芜菁、野萝卜
木包装	9	木块、木包装	双齿谷盗、垫刃线虫
饲料类	16	谷糠、饲料、麸皮、玉米	拟白腹皮蠹、麦蛾科、赤拟谷盗、郭公虫科、露尾甲科、米扁虫、花蚤科、锈赤扁谷盗、果蝇属、双齿谷盗
种子类	2	虞美人、芜菁	
油料类	2	油菜籽、亚麻子	
其他类	9	咖啡豆、蚕茧、海枣果	咖啡果小蠹(死)、圆皮蠹属

　　根据部分口岸检验检疫局的统计,来自疫区的集装箱占进境集装箱的55%,进境集装箱带虫率达10%以上;集装箱空箱带有稻草等植物残留物、生活垃圾和土壤的占40%;从进境的集装箱检验检疫中,检出非洲大蜗牛、谷斑皮蠹、双钩异翅长蠹、菜豆象等植物危险性有害生物80多种,还从进境集装箱所带泥土中分离出多种线虫、多次发现大量活蟑螂、鼠和成群的蚊等。因此集装箱作为现代运输的一种特殊装载容器或运输设备,在某种意义上来说,它也成为携带有害生物的"载体"。为此,我国依据检验检疫"四法四条例",对所有出入境集装箱实施检验检疫,并制定了《进出境集装箱检验检疫管理办法》、《关于执行〈进出境集装箱检验检疫管理办法〉有关问题的通知》等具体实施法规。

案例 3　伪造木质包装 IPPC 标识案

　　A地某企业是一家新成立不久的小公司,2005年6月才开始经营出口业务,8月10日,该企业准备从海沧某堆场装运16件石材运往意大利得利亚斯特港。由于临近排载期,办事员为图省事而"急中生智",从堆场捡来一块盖过IPPC标识的木块,私自找人仿造标识刻了一枚相似的标识章,自行在货物的木包装上加盖标识,结果被A地检验检疫局查验人员当场发现。

　　涉案公司贪图一时省事,结果弄巧成拙,不但延误了船期,还毁了公司信誉。A地检验检疫局依法对该家企业处以3万元罚款。根据欧盟法规,输欧货物木质包装必须实施检疫除害处理,并加盖IPPC标识。这批拟输往意大利的货物如按合法渠道,对木质包装除害处理后加施IPPC专用标识,所需费用仅300多元。

　　非法使用IPPC专用标识,逃避监管,扰乱了市场秩序,严重损害了中国IPPC专用标识使用的可信度。我国出口货物可能因此面临输入国强制除害处理甚至全数退运,后果将不堪设想。各出口企业应牢固树立诚信经营理念,特别是要注意选择具备IPPC专用标识加施资格的企业,以免造成经济损失。根据检验检疫部门的诚信管理制度,今后该公司在货物进出口时将面临更严厉的监管措施。

案例 4 入境航班未经检疫擅自下客

2005 年 5 月 6 日,由香港至石家庄机场的东航河北分公司 MU5020 航班,未经检疫擅自允许旅客离开飞机。该行为违反了《国境卫生检疫法》第七条"入境的交通工具和人员未经检疫,任何人不得上下交通工具"的规定。

事件发生后,河北检验检疫局石家庄机场办事处立即通知东航河北分公司就违法行为作出解释。该公司仅派出市场部及飞行乘务部 2 名人员到场,提供的书面材料将责任全部归咎于机场地面服务人员,对自身违法行为认识不足。据此,机场办事处认为,此事虽属偶发,但后果严重,如果不处理,将会给口岸检疫工作带来不利影响。根据《国境卫生检疫法》及其实施细则相关条款的规定,对东航河北分公司的违法行为罚款 4 000 元人民币。

案例 5 入境船舶未挂检疫信号受罚[①]

2008 年 5 月,一艘马耳他籍的"亚妮船长"号外轮靠泊南京港,南京检验检疫局人员登轮检疫时发现该船未按规定悬挂检疫黄旗,面对检疫人员的询问,该船菲律宾籍船长却提出了"上一港口为中国的京唐港,已经接受过检疫,现在仍然是在中国的港口,为什么还要再悬挂检疫信号"的异议。

经调查发现,该轮上一港口确实是中国的京唐港,但离开京唐港后该轮已经驶往公海,是在公海行驶途中接到船公司任务后,又返回中国境内的,因此仍需接受入境检疫,根据《国境卫生检疫法实施细则》,入境船舶必须按照规定悬挂检疫信号等候查验,在卫生检疫机关发给入境检疫证前,不得降下检疫信号。

面对船方的异议,检疫人员作了耐心解释,同时依法对其出具了当场处罚 900 元人民币的决定书。船长表示接受处罚,并坦然承认自己初次担任船长职务,没有认真学习中国国境卫生检疫法,应该为自己的粗心大意负责任。

本章小结

本章从检验检疫性质、内容、方法、相关实例和案例等方面,阐述出入境(交通)工具报检与进出口货物报检有差异。差异之一是国家对所有出入境(包括不装载货物)的交通工具,酌情实施卫

---

① 资料来源:《中国国门时报》2008 年 5 月 22 日。

生检疫、动植物检疫、适载检验、危险性货物容器性能和使用鉴定、木质包装的 IPPC 标识查验等。差异之二是交通工具报检时所需提交相关证书或单证,可参见本章列举的实例或案例。

综合练习

1. 模拟试题练习

(1)单项选择题

① 入境供拆船用的废旧船舶的检疫,包括进口供拆船用的废旧钢船、入境修理的船舶以及我国淘汰的远洋废旧钢船。不论是否来自动植物疫区,一律由(　　)实施检疫。

A. 直属检验检疫机构　　　　　　　B. 地方检疫部门

C. 当地环保部门　　　　　　　　　D. 口岸检验检疫机构

② 装载植物、动植物产品和其他检疫物出境的运输工具,经口岸检验检疫机构查验合格后方可装运,如发现(　　),须经除害处理后,由口岸检验检疫机构签发《运输工具检疫处理证书》,准予装运。

A. 运输工具破损　　　　　　　　　B. 装有未申报的其他货物

C. 危险性病虫害　　　　　　　　　D. 一般生活害虫

③ 从欧盟进口的货物,如果未使用木质包装材料,进口时需提交(　　)出具的《无木质包装声明》。

A. 出口商　　　B. 进口商　　　C. 输出国官方机构　D. 输出国民间机构

④ 装载出境动物的运输工具,装载前应当在口岸检验检疫机构监督下进行(　　)。

A. 清洗处理　　B. 消毒处理　　C. 灭害处理　　　D. 以上都对

⑤ 来自动植物疫区的船舶、飞机、火车,经检疫发现有禁止进境的动植物、动植物产品和其他检疫物的,口岸出入境检验检疫机构必须进行(　　)。

A. 退回　　　B. 熏蒸、消毒　　C. 封存或销毁　　D. 补办检疫审批手续

⑥ 装载货物的汽车获得检验检疫机构签发的(　　)后方可入境。

A. 入境货物通关单　　　　　　　　B. 运输工具放行通知单

C. 进口机动车辆随车检验单　　　　D. 运输工具检疫证书

⑦ 来自动植物疫区的运输工具,应向(　　)检验检疫机构申请检疫。

A. 入境口岸　　B. 装货口岸　　C. 离境口岸　　　D. 卸货口岸

⑧ 对装运出口(　　)的船舱和集装箱,其承运人或装箱单位必须在装货前申请适载检验。

A. 易燃烧爆炸物品　B. 易破碎损坏物品　C. 易腐烂变质食品　D. 易受潮物品

⑨ 某公司进口一批来自动植物疫区的货物(检验检疫类别为 M/),集装箱装载,在入境口岸通关。以下表述错误的是(　　)。

A. 该批货物须向入境口岸检验检疫机构报检

B. 报检时应填写《入境货物报检单》和《出入境集装箱报检单》

C. 集装箱须实施卫生检疫

D. 集装箱须实施动植物检疫

⑩ 某公司从瑞典进口一批植物种子(纸箱包装),进境口岸为天津,货物目的地为西安,入境报检时无须提供的单据是(　　　)。

A. 合同、发票、提单

B. 关于包装的声明或证书

C.《中华人民共和国进境动植物检疫许可证》

D. 陕西检验检疫机构出具的"准许调入函"

(2) 多项选择题

⑪ 某公司进口一批来自动植物疫区的货物(检验检疫类别为 M/),集装箱装载。以下表述正确的是(　　　)。

A. 该批货物不需向入境口岸检验检疫机构报检

B. 该批货物须向入境口岸检验检疫机构报检

C. 货物到达入境口岸时,集装箱应实施动植物检疫

D. 货物到达入境口岸时,集装箱无需实施动植物检疫

⑫ 以下所列集装箱,须实施检验检疫的有(　　　)。

A. 入境集装箱空箱　B. 过境集装箱空箱　C. 过境集装箱实箱　D. 入境集装箱实箱

⑬ 运输工具的动植物检疫范围包括(　　　)。

A. 来自动植物疫区的船舶、飞机、火车、入境的车辆、入境供拆船用的废旧船舶

B. 装载出境的动植物、动植物产品和其他检疫物的运输工具

C. 装载入境动物的运输工具

D. 装载过境的动植物、动植物产品和其他检疫物的运输工具等

⑭ 用于运输工具检验检疫的证书有(　　　)。

A.《船舶入境卫生检疫证》/《船舶入境检疫证》

B.《集装箱检验检疫结果单》

C.《进口机动车辆检验证明》

D.《交通工具卫生证书》/《交通工具出境卫生检疫证书》

⑮ 以下所列入境集装箱,须实施动植物检疫的有(　　　)。

A. 来自动植物疫区的集装箱空箱

B. 来自动植物疫区的集装箱实箱

C. 装载动植物、动植物产品的入境集装箱

D. 带有植物性包装物或铺垫材料的入境集装箱

（3）判断题

⑯ 参加国际展览的入境展览物品及其包装材料、运输工具一律免予检疫。（　　）

⑰ 装载废旧物品的集装箱入境时，须进行卫生除害处理。（　　）

⑱ 装运出口易腐烂变质食品的集装箱，应在装货前申请适载检验，未检验合格不准装运。（　　）

⑲ 出入境集装箱均须向检验检疫机构报检并实施卫生检疫。（　　）

⑳ 进境流向报检只在口岸对装运货物的运输工具和外包装进行必要的检疫处理，并不对整批货物检验检疫。（　　）

㉑ 来自疫区的飞机，在飞行中发现检疫传染病、疑似检疫传染病，或者有人非因意外伤害而死亡并死因不明时，机长不必通知到达机场的航空站向检验检疫机构申报，并在最先到达的国境口岸的指定地点接受检疫。（　　）

㉒ 进出境的动植物、动植物产品和其他检疫物，装载动植物、动植物产品和其他检疫物的装载容器、包装物，以及来自动植物疫区的运输工具，都应实施检疫。（　　）

2. 思考题

（1）对进境集装箱检验检疫有何具体规定？

（2）对出境集装箱检验检疫的主要规定有哪些？

（3）出入境船舶如何办理卫生检疫申报？

（4）出入境航空器卫生检疫申报主要有哪些规定？

（5）出入境列车及其他车辆的卫生检疫申报的内容主要有哪些？

（6）入境交通运输工具的动植物检验检疫主要有哪些规定？

（7）过境运输工具的动植物检验检疫主要有哪些规定？

（8）出境运输工具的动植物检验检疫主要有哪些规定？

（9）如何办理废旧船舶的检验检疫报检？

（10）新建造的集装箱检验检疫有哪些规定？

3. 技能实训题

（1）河南某公司在办理出口一批芦笋罐头业务过程中，由于合同规定该批货物应于5月1日前装运，公司备好货物已是4月25日。为不耽误船期，该公司直接将货物运至出口口岸青岛(A)，并于4月28日(B)持合同、发票、装箱单、厂检单、包装性能检验结果单、卫生注册证书副本等单据(C)向青岛出入境检验检疫局办理有关报检手续(D)。

试问上述业务描述过程中，与检验检疫有关法律法规或规定不符的是（　　）。

(2) 某公司 2004 年 4 月准备从美国进口废旧心电图记录仪(A),使用非针叶树木质包装。装船后,原订目的港为天津港,后由于天气原因,改在上海港卸货(B)报检时出具了美国某检验公司出具的装船前检验报告(C)和卖方出具"使用非针叶树木质包装声明"(D)等。

试问上述业务描述中,与检验检疫有关法律法规或规定不符的是(　　　)。

附件 8.1　《航海健康申请书》

中华人民共和国出入境检验检疫
航海健康申报书
MARITIME DECLARATION OF HEALTH
Entry-Exit Inspection and Quarantine of the P. R. of China

抵/离港 Port of Arrival/Departure[1]　　　　　　　　　　来自/到 From/To[1] _____

抵/离日期及时间 Time and Date of arrival/Departure[1] _____

船名 Name of ship _____ 国籍 Nationality _____ 船长姓名 Name of Captain _____

注册净吨位 Net Tons _____ 载货种类及数量 Description and Quantity of cargo _____

除鼠/免予除鼠证书 Deratting/Deratting Exemption Certificate[1] _____ 是否有压舱水 Ballast Water ☐Yes ☐No

签发港及日期 Port and Date of Issue _____ 食物装载港 Port of Provisions Taken _____

船员人数 Number of Crew _____ 旅客人数 Number of Passengers _____ 饮水装载港 Port of Water Taken _____

船舶在港期间人员变动情况 Description of any change of crew while in port[2] _____

沿途寄港及到达离去日期 Ports of Call with Dates of Arrival and Dates of Departure[3] _____

样　本

健康问题 HEALTH QUESTIONS	回答有或无 ANSWER YES OR NO
1. 船上有无发现鼠疫、霍乱、黄热病等病例或疑似病例? 应用附表详细记载。 Has there been on board any case or suspected case of plague, cholera or yellow fever? Give particulars in schedule.	☐有 Yes ☐无 No
2. 船上鼠类曾否发生鼠疫或疑似鼠疫,或曾否发生鼠类反常死亡? Has plague occurred or been suspected among the rats or mice on board, or has there been an abnormality among them?	☐有 Yes ☐无 No
3. 除意外伤害外,船上曾否有人死亡? 应用附表详细记载。 Has any person died on board otherwise than as a result of accidents? Give particulars in schedule.	☐有 Yes ☐无 No
4. 除问题"1"所述外,船上有无流感、疟疾、脊髓灰质炎、登革热、斑疹伤寒、回归热、艾滋病、性病、麻风病、开放性肺结核、精神病病例以及其他传染病或疑似病例? 应用附表详细记载。 Has there been on board any case or suspected case of influenza malara, poliomyeutis. dengue fever, typhus fever, relapsing fever, AIDS, venereal diseases, leprosy, active pulmonary tuberculosis, psychosis, or other infectious diseases apart from the statement in question No. 1? Give particulars in schedule.	☐有 Yes ☐无 No
5. 船上有无导致感染或使疾病传播之其他情况? Are you aware of any other condition on board which may lead to infection or the spread of disease?	☐有 Yes ☐无 No
6. 船上人员有无健康证书? Do the persons on board possess valid Health Certificates. For International Traveller?[2]	☐有 Yes ☐无 No

注:如无船医,船长须以下列症状为疑似传染病之根据:高热伴有虚弱或连续数日发热或附带淋巴腺肿;急性皮疹伴发热或不发热;急性腹泻并有虚脱症状;黄疸并发热。
NOTE:In the absence of a surgeon, the captain should regard the following symptoms as groud for suspecting the existence of disease of an infectious nature: fever accompanied by prostration or persisting for several days, or attended with glandular swelling; any acute skin rash or eruption with or without fever, severe diarrhoea with symptoms of collalpse; jaundice accompanied by fever.
兹申明对上列问题的回答 (包括附表) 尽我所知相信属实无讹。
I hereby declare that the particulars and answers to the questions given in this declaration of health (including the schedule) are true and correct to the best of my knowledge and belief.

日期
Date _____

船长签名
Signature of Captain _____
船医附签
Countersignature of ship's surgeon _____

如入境船船自开航已逾4周, 仅申报最后4周的情况。
If more than 4 weeks have elapsed since the voyage began, it will suffice to give particulars for the last 4 weeks.

[1－4 (2000.1.1)]

_____

1) 划去不需要的部分 Cross-out the unnecessary part
2) 只适用于出境船 Only for departure of ship
3) 只适用于入境船 Only for arrival of ship

附件 8.2 《除鼠/免予除鼠证书》

中华人民共和国出入境检验检疫

副 本
COPY

ENTRY-EXIT INSPECTION AND QUARANTINE
OF THE PEOPLE'S REPUBLIC OF CHINA

编号 No.：

除 鼠 证 书

DERATTING CERTIFICATE[a]

免予除鼠证书

DERATTING EXEMPTION CERTIFICATE[a]

根据国际卫生条例（1969 年）第五十三条签发
Issued in accordance with Article 53 of the International Health Regulations（1969）

（港口当局不得取去）
（Not to be taken away by port authorities）

本证书证明＿＿＿＿＿＿＿船舶在本港并于＿＿＿＿＿年＿＿＿月＿＿＿日实施检查及除鼠/免予除鼠。该船国籍为＿＿＿＿＿＿＿，其净吨位为＿＿＿＿＿＿＿吨。实施检查/除鼠时，各货舱载有＿＿＿＿＿吨的＿＿＿＿＿＿＿货物。

This certificate records the inspection and deratting/deratting exemption at this port and on ＿＿＿＿＿＿ of the ship ＿＿＿＿＿＿＿＿＿ under the ＿＿＿＿＿＿＿＿＿ net tonnage. At the time of inspection/deratting, the holds were laden with a total of ＿＿＿＿＿ cargo.

建议（在签发免予除鼠证书时，应说明采用何种措施可使船舶保持无鼠及无鼠疫病媒）
RECOMMENDATION MADE（In the case of exemption, state here the measures taken for maintaining the ship in such a condition that it is free of rodents and the plague vector）：

＿＿＿＿＿＿＿＿＿＿＿＿＿＿＿＿＿＿＿＿＿＿＿＿＿＿＿＿＿＿＿＿＿＿＿＿＿＿＿

＿＿＿＿＿＿＿＿＿＿＿＿＿＿＿＿＿＿＿＿＿＿＿＿＿＿＿＿＿＿＿＿＿＿＿＿＿＿＿

＿＿＿＿＿＿＿＿＿＿＿＿＿＿＿＿＿＿＿＿＿＿＿＿＿＿＿＿＿＿＿＿＿＿＿＿＿＿＿

印章
Official Stamp

签证地点 Place of Issue ＿＿＿＿＿＿＿＿＿＿＿　　签证日期 Date of Issue ＿＿＿＿＿＿＿

授权签字人 Authorized Officer ＿＿＿＿＿＿＿＿＿　签　名 Signature ＿＿＿＿＿＿＿

附件 8.3 《进口废物批准证书——自动进口许可》

国家环境保护总局

进口废物批准证书—自动进口许可

（第　10564（2）号）

废物进口单位　浙江××纸业有限公司#

废物利用单位　浙江××纸业有限公司#

进口废物编号　4707.1000.00-4707.9000.00#

进口废物名称　废纸#

进口废物数量　叁万吨#

进 口 口 岸　上海，宁波，杭州#

废 物 来 源　#

进口有效期限　2005年3月 至 2006年3月#

批 准 单 位　　　　国家环境保护总局

批 准 日 期　　　　2005年3月11日

第四联　商检部门存档

附件 8.4 《装船前检验证书》

日中商品検査株式会社
Japan China Commodities Inspection Company Limited (JCIC)
Gokei Bldg., No.8-8, 3-Chome, Nihonbashi Kayabacho, Chuo-ku, Tokyo, 103-0025 Japan
Tel:03-3663-4101 ; Fax:03-3663-4103

Date August 2, 2005
Certificate No. JC05-04791JC

ORIGINAL <u>PRE-SHIPMENT INSPECTION CERTIFICATE</u>

注册编号(Registration No.) : A392040886
发货人(Shipper) : 丰田通商株式会社
TOYOTA TSUSHO CORPORATION
收货人(Buyer) : ZHEJIANG SHANGYOU PAPER CO., LTD.
货物申报名称(Commodity Declared) 废纸 JAPANESE WASTE PAPER (MIXED PAPER NO.3)
申报数量(Declared Quantity) : 195.670MT
船舶名称(Name of Vessel) : REFLECTION NO19
申报发货港(Declared Loading Port) : TOKYO, JAPAN
申报到货港(Declared Discharging Port): SHANGHAI, CHINA
检查日期(Date of Inspection) : 2005/7/29
检查地点(Place of Inspection) : At the storage yard of Tokyo, Japan

1. 货物储存情况(Storage Condition of Cargo):
上述货物存放于供货人场地。检验后被装入带有如下标识符号的(8)个集装箱内运输:
The above cargo was stored in the supplier's warehouse/yard and was loaded into (8) containers for transportation with the following identified numbers:

箱号(Container No.) 封号(Seal No.)	箱号(Container No.) 封号(Seal No.)	箱号(Container No.) 封号(Seal No.)
WHLU5125188 WH05235718	WHLU5080289 WH05235602	WHLU5245033 WH05235170
WHLU5168364 WH05235897	WHLU5034658 WH05235492	WHLU5132340 WH05235174
GLDU7124940 WH05235454	WHLU5247273 WH05235636	

2. 检验(Inspection):
根据中国国家标准GB16487-1996对上述货物进行外观检验,在现场检验过程中未发现禁止物或有害物质超过标准规定。
The above cargo was visually inspected according to the Chinese Standard GB 16487-1996. No excess prohibitive materials or harmful substances were found during on-the-site inspection.

3. 结论(Conclusion):
根据上述检验结果,本批货物符合中国国家标准 GB 16487-1996 《进口废物原料环境控制标准》的控制规格要求。
Based on the said inspection, the above cargo was in conformity with the specification of the Chinese Standard GB 16487-1996, Environmental Protection Control Standard for Imported Scrap Material.

检验员(Inspector): SUETSUGU KIKUO

本证书仅供证明申报货物在依据 GB16487-1996 标准进行检验时的环保状况。该检验不包含对申报货物状况的其它鉴定(如申报货物的名称、分类、规格、品质、重量等)。因此,本证书不可作为对申报货物除环保状况外其他任何状况的证明或鉴定。也不应被贸易各方作为可再生利用废物原料交易的合约依据(如付款或结汇的依据等)。
This Certificate issued by JCIC, can only be used for the sole purpose of certifying the conformity of the commodity being inspected with the Chinese Environmental Protection Control Standard GB 16487-1996. Other aspects of the commodity, including but not limited to the name, type, specifications, quality, quantity and weight, etc., were not part of the inspection. Therefore, the Certificate cannot be used for any purpose other than said sole purpose, and the parties of the recycling material transactions shall not rely on this Certificate as a proof of satisfaction of any contractual obligations by any parties.

授权签字人
Authorized Signatory

Japan China Commodities Inspection Company Limited (JCIC)
本证书自签发日期起90天内有效。
This certificate is valid within 90 days from the date of issuing.

附件 8.5 《限制进口类可用作原料的废物进口批准书》

国家环境保护总局

限制进口类可用作原料的废物
进口批准证书
(第 22934(1) 号)

废物利用单位　成都市ＸＸ金属有限责任公司#

进口废物编号　7404.0000.10#

进口废物名称　以回收铜为主的废电机等#

进口废物数量　壹仟伍佰吨#

进 口 口 岸　广州，上海，天津#

来源国(地区)　#

进口有效期限　2004年8月13日 至 2005年8月31日#

备　　　注　#

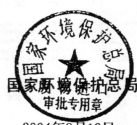

批 准 单 位

批 准 日 期　　　2004年8月13日

检验检疫部门存档　　第四联

附件 8.6 《装船前检验证书》

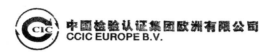

中国检验认证集团欧洲有限公司
CCIC EUROPE B.V.

正本
ORIGINAL

Add: Noordeinde 36, 3061 EN Rotterdam, the Netherlands
Tel: 0031-10-4129861
Fax: 0031-10-4114003
E-mail: ccic-europe@planet.nl

证书编号（No.）: EI05040319EI
签证日期（Date）: APR.08, 2005

CERTIFICATE

Pre-shipment inspection

发货人/Shipper	: EUROPE METALS BV
注册编号/Registration No.	: A528042655
货物申报名称/Commodities Declared	: MIXED METAL SCRAP
申报数量/Qty/Wt. Declared	: 1X20' CONTAINER(S) 27.080 KG
申报装货港/Port of Loading Declared	: FOS SUR MER
申报卸货港/Port of Discharge Declared	: SHANGHAI
检验日期/Date of Inspection	: 12 MARCH 2005
检验地点/Place of Inspection	: HEEZE

上述货物存放于供货人仓库/堆场。根据发货人所提供的提单，货物在检验后装入带有如下标识符号的集装箱内运输：

The above-mentioned cargo was stored in the supplier's warehouse/yard. According to the B/L provided by the shipper, the goods were loaded into the container(s) with the identification numbers listed below for transportation:

序 号 SEQUENCE NO.	集装箱号 CONTAINER NO.	封识号 SEAL NO.
01	MSCU 644076/5	0631853

根据中国国家标准GB 16487-1996对上述货物进行外观检验，在现场检验过程中未发现禁止物或有害物质超过标准规定。

The cargo above mentioned was visually inspected according to the Chinese Standard GB 16487-1996, no excess prohibited materials or harmful substances were found during on-the-spot inspection.

根据上述检验结果，本批货物符合中国国家标准GB 16487-1996《进口废物环境保护控制标准》要求。

Based on the said inspection, the above mentioned cargo was in conformity with the Specification of the Chinese Standard GB 16487-1996, 《Environmental Protection Control Standard for Imported Scrap Material》.

*********************The End*****************

检验员（Inspector）:

For and on behalf of
CCIC EUROPE B.V.
中国检验认证集团欧洲有限公司

Authorized Signature(s)

本证书仅供证明申报货物在依据GB 16487-1996标准进行检验识的环保状况。该检验不包含对申报货物状况的其他鉴定（如申报货物的名称、分类、规格、品质、重量等）。因此，本证书不可作为对申报货物环保状况以外其他任何状况的证明和鉴定。

This Certificate issued by CCIC Europe B.V. can only be used for the sole purpose of certifying the conformity of the commodity being inspected with the Chinese Standard No. GB 16487-1996. Other aspects of the commodity (including but not limited to the name, type, specifications, quality, quantity and weight etc.) were not part of the inspection.

本证书自签发之日起90天有效。

This Certificate is valid within 90 days from the date of issuing.

B 0016276

附件 8.7　《适载检验合格承诺书》

适载检验合格承诺书

发货人	上海(中国)服饰行	拟装货物	上海服饰公司
船名/航次		提单号	
箱型/箱数	2×40HQ	拟检验地点	前

　　由于出口时间紧迫，目前我司还未提取到出口货物装运的集装箱，现请求检验检疫机构对货物实施检验并放行，我司承诺，在提取集装箱装运前，将按照《出入境集装箱检验检疫规程》（SN/T 1102-2002）之规定，使集装箱达到以下适载要求：

1. 集装箱箱号清晰，箱体完整；
2. 集装箱的活动部分、胶垫、箱门开关和风雨密状况良好；
3. 箱内清洁、干燥、无异味、无虫害、无残留有毒有害物质。

　　特此承诺
　　如不能履行承诺，我司将承担所产生的责任。

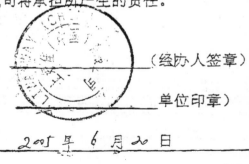

　　　　　　　　　　　　　　　（经办人签章）

　　　　　　　　　　　　　　　单位印章）

　　　　　2005 年 6 月 2 日

备注：

注：本单一式两份，一份报检时提交检验机构，另一份企业留存建立台账。

附件 8.8 船舶免于卫生控制措施证书/船舶卫生控制措施证书

中华人民共和国出入境检验检疫
ENTRY-EXIT INSPECTION AND QUARANTINE
OF THE PEOPLE'S REPUBLIC OF CHINA

副 本
COPY

船舶免予卫生控制措施证书/船舶卫生控制措施证书
SHIP SANITATION CONTROL EXEMPTION CERTIFICATE/SHIP SANITATION CONTROL CERTIFICATE

港口(Port of)_____ 日期(Date)_____

编号 No: **310100550800301**

此证书记录检查及 1. 免于控制措施和 2. 采取的控制措施
This Certificate records the inspection and 1) exemption from control or 2) control measures applied

远洋轮或内陆船只的船名 船旗 登记/国际海事组织编号
Name of ship or inland navigation vessel _____ Flag _____ Registration/IMO No _____

检查时,船舱未装货, 装载 吨
At the time of inspection the holds were unladen/laden with _____ tonnes of _____ cargo

检查官员姓名和地址
Name and address of inspecting officer _____

船舶免予卫生控制措施证书 Ship Sanitation Control Exemption Certificate				船舶卫生控制措施证书 Ship Sanitation Control Certificate		
检查区域[系统和服务] Areas, [systems, and services] inspected	所见证据[1] Evidence found	样品结果[1] Sample results	审查的书面材料 Documents reviewed	采取的控制措施 Control measures applied	再检查日期 Re-inspection date	有关所见情况的意见 Comments regarding conditions found
厨房/Galley						
食品储藏室/Pantry			医学日志 Medical log			
仓库/Stores						
货舱/货物//Hold(s)/cargo			船舶日志 Ship's log			
住舱区/Quarters:			其他 Other			
- 船员/crew						
- 高级船员/officers						
- 旅客/passengers						
- 甲板/deck						
饮用水/Potable water						
垃圾/Sewage						
压水舱/Ballast tanks						
固体和医疗废物 Solid and medical waste						
不流动水/Standing water						
机舱/Engine room						
医疗设施/Medical facilities						
规定的其他区域-见附录 Other areas specified-see attached						
凡不适用区域,须注明不适用 Note areas not applicable, by marking N/A.						

未发现证据,海轮/船只被免于控制措施。
No evidence found. Ship/vessel is exempted from control measures.

在以下日期采取所示的控制措施。
Control measures indicated were applied on the date below.

签发官员的姓名、职称 签名和印章 日期
Name and designation of issuing officer _____ Signature and seal _____ Date _____
卫生检疫官员 Port Health Officer

1. a. 感染或污染的证据包括:所有生长期的媒介、媒介的动物宿主、能携带人类疾病的啮齿类动物或其他类动物、有害人类健康的微生物、化学物和其他危害,说明卫生措施不力的迹象。b. 有关人间疾病的信息(列入航海健康申报单)。
(a) Evidence of infection or contamination, including: Vectors in all stages of growth; animal reservoirs for vectors; rodents or other species that could carry human disease, microbiological, chemical and other risks to human health; signs of inadequate sanitary measures. (b) Information concerning any human cases (to be included in the Maritime Declaration of Health).

2. 船内采样取得的结果,以最方便的方式向船长提供分析结果,如需要再检查,则向与证书上标明的再检查日期相一致的下一个合适的停靠港口提供上述分析结果。
Results from samples taken on board. Analysis to be provided to ship's master by most expedient means and, if re-inspection is required, to the next appropriate port of call coinciding with the re-inspection date specified in this certificate.

免予卫生控制措施证书和卫生控制措施证书的最长有效期为六个月,但如不能在港口进行检查,而且未发现感染或污染证据,则有效期可延长一个月。
Sanitation Control Exemption Certificates and Sanitation Control Certificates are valid for a maximum of six months, but the validity period may be extended by one month if inspection cannot be carried out at the port and there is no evidence of infection or contamination.

中华人民共和国出入境检验检疫机关及其官员或其代表不承担签发本证书的任何财务责任。No financial liability with respect to this certificate shall attach to the entry-exit inspection and quarantine authorities of the P. R. of China or to any of its officers or representatives.

9 出入境人员的卫生检疫申报

学习目的

了解国家对出入境人员实施卫生检疫申报的重要性及其政策变化、检验检疫机构对发现染疫人和染疫嫌疑人所采取的卫生处理;掌握如何正确办理出入境人员的卫生检疫申报与健康体检申请。

知识要点

出入境人员的卫生查验和健康体检是国家为预防传染病传入或传出,保护人类健康和安全所采取的必要预防措施,同时按国际惯例,对发现染疫人和染疫嫌疑人采取相应的卫生处理。

9.1 出入境人员的卫生查验申报

9.1.1 概述

为防止传染病由国外传入或由国内传出,保障人民身体健康,根据《国际卫生条例》和《国境卫生法》及其实施细则,检验检疫机构对出入境人员实施卫生检疫,即对所有入境人员均应在最先到达的国境口岸接受卫生检疫查验,任何国籍、身份的人员均不予以免检;对所有出境人员均应在最后离开的国境口岸接受卫生检疫查验,任何国籍、身份的人员均不予以免检。出入境卫生检疫是通过检疫查验发现染疫人①和染疫嫌疑人②,给予隔离③、留验④、就地诊验⑤和必要的卫生处理、达到控制传染病源切断传播途径、防止传染病传入或传出的

---

① 染疫人:是指正在患检疫传染病的人,或者经检验检疫机关初步诊断为已经感染检疫传染病或者已经处于检疫传染病潜伏期的人。
② 染疫嫌疑人是指接触过检疫传染病的感染环境,并且可能传播传染病的人;受就地诊验的人是指传染病感染环境一般接触者。
③ 隔离:是指检验检疫机关将染疫人收留在指定的处所,限制其活动并进行治疗,直到消除传染病传播的危险。
④ 留验:是指检验检疫机关将染疫嫌疑人收留在指定的处所进行诊察和检验。
⑤ 就地诊验:是指个人自行在规定期间内,到检验检疫机关指定的医疗机构接受诊察和检验。

目的。受检疫的出入境人员,必须根据检验检疫人员的要求,如实填写《出入境检疫健康申明卡》①,出示某种有效的传染病预防接种证书、健康证明或者其他有关证件。

入境人员检疫申报的内容包括:精神病、艾滋病(含病毒感染者)、性病、肺结核等疾病;发烧、皮疹、黄疸、腹泻、呕吐等症状和随身携带的生物制品、血液制品等特殊物品或废旧衣服。

来自黄热病疫区的人员,在入境时,必须向检验检疫机关出示有效的黄热病预防接种证书②。对无有效的黄热病预防接种证书的人员,检验检疫机关可以从该人员离开感染环境的时候算起,实施 6 日的留验,或者实施预防接种并留验到黄热病预防接种证书生效时为止。

入境、出境的交通工具、人员、食品、饮用水和其他物品以及病媒昆虫、动物均为传染病监测对象。卫生检疫机关阻止患有艾滋病、性病、麻风病、精神病、开放性肺结核的外国人入境。来中国定居或居留 1 年以上的外国人,在申请入境签证时,需交验艾滋病血清学检查证明和健康证明书,在入境后 30 天内到卫生检疫机关接受检查或查验。

出境 1 年以上的中国公民应出示《国际旅行健康证书》;前往黄热病疫区的中国籍旅客应出示黄热病预防接种证书,并对所有出境人员进行医学观察,防止染疫人和染疫嫌疑人出境,并根据需要提供健康咨询服务。

检验检疫人员根据出入境人员申报的内容,依法采取相应的预防、控制措施,以防止传染病传入我国。检验检疫人员对来自表 9.1 所列检疫传染病和检测传染病疫区的人员,可以根据流行病学和医学检查结果,发给就诊方便卡。

表 9.1　疫病分类

疫 病 分 类	疫 病 名 称
检疫传染病	霍乱、鼠疫、黄热病
监测传染病	流行性感冒、脊髓灰质炎、疟疾、登革热、流行性斑疹伤寒、回归热
外国人禁止入境 5 种疾病	艾滋病、性病、麻风病、精神病、开放性肺结核
其他传染病	《传染病防治法》中规定管理的传染病,如病毒性肝炎、感染性腹泻、流行性出血热、军团病、拉沙热、埃博拉病毒、布氏杆菌病、炭疽病、狂犬病、疯牛病、由大肠艾希氏菌、O157:H7 引起的出血性肠炎;或根据当前国际、国内疫情动态规定的传染病,如乙型脑炎、麻疹、水痘与带状疱疹、风疹、流行型脑脊髓炎等

---

① 《出入境检疫健康申明卡》:是按《国境卫生法》和《中华人民共和国外国人出入境管理法实施细则》的有关规定要求,由出入境人员填写并向检验检疫人员申报的卡片。

② 黄热病预防接种证书:被俗称为"黄皮书",即为《国际预防接种证书》(英文全称为:INTERNATIONAL CERTIFICATE OF VACCINATION),顾名思义是因为它的封面通常是黄色而得名。

2007 年 12 月 17 日,为便利出入境旅客通关,国家质检总局和中国民航总局联合发出《关于简化航空口岸出入境旅客健康申报手续的公告》(以下简称《公告》),并自 2008 年 1 月 1 日起实施。根据《公告》,只要国内外未发生重大传染病疫情,在正常情况下,出入境旅客无需再填报《出入境检疫健康申明卡》。

2008 年 5 月 16 日,国家质检总局又发布 2008 年第 62 号《关于简化全国口岸出入境旅客健康申报手续的公告》。根据《公告》,为便利出入境旅客通关,国家质检总局自 2008 年 6 月 1 日起,在全国所有口岸实施。对口岸的入出境旅客的健康申报,实施"常态＋应急"管理。

9.1.2 出入境旅客健康申报的"常态＋应急"管理

1. 常态管理

当国内外未发生重大传染病疫情时,出入境人员免于填报《出入境检疫健康申明卡》。但有发热、呕吐、咳嗽、呼吸困难、腹泻等症状,患有传染性疾病或精神病,携带微生物、人体组织、生物制品、血液及其制品、动植物及其产品等物品的出入境人员须主动口头向检验检疫人员申报,并接受检验检疫。

检验检疫人员通过加强对出入境人员的医学巡视、体温检测,加强对出入境人员携带特殊物品的检疫巡查、X 光机检查、抽查等现代科技手段和科学合理的监督管理方法,提高检验检疫工作的有效性,严防疫病传入或传出,防止禁止进境物入境。

2. 应急管理

当国内外发生重大传染病疫情时,出入境人员必须逐人如实填报《出入境检疫健康申明卡》,并由检验检疫专用通道通行;出入境人员携带物必须逐件通过 X 光机透视检查。

对疑似染疫人员、患有传染性疾病或精神病的人员,检验检疫人员将实行体温复查、医学检查等措施;对可能传播传染病的出入境人员携带物,检疫官员将采取相应的处理措施,防止疫病疫情传播。

9.1.3 新近发现(再发现)的疾病

表 9.2 新近发现(再发现)的疾病

发现时间	疾 病 名 称	病 原 体
	日本脑炎	日本脑炎病毒
	脑炎(立百病毒)	立百病毒
1973	婴儿腹泻	轮状病毒
1975	慢性溶血性贫血	细小病毒 B-19

续表

发现时间	疾 病 名 称	病 原 体
1976	小隐孢子虫病	隐孢子虫
1976	肾综合征出血热	汉坦病毒
1977	埃波拉出血热	埃波拉病毒
1977	弯曲菌病	弯曲小杆菌
1980	T 细胞淋巴瘤白血症	T 细胞嗜淋巴病毒 I 型
1981	艾滋病	艾滋病病毒
1982	出血性肠炎	O157：H7 大肠艾希氏菌
1982	毛细血管白血症	HTLV2 型病毒
1982	莱姆病	伯氏疏螺旋体杆菌
1985	疯牛病	病原体未证实
1989	戊型肝炎	肝炎病毒
1989	丙型肝炎	肝炎病毒
1992	O139 型霍乱	霍乱弧菌
1997	甲型流感（禽流感）	核糖核酸病毒
2003	传染性非典型肺炎（严重急性呼吸道综合症）	SARS 病毒

9.2 出入境人员的健康体检申请

9.2.1 出入境人员的健康体检申请

1. 申请对象

出入境人员健康体检的对象主要有以下四类：

(1) 申请出国或出境 1 年以上的中国籍公民；

(2) 在境外居住 3 个月以上的中国籍回国人员；

(3) 来华工作或居留 1 年以上的外籍人员；

(4) 其他按规定需进行健康检查或复查的外国人。

2. 申请手续

(1) 办理体检需提交的证件。申请健康体检的出入境人员分别填写《国际旅行人员健康检查记录》或《外国人体格检查记录》，并提交下述相关证件：

① 中国籍出境人员凭护照和使馆签证（时间紧迫时也可凭任务件或单位证明）申请办理；

② 回国人员凭边防入境章和入境口岸的体检联系单位申请办理；

③ 来华外籍人员凭公安局开具的申请居留体检介绍信办理。

(2) 国际旅行健康证书的签发。

① 出境人员体检合格者发给《国际旅行健康检查证明书》；

② 境外人员发给《境外人员体格检查记录验证证明》或有关体检证明；

③ 对于患有传染病如鼠疫、霍乱、黄热病及艾滋病、性病、麻风、开放性结核,以及非传染病如精神病等旅行者,不予签发国际旅行健康证书,禁止其出入境,以防止传染病的传入和传出。

9.2.2　出入境人员健康体检的重点项目

(1) 中籍出境人员。重点检查检疫传染病、监测传染病,还应根据前往国家疾病控制要求、职业特点及健康标准的有关项目(或增加必要的检查项目)。

(2) 回国人员。按照国际旅行人员健康检查记录表中的各项内容检查外,重点应进行艾滋病抗体检测、梅毒等性病的检测。同时根据国际疫情增加必要的检查项目,如疟疾血清学检测或血涂片,肠道传染病的粪检。

(3) 外籍来华人员。在验证外国签发的健康检查证明基础上,对可疑项目进行复查,对体检项目不全的进行补项检查。其重点项目是:检疫传染病、监测传染病和外国人禁止入境的 5 种传染病。

(4) 国际通行交通工具上的中国籍员工。按照国际旅行人员健康检查记录表中的各项内容检查外,重点进行艾滋病抗体检测、梅毒等性病的检测。

9.3　国际预防接种及其禁忌证明的申请

9.3.1　国际预防接种申请

国际预防接种对象泛指易感人群,大致分为以下四类。申请人按规定填写《预防接种申请书》(附件 9.1)及相关的个人证件。

1. 预防接种对象①

(1) 中国籍出入境人员(包括旅游、探亲、留学、定居、外交官员、公务、研修、劳务等);

(2) 外籍人员(含港、澳、台胞);

(3) 国际海员和其他途径国际口岸的交通工具上的员工;

(4) 边境口岸有关人员。

2. 预防接种项目

国际旅行者是否需要实施预防接种,视其旅行的路线和到达国家的要求及其传染病疫

---

① 预防接种对象:泛指易感人群。

情而确定。预防接种的项目可分为三类：

（1）目前，根据世界卫生组织和《国际卫生条例》有关规定确定的预防接种项目，目前黄热病预防接种是国际旅行中唯一必须要求的证书。

（2）推荐的预防接种项目。

（3）申请人自愿要求的预防接种项目。

3．预防接种禁忌证明申请

（1）预防接种禁忌证明。《预防接种禁忌证明》（附件 9.2）是签发给患有不宜进行预防接种的严重疾病的旅行者的一种证书。

（2）预防接种禁忌证明的申请对象。对前往下列国家或地区的人员，需要有某种有效的预防接种，因其所患疾病为需要接种疫苗的禁忌症。经申请人申请及提供有关疾病诊断证明，向检验检疫机构申请接种疫苗禁忌证明，经申请和提供的诊断证明，检验检疫机构将给予签发《预防接种禁忌证明》。

① 前往正在流行国际卫生条例规定的烈性传染病疫区；

② 前往地区被世界卫生组织确定为某种传染病的常年疫区；

③ 前往的国家要求入境旅行者具有某种有效的预防接种，否则将受到留验等卫生处理措施。

4．预防接种有效期

不同疫病的预防接种有效期，如表 9.3 所示。

表 9.3　预防接种有效期

预防接种的疫病	有　效　期　限
检疫传染病的留验	霍乱 6 天、鼠疫 5 天、黄热病 6 天
黄热病证书	初次免疫接种 10 日起 10 年有效 免疫接种不到 10 年又进行复种，自复种之日起 10 年内有效
鼠疫预防接种	免疫接种后 6 个月有效
霍乱预防接种	初次免疫接种 5 日起 6 个月内有效 距前次接种未满 6 个月再进行复种，自复种之日起 6 个月内有效

9.4　国境口岸及交通工具食品从业人员体检申请

9.4.1　体检对象

根据《国境卫生检疫法》及其实施细则、《食品安全法》、《传染病防治法》的规定，国境口岸①食品、饮用水从业人员和交通工具食品从业人员必须每年申请一次健康检查,获得食品饮用水从业人员健康证后方可上岗。检验检疫机构依法对他们实施卫生监督,检查其健康证明书。

9.4.2 体检重点项目

(1) 胸部心肺 X 线透视或胸部拍片(根据实际情况),必要时做抗酸菌培养;

(2) 血清学检查:肝功能、乙型肝炎表面抗原;

(3) 粪便培养:排除痢疾、伤寒、霍乱、致病性大肠杆菌等肠道传染病或带菌情况;

(4) 皮肤检查:化脓性、渗出性皮肤病或皮肤结核;

(5) 其他常规检查。

9.4.3 健康证的签发

对体检合格者签发食品饮用水从业人员健康证书,该证书的有效期为 12 个月。受检人员如患有肠道传染病或成为病原携带者、活动性肺结核、化脓性或渗出性皮肤病以及肝炎表面抗原阳性者不予发证,并调离工作岗位。

9.5 出入境人员的卫生检疫申报实例

9.5.1 外籍船员群体性发热事件的成功处置②

2007 年 6 月 12 日下午 5 点 30 分,一艘在深圳蛇口港停靠维修的印度籍货轮的船舶代理公司人员向深圳检验检疫局申报,该船出现 7 名船员不明原因的发热,并伴有咳嗽、头痛等症状。接到报告后,深圳检验检疫局立即派员登轮作流行病学调查。

经了解,该货轮名为"GangaSagar"号,从印度起航,途经泰国、越南和香港,到深圳蛇口港进行船舶维修,船上有外籍船员 47 人。随后两天,该船又陆续有 6 位船员(其中 1 人为复发病人)和 1 位在船上工作的中方施工人员发病,至此,发热病人已达 13 例。考虑到该船曾停靠在泰国、越南等登革热疫区,患者症状类似登革热,传染快,感染人数较多,呈现进行性群体发病状况,先发病的 7 人均有登革热既往感染史,不能排除近期感染登革热、流感及其他烈性发热性传染病的可能。而且船上除 40 多名船员外,每天还有 100 多名工人上船维

---

① 国境口岸:指在中华人民共和国国际通航的港口、机场以及陆地边境和国界江河的口岸。

② 资料来源:国家质检总局网(http://www.aqsiq.gov.cn)。

修,如果病情进一步发展,后果不堪设想。为防止疫情传播深圳检验检疫局立即要求相关单位密切关注事态发展,及时采取检验检疫措施,严防登革热等急性传染病疫情传入我国。

6 月 14 日下午,深圳检验检疫局启动口岸应急预案,从控制传染源,切断传播途径,保护易感人群等方面入手,采取以下 5 项措施:(1)要求该船立即驶离码头,和其他船舶、岸边形成隔离带;(2)按照《中华人民共和国国境卫生检疫法实施细则》第二十六条规定,染疫船舶应悬挂检疫信号,除领航员和检验检疫部门许可的人员外,其他人员不准上下船。未经检验检疫部门许可,船员不准离开船舶;(3)将病人(包括新发和已发病例)全部移送深圳市东湖医院(深圳市指定的传染病医院)进行诊治。对所有船员进行抽血、体检和流行病学调查;(4)对施工人员实施预防控制措施,进行体温监测并每天一报,发生病例时,船方或代理方应第一时间通知检验检疫机构;(5)对船舶进行消、杀、灭处理。

很快,该船维修工作暂停,并按要求驶离了码头,挂靠在船坞旁,切断了与岸上往来的通道,形成了隔离区,悬挂了检疫旗,而且,全部船员的抽血、流行病学调查和体检工作完成。所有病人被送往深圳市东湖医院进行隔离治疗。经医疗专家确诊,本次群体性发热事件是甲型流感局部爆发流行,可排除由烈性传染病病原体所致。自 16 日后,未再出现新的发热病例。

综合分析发热病人临床资料及流行病学调查结果,并结合深圳市传染病医院诊断、深圳市疾病预防控制中心有关专家意见,深圳检验检疫局基本确定:本次群体性发热事件是甲型流感局部暴发流行,可排除由烈性传染病病原体所致。

9.5.2　检出艾滋病毒抗体阳性的外籍人员被监护离境[1]

2007 年 8 月底,济南检验检疫局在对一名刚从法国来济南某学校任教的女性外教进行体检时,通过血清学检查发现其 HIV-Ab(艾滋病毒抗体)有反应。经复检以及山东国际旅行卫生保健中心 HIV 确认实验室检测,在 9 月 5 日前后确认为"HIV-1 抗体阳性"。

2007 年 9 月 18 日,江西检验检疫局国际旅行卫生保健中心在对一位喀麦隆籍留学生体检时,检出一例艾滋病毒抗体阳性患者。这位 25 岁的女性患者,于 2004 年 10 月曾多次持 F 签证在中国深圳居住,并经常往返于东莞、香港和澳门等地,原想到南昌大学国际交流学院学习汉语。

根据《中华人民共和国国境卫生检疫法》及其实施细则有关规定,检验检疫部门立即建议患者限期离境治疗,同时迅速通报卫生、公安等部门。两名患者分别于 9 月 11 日和 24 日,在公安部门的监护下离境。

---

[1]　资料来源:国家质检总局网站(http://www.aqsiq.gov.cn)。

9.5.3 入境发热旅客被送往指定医院排查①

2006 年 2 月 14 日,河北秦皇岛检验检疫局检疫人员在对秦皇岛—仁川航线入境旅客的检疫查验时,入境旅检通道的体温检测仪发出警报,显示一名旅客体温异常。检疫人员对该旅客测量体温,3 次分别为 37.2 ℃、37.5 ℃、38.3 ℃,随即将其隔离监管,并进行流行病学调查。

该旅客 WON MIN,男,44 岁,韩国籍,护照号 IC0832136,系长期随船往返,为他人捎带行李物品挣取佣金的代工。经了解,该患者从 13 日开始咳嗽发热,近期没有接触活禽及其制品,没有传染病接触史。

因不能排除禽流感嫌疑,检疫人员用专车将其送至秦皇岛市传染病院进行排查,确诊为上呼吸道感染。得到确诊报告后,秦皇岛检验检疫局解除了对该患者的隔离监管。

案例评析

案例 1　冒名顶替出境体检行为受罚②

受 2007 年北太鱿钓利润的影响,2008 年北太鱿钓人员又出现报名人数多于实际作业需求人数的情况。因此,招工单位根据舟山检验检疫局国际旅行卫生保健中心(以下简称舟山局保健中心)对鱿钓人员健康体检把关的检查结果进行择优录用。3 月 26 日,3 名当事人在舟山局保健中心的北太作业人员健康体检中,找人冒名顶替,企图蒙混过关,被舟山局保健中心工作人员当场识破。事后 3 人经体检发现,身体状况均不容乐观,其中两人为乙肝病毒携带者,需要进行医学指导;另一人心动过速、血压异常,不适合出海劳作。据此,舟山检验检疫局对 3 名拟赴北太平洋从事鱿钓作业人员由他人冒名顶替体检的违法行为,分别予以罚款和警告的行政处罚。

舟山检验检疫局依据《国境卫生检疫法》及其实施条例的相关规定,对上述 3 名人员的行为给予两人各罚款 1 000 元、1 人警告的行政处罚。同时向各渔业用人单位通报此类案件的处罚情况,要求加强对招聘人员的管理,并警示体检人员,不要心存侥幸、以身试法。

案例 2　黄某妨害国境卫生检疫案③

被告人黄某,男,36 岁,个体工商户。被告人黄某在某国经营餐馆业务,2001 年该国爆

---

① 资料来源:国家质检总局网站(http://www.aqsiq.gov.cn)。
② 资料来源:《中国国门时报》2008 年 4 月 21 日。
③ 资料来源:韩玉胜:《刑法各论案例分析》,中国人民大学出版社 2002 年版。

发霍乱病,黄某便匆忙回国。在过关时由于要接受卫生检疫检查,黄某变得异常紧张,担心要是被查出感染霍乱会被拉去强制治疗,万一被人知道了以后餐馆的生意肯定会受影响,便想找个机会混过去。此时,检疫人员已发现黄某心神不定,便告诉他不必紧张,这只是例行的检查,为的是防止传染病传入我国。谁知黄某听到这些竟破口大骂,说检疫人员污蔑他有病,并试图从检疫室中冲出去。当被检疫人员阻拦时,黄某便开始对检疫人员进行殴打,还砸坏了部分检疫设备,后被边检人员制止。经检查,黄某确已染上霍乱,所幸的是,与他接触的检疫人员及边检人员未被感染。

检验检疫人员是国家机关工作人员,其对每位出入境人员进行检疫的行为是执行公务的行为,黄某为了逃避检疫,当众殴打检疫人员并砸毁其检验设备,其行为按照刑法第二百七十七条的规定已构成妨害公务罪,只是黄某的行为未造成严重影响,也没有对被殴打人员的身体造成严重伤害。因此,对其作为危害公共卫生罪,从轻处罚,不作为妨害国境卫生检疫罪①的刑法严处②。

本罪具有以下四个特征:一是本罪所侵犯的客体是国境卫生检疫管理法律、法规,破坏、干扰国境卫生检疫部门的正常工作秩序。二是本罪在犯罪客观方面的表现是违反国境卫生检疫规定,采用隐瞒或者公开拒绝等手段,致传染病传入。三是本罪的主体为一般主体,即年满十六周岁以上、具有刑事责任能力的自然人,均可构成本罪主体,单位也可构成本罪主体。四是本罪在犯罪主观方面表现为故意,即行为人是在知道或者应当知道自己的行为是妨害国境卫生检疫的,并希望这种结果产生的故意行为。

案例3 出国劳务人员伪造健康证明书被查处

2006年2月28日,内蒙古满洲里检验检疫局检疫人员在出境大厅现场发现,6名去俄罗斯的劳务人员所持的《国际旅行健康证明书》有伪造嫌疑。证书在外观上与正式的证书非常相似,并盖有某局的红色印章和钢印,但证章的英文拼写有两处错误。经该局国际旅行卫生保健中心联系,确认这6本《国际旅行健康证明书》是假证书。

《国际旅行健康证明书》除了用于人员出入境外,还用于出国人员到使领馆办理签证。一旦使领馆发现《国际旅行健康证明书》有假,将会造成一定的涉外影响。根据《国境卫生检疫法》及其实施细则的规定,内蒙古检验检疫局没收了假健康证,对当事人警告并责成重新健康检查。

---

① 妨害国境卫生检疫罪:是指违反国境卫生检疫规定,引起检疫传染病传播或者有传播严重危险的行为。

② 刑法规定:妨害国境卫生检疫罪,处三年以下有期徒刑或者拘役,并处或者单处罚金;单位犯本罪,对单位处罚金,并对直接负责任的主管人员和其他直接责任人员处三年以下有期徒刑或者拘役。

本章小结

　　对出入境人员实施卫生检疫申报与健康体检申请是法律所赋予出入境检验检疫机构的职责,也是出入境人员依法履行的义务。检验检疫机构依法通过对出入境人员的卫生查验与疫病检测,发现染疫人和染疫嫌疑人,给予隔离、留验、就地诊疗和必要的卫生处理,从而达到控制传染病,切断传播途径,防止传染病传入或传出的目的。

　　受入境、出境检疫的人员应依法向口岸检验检疫机构办理检疫申报,如实填报健康申明卡,出示某种有效的传染病预防接种证书、健康证明或者其他有关证件。对来自检疫传染病和监测传染病疫区的人员,检验检疫机构可以根据流行病学和医学检查结果,发给就诊方便卡。自 2008 年 1 月 1 日起,国家为方便旅客通关,只要国内外未发生重大传染病疫情,在正常情况下,航空口岸的出入境旅客无需再填报《出入境检疫健康申明卡》。

综合练习

1. 模拟试题练习

　　(1) 单项选择题

　　① 为了加强对出入境人员传染病监测,根据法律法规的有关规定,出入境检验检疫机构要求入境旅客填写(　　)。

　　A. 预防接种申请书　　　　　　　　B. 入境检疫申明卡

　　C. 国际旅行健康检查证明书　　　　D. 出入境人员传染病报告卡

　　②《预防接种禁忌证明》是签发给患有(　　)的旅行者的一种证书。

　　A. 慢性病　　　　　　　　　　　　B. 严重疾病

　　C. 艾滋病　　　　　　　　　　　　D. 不宜进行预防接种的严重疾病

　　③ 检疫传染病包括:(　　)。

　　A. 鼠疫、霍乱、黄热病及国务院确定和公布的其他传染病

　　B. 天花、鼠疫、黄热病及国务院确定和公布的其他传染病

　　C. 鼠疫、炭疽、黄热病及国务院确定和公布的其他传染病

　　D. 鼠疫、霍乱、黄热病

　　④ 所有入境人员均应在(　　)接受卫生检疫查验。

　　A. 最后到达的国境口岸　　　　　　B. 最先到达的国境口岸

　　C. 最先离开的国境口岸　　　　　　D. 最后离开的国境口岸

　　⑤ 黄热病初次免疫接种证书有效期为(　　)个月。

　　A. 6　　　　　　　　B. 10　　　　　　　　C. 120　　　　　　　　D. 24

⑥ "留验"是指:( )。

A. 将染疫人收留在指定的场所,限制其活动并进行治疗,直至消除传染病传播的危险

B. 将染疫人收留在其居住地进行诊察和检验

C. 在卫生检疫机关指定的期间,染疫人到就近卫生检疫机关或者其他卫生检疫单位接受诊察和检验

D. 将染疫嫌疑人收留在指定的处所进行诊察和检验

⑦ 根据世界卫生组织的要求,( )疫苗为强制接种项目。

A. 流感　　　　　B. 霍乱　　　　　C. 黄热病　　　　　D. 鼠疫

⑧ 禁止外国人入境的 5 种疾病是:( )。

A. 性病、传染期梅毒、开放性肺结核、艾滋病和精神病

B. 性病、麻风病、开放性肺结核、艾滋病(包括病毒感染者)和精神病

C. 性病、麻风病、开放性肺结核、艾滋病和流感

D. 性病、传染期梅毒、开放性肺结核、艾滋病和精神病

⑨ 国境口岸食品、饮用水从业人员和交通工具食品从业人员须( )健康检查。

A. 每半年申办一次　B. 每季度申办一次　C. 每两年申办一次　D. 每年申办一次

(2) 多项选择题

⑩ 出入境人员检疫是通过检疫查验发现染疫人和染疫嫌疑人,给予( )等手段,从而达到控制传染病源,切断传播途径,防止传染病传入或传出的目的。

A. 隔离　　　　　B. 留验　　　　　C. 扣留　　　　　D. 就地诊验

⑪ 出入境人员健康体检的主要对象是( )。

A. 申请出国或出境 1 年以上的中国籍公民

B. 在境外居住 3 个月以上的中国籍回国人员

C. 来华工作或居留 1 年以上的外籍人员

D. 到疫区旅游的出国人员

⑫ 根据检验检疫法律法规规定,( )应当接受卫生检疫,经检验检疫机构许可,方准入境或者出境。

A. 运输设备,货物　　　　　　　　B. 可能传播检疫传染病的行李

C. 入境和出境的人员　　　　　　　D. 邮包

⑬ 根据《中华人民共和国国境卫生检疫法》及其实施细则有关规定,患有( )的外国人将被阻止入境。

A. 开放性肺结核病　B. 艾滋病和性病　　C. 麻风病　　　　　D. 精神病

⑭ 以下所列各项,属于出入境检验检疫工作范围的有( )。

A. 对进出口商品进行检验、鉴定和监督管理

B. 对出入境动植物及其产品,包括其运输工具、包装材料进行检疫和监督管理

C. 对出入境人员、交通工具、运输设备以及可能传播检疫传染病的行李、货物、邮包等

物品实施国境卫生检疫和口岸卫生监督

D. 根据 WTO/TBT-SPS 相关协定制定有关政策,采取措施打破国外技术贸易壁垒

⑮ 出入境检验检疫机关依法要求入境的人员填写《健康申明卡》,出示某种传染病的预防接种证书、健康证明或者其他有关证件,是为了(　　　)。

A. 加强对出入境人员传染病监测

B. 采取必要的预防、控制传染病的发生、流行、保护人体健康

C. 防止传染性疾病的传播扩大

D. 以上都正确

⑯ 以下预防接种表述正确的是(　　　)。

A. 国际预防接种的对象泛指易感人群

B. 因患有不易进行预防接种的严重疾病的旅行者,可申请《预防接种禁忌证明》

C. 预防接种的项目是根据出境人员的具体出国国别及签证类型不同而定

D. 出境人员除接种前往国法定要求接种的项目外,也可申请其他项目接种

⑰ 根据出境人员的具体出国国别及签证类型不同,大致分为(　　　)类。

A. 前往国法定要求接种项目　　　　　B. 前往地区或机构推荐接种项目

C. 申请人自愿要求的接种项目　　　　D. 途经国法定要求接种项目

⑱ 申请健康体检的出入境人员除填写《国际旅行人员健康检查记录》或《外国人体格检查记录》外,还应提交以下之一有效证件(　　　)。

A. 中国籍出境人员凭护照和使馆签证(或凭任务件或单位证明)

B. 回国人员凭边防入境章和入境口岸的体检联系单

C. 来华外籍人员凭公安局开具的申请居留体检介绍信

D. 出入境留学生凭入学证明

⑲ 对前往(　　　)国家或地区人员,因其所患疾病需向检验检疫机构申办接种疫苗禁忌证明。

A. 正在流行国际卫生条例规定的烈性传染病疫区

B. 正在发生疯牛病、禽流感等动物传染病疫区

C. 被世界卫生组织确定为某种传染病的常年疫区

D. 要求入境旅行者具有某种有效预防接种的

(3) 判断题

⑳ 在对入境人员的检疫查验中,发现患有艾滋病、性病、麻风病、精神病、开放性肺结核的外国人被禁止入境。(　　　)

㉑ 在境外居住 3 个月以上的中国籍回国人员,必须申请出入境人员健康体检。(　　　)

㉒ 检验检疫机关对入境、出境的人员实施传染病监测,并且采取必要的预防、控制措施。(　　　)

㉓ 对患有监测传染病的人,来自国外监测传染病流行区的人或者与监测传染病人密切接触的人,实施隔离观察处理。(　　　)

㉔ 来自黄热病疫区,未持有效黄热病预防接种证书的旅客,劝其出境。(　　)

㉕ 霍乱、鼠疫、登革热、流行性斑疹、伤寒、回归热都属检疫传染病。(　　)

㉖ 发现患有艾滋病的外国人,视情况分别采取隔离、留验、消毒除虫等措施。(　　)

㉗ 对体检合格者签发食品饮用水从业人员健康证书,该证书的有效期为 6 个月。(　　)

㉘ 检验检疫机构依法对出入境人员签发的《国际预防接种证书》,也就是"黄皮书"。
(　　)

㉙ 回国人员体检的重点项目除艾滋病抗体检和梅毒等性病的检测外,还可根据国际疫情增加必要的检查项目,如疟疾血清学检测或血涂片,肠道传染病的粪检。(　　)

2. 思考题

(1) 出入境人员卫生检疫申报的目的是什么?

(2) 入境人员卫生检疫申报主要有哪些规定?

(3) 出境人员卫生检疫申报主要有哪些规定?

(4) 有哪些出入境人员应接受健康检查?

(5) 健康检查的重点项目有哪些?

(6) 什么是预防接种? 预防接种的对象有哪些?

(7) 如何办理《预防接种禁忌证明》的申请?

(8) 国境口岸及交通工具食品从业人员的体检主要有哪些规定?

3. 技能实训题

(1) 2005 年 9 月 20 日,福建检验检疫局福州机场办事处对澳门至福州的厦航 MF892 航班实施入境检疫时,乘务长报告称,机上有一名旅客在飞行途中出现腹泻症状。接到报告后,机场办事处立即按规定向上级报告疫情,并启动了口岸腹泻病人应急处理预案。经调查,患者福州人,17 日在福州食用海鲜,18 日出境赴澳门,在澳门曾食用生冷食物和冷饮,20 日登上返程飞机后出现吐泻、黄色水样便等临床症状。根据当时福州地区正在发生霍乱流行的情况,结合病人的临床表现,初步判定为霍乱疑似病例。福州机场办事处立即将患者转送至福州传染病医院肠道传染科就诊,采集的样本于当时即送至福建国际旅行保健中心检测。①

(2) 2005 年 11 月 24 日,深圳蛇口检验检疫局接深圳外轮代理公司报告,一艘从印度开来

---

① 提示:措施应包括对患者进行流行病学调查,医学检查和肛拭子采样送检;所有旅客填写《出入境健康申明卡》;对密切接触者逐一登记,发放就诊方便卡;允许同机旅客先行下机,加强医学巡查和体温筛查;对患者活动场所及接触过的机上物品、航空器客舱、卫生间、配餐间、货舱进行终末消毒,对机上的排泄物、污水、污物进行消毒。

的香港籍散货船"康满"轮上有两名疑似登革热的发热病人。该轮此前曾在印度孟买 PANJIM
锚地装载货物,之后船上相继有两名船员出现高热、肌肉关节酸痛症状,20 日到达新加坡确诊
为登革出血热。离开新加坡后 22、23 日船上另两名船员又开始出现相同症状。①

　　针对上述两例口岸突发事件,请运用本章所学的知识,试述检验检疫部门所启动的不同
应急预案应包括哪些有效措施?

附件 9.1　预防接种申请书

中华人民共和国出入境检验检疫
预 防 接 种 申 请 书
APPLICATION FORM FOR VACCINATION
Entry-Exit Inspection and Quarantine of the P. R. of China

编号＿＿＿＿＿＿＿＿＿＿

请予下列人员进行预防接种
Please kindly arrange the following persons for vaccination：

姓名 Name	性别 Sex	出生日期 Date of birth	疫苗种类 Vaccine	有何禁忌证请声明 Please declare any contraindications	备注 Remarks

声 明
Statement

申请人无任何预防接种禁忌证,并已阅读贵单位公布的预防接种注意事项,特此声明。

　　I hereby make the declaration that applicants don't suffer from any contraindications related to the vaccines, and full aware of the notice before receiving the shots.

申请人、监护人或代理人签名
Applicant, guardian or agent signatrue ＿＿＿＿＿＿＿＿＿＿＿＿＿

联系地址
Contact address ＿＿＿＿＿＿＿＿＿＿＿＿

申请日期
Application date ＿＿＿＿＿＿＿＿＿＿＿＿＿

邮编、电话
Post code & Tel. ＿＿＿＿＿＿＿＿＿＿＿

注：预防接种禁忌证包括 (Contraindications include)：1. 发热 (Fever)；2. 结核病 (TB)；3. 糖尿病 (Diabetes)；4. 过敏
史 (Allergy history)；5. 高血压病 (Hypertension)；6. 心脏病、肝脏病、肾脏病 (Heart, liver or kidney disease)；7. 免疫缺
陷症 (Immunodeficiency)；8. 免疫球蛋白使用史 (Immune globulin received history)；9. 孕妇及哺乳期妇女 (Pregnant and
lactational women)。

① 　提示:参考 9.5.1 实例。

附件 9.2　预防接种禁忌证明

中华人民共和国出入境检验检疫

预 防 接 种 禁 忌 证 明

CONTRAINDICATION CERTIFICATE OF VACCINATION

Entry-Exit Inspection and Quarantine of the P. R. of China

编号 No. ＿＿＿＿＿＿＿＿＿＿＿

姓名 Name		性别 Sex	□男 Male　　　　□女 Female
出生日期 Date of Birth		国籍 Nationality	

兹 证 明 该 人 员 因 患 有 ＿＿＿＿＿＿＿＿＿＿＿＿＿＿＿＿＿＿＿, 不 适 合 预 防 接 种

＿＿＿＿＿＿＿＿＿＿＿＿＿＿＿＿。

This is to certify that the person described above contramdrcates vaccination or revaccination against

＿＿＿＿＿＿＿＿＿＿＿＿＿ because be/she is suffering from ＿＿＿＿＿＿＿＿＿＿＿＿＿＿.

医师签字

Signature of Physician　　　　　　　　　　Date

10 出入境人员携带物、邮寄物、快件的报检

学习目的

了解出入境人员①携带物、伴侣动物、邮寄物、快件的检验检疫是出入境检验检疫业务的重要组成部分；掌握如何依法办理携带物、伴侣动物、邮寄物、快件报检手续。

知识要点

如何办理出入境人员携带物、伴侣动物、邮寄物、快件的报检，其内容包括：申报的范围、程序、方式、地点、限时、随附单证种类等。

10.1 出入境人员携带物的检验检疫报检

10.1.1 携带物申报范围及其要求

1. 报检范围

出入境人员携带下列各物，应当向检验检疫机构申报并接受检疫；未经申报和检疫的，禁止入境或者出境：

(1) 入境动植物，动植物产品及其他检疫物；

(2) 出入境的特殊物品②；

(3) 出入境的骸骨，骨灰及尸体，棺柩等；

(4) 来自疫区，被传染病污染或者可能传播传染病的出入境的行李和物品；

(5) 其他应当向出入境检验检疫机构申报并接受检疫的携带物。

2. 检疫审批与许可

(1) 携带植物种子、种苗及其他繁殖材料入境，必须事先按检疫审批制度办理检疫审批

---

① 出入境人员：是指出入境的旅客（包括享有外交、领事特权与豁免的外交机构人员）和其他人员以及交通工具的员工。

② 特殊物品：是指通过携带、托运或者邮递出入境的，在传染病传播方面有特殊意义，需要特殊管理的微生物、人体组织、生物制品、血液及其制品，以及国家质检总局动态公布的其他出入境特殊物品名录中规定的物品。

手续;因特殊情况无法事先办理的,应当按照有关规定申请补办检疫审批手续。办理审批手续后,须在入境口岸所在地直属检验检疫局备案。

(2)因科学研究等特殊需要,携带禁止进境物①入境的,必须事先按检疫审批制度向国家质检总局申请办理动植物检疫特许审批手续。

(3)携带特殊物品出入境,应当事先按检疫审批制度办理卫生检疫审批手续。

(4)携带尸体、骸骨等出入境,应当按检疫审批制度办理卫生检疫许可证。

10.1.2　申报时应提供的证单

携带上述所列检疫物品入境的,入境时须向海关申报(附件10.1),并接受检验检疫机构检疫。在申报同时还应提交下列相关证单:

(1)携带特殊物品②出入境的,应当按照有关规定提供:

①《出/入特殊物品卫生检疫审批单》;

② 国家相关部门出具的准入出入证明;

③ 有关传染病病原体的检验证单等相关资料。

(2)携带尸体、骸骨等出入境的,应当按照有关规定提供:

① 境外公正机构出具的公证书;

② 死亡医学证明书;

③ 入/出境许可证;

④ 原墓葬地点证明等相关资料。

(3)携带允许进境的植物种子、种苗及其他繁殖材料入境的,必须提供:

①《引进种子、苗木检疫审批单》或者

②《引进林木种子、苗木和其他繁殖材料检疫审批单》。

(4)携带应当办理检疫审批的动植物、动植物产品和必须办理动植物检疫特许审批的禁止进境物入境的。必须提供国家质检总局签发的《中华人民共和国进境动植物检疫许可证》。

(5)携带动植物、动植物产品和其他检疫物出境,依照有关规定需要提供有关证明的,如输入国(地区)或者出入境人员对出境动植物、动植物产品和其他检疫物有检疫要求的,由出入境人员提出申请,检验检疫机构按照有关规定实施检疫并出具有关单证。

---

① 见本书4.2.1(3)。

② 携带自用的允许出入境的血液制品或者生物制品出入境的,仅需出示有关医院的证明;允许携带量以处方或者说明书确定的一个疗程为限。

10.1.3　检疫与处理

1. 现场检疫

口岸检验检疫机构受理申报后,对所有申报的内容和相关材料进行物证审核。对于国家规定允许携带并且数量在合理范围之内的携带物以现场检疫为主,经现场检疫未发现病虫害,随检随放,不签发证单。

2. 检疫处理

(1) 对未能提供相关有效单证而暂时截留的携带物,出入境人员应当在截留期限内补交相关有效单证,经检验检疫机构检疫合格的,予以检疫放行,出入境人员凭《出入境人员携带物留验/处理凭证》(以下简称《留验/处理凭证》)在暂时截留期限内领取。截留期限不超过 30 天,截留期限内的存储费用由出入境人员自行承担。

(2) 现场检疫不能得出结果的,需要做实验室检疫、隔离检疫或者卫生除害处理的,检验检疫机构予以截留并同时出具《留验/处理凭证》,经检疫合格或除害处理合格的,予以检疫放行,出入境人员凭《留验/处理凭证》在截留期限内领取。

(3) 骸骨①、骨灰经检疫合格后签发《尸体/棺柩/骸骨/骨灰入/出境许可证》予以放行;不合格的则作卫生处理或予以退回。

(4) 携带国家禁止携带进境物入境的,作退回或者销毁处理。

3. 检疫处理方式

(1) 除害处理。携带物有下列情况之一的,实施卫生除害处理:

① 入境动植物、动植物产品和其他检疫物发现有规定病虫害的;

② 出入境的尸体、骸骨不符合卫生要求的;

③ 出入境的行李和物品来自传染病疫区、被传染病污染或者可能传播传染病的;

④ 其他应当实施卫生除害处理的。

(2) 退回或销毁处理。携带物有下列情况之一的,予以限期退回或者作销毁处理:

① 与所提交单证不符的;

② 未能提供相关有效单证而暂时截留的携带物,在截留期限内未能补交的;

③ 经检疫(包括现场检疫)不合格又无有效卫生除害处理方法的;

④ 入境动物超过限额的;

⑤ 法律法规规定禁止入境的;

⑥ 其他应当予以限期退回或者作销毁处理的。

(3) 其他。对截留(包括暂时截留)后经检疫合格限期领取或者限期退回的携带物,逾期不领

---

① 骸骨:是指尸体经过埋葬腐烂后出土的剩余骨骼部分。

取或者出入境人员书面声明自动放弃的,视同无人认领物,由检验检疫机构按照有关规定处理。

10.2 携带伴侣动物的出入境检验检疫申报

10.2.1 携带伴侣动物的入境检验检疫申报

1. 入境检疫申报要求

(1) 旅客携带伴侣犬、猫入境,每人限 1 只。

(2) 旅客携带伴侣动物入境,须持下列有效单证。未能提供有效检疫证书和其他单证的,检验检疫机构对入境动物予以暂时截留,并出具《留验/处理凭证》。暂时截留的入境动物应在检验检疫机构指定的隔离场所隔离,截留隔离期限不超过 7 天,截留隔离费用按照有关规定执行。

2. 申报时需提交的证单

(1) 输出国(或地区)官方兽医检疫机关出具的检疫证书。

(2) 输出国(或地区)官方兽医检疫机关出具的狂犬病免疫证。

3. 入境检疫程序

入境口岸检验检疫机构对入境伴侣动物实施现场检疫,检疫合格当场予以放行。对未能提供相关有效单证的,检验检疫机构予以暂时截留,并出具《留验/处理凭证》。在截留期限内补交相关有关有效单证并办理相关手续后放行;出入境人员凭证在截留期限①内领取暂时截留的伴侣动物。

(1) 有下列情况之一的,按照有关规定予以期限退回或者做销毁处理:

① 与所提交单证不符的;

② 未能提供相关有效单证被暂时截留,而在截留期限内未能补交的;

③ 经检验检疫不合格又无有效卫生除害处理方法的;

④ 伴侣动物数量超过限额的。

(2) 对截留(包括暂时)后经检疫合格期限领取或者期限退回的伴侣动物,逾期未办理或旅客声明自动放弃的,视同无人认领,检验检疫机构可根据有关规定处理。

10.2.2 携带伴侣动物的出境检验检疫申报

1. 出境检疫申报要求

(1) 旅客携带伴侣犬、猫出境,每人限 1 只。

(2) 伴侣动物的出境携带者或旅客,可自行委托代理人或代理机构事先向离境检验检

---

① 截留期限不超过 7 天,截留隔离费用按有关规定执行。

疫机构办理报检。在办理报检时,相关人员应携带伴侣动物,填写出境伴侣动物报检单,并提供下列有效单证。

2. 申报时需提交的证单

由物主家庭所在地县级以上检疫部门出具的下列有效证书:

(1) 狂犬病疫苗接种证书;

(2) 动物健康证书;

(3) 已注射疫苗的证明。

3. 出境检疫程序

离境口岸检验检疫机构对申报的伴侣动物,根据输入国的要求实施检疫。经检疫合格的,出具《动物健康证书》,准予出境。

10.3 出入境邮寄物的检验检疫报检

10.3.1 邮寄物检验检疫①报检范围及其要求

1. 检验检疫报检范围

(1) 动植物、动植物产品及其他检疫物的国际邮寄物品;

(2) 微生物、人体组织、生物制品、血液及其制品等特殊物品的国际邮寄物品;

(3) 来自疫区的、被检疫传染病污染的或者可能成为检疫传染病传播媒介的国际邮寄物品;

(4) 属于许可证制度管理或需加贴检验检疫标志方可入境物品的国际邮寄物品;

(5) 其他法律、法规、国际规定需要实施检疫的国际邮寄物品;

(6) 可能引起生物恐怖的可疑国际邮寄物。

2. 检疫审批

邮寄物属下列情况之一的,邮寄物收(寄)人须办理检疫审批手续②:

(1) 因科研、教学等特殊原因,需邮寄入境《中华人民共和国禁止携带、邮寄进境的动植物及其产品和其他检疫物名录》③的邮寄物,收件人须事先按检疫审批制度向国家质检总局申请办理特许审批手续。

(2) 属于《中华人民共和国禁止携带、邮寄进境的动植物及其产品和其他检疫物名录》以外的植物繁殖材料,收件人须事先按照规定向国家农(林)业主管部门或各省、自治区、直辖市

---

① 邮寄物检验检疫:系指对经国际邮递渠道(包括邮政部门、国际邮件快递公司和其他经营国际邮件的单位)进出境的植物、植物产品及其他检疫物实施检验检疫。

② 因特殊情况,未事先办理审批手续的,收件人应向入境口岸所在地直属检验检疫局申请补办检疫审批手续。

③ 见本书附录6。

农(林)业主管部门审批手续。办理审批手续后,须在进境口岸所在地直属检验检疫局备案。

(3) 进境动植物产品邮寄物需要办理审批手续的,收件人须事先按检疫审批制度向国家质检总局或其授权的入境口岸所在地直属检验检疫局申请办理检疫审批手续。

(4) 属于许可证制度管理或须加贴检验检疫标志方可入境的邮寄物,须提供相应证明文件或加贴标志,不能提供相关文件或标志的,应按强制性产品认证制度和许可证管理制度补办相关手续。

(5) 邮寄物属微生物、人体组织、生物制品、血液及其制品等特殊物品,收寄件人须向所在地直属检验检疫局申请办理检疫审批手续。

10.3.2　入境邮寄物检疫

1. 检疫要求

(1) 邮寄物入境后,邮政部门应向检验检疫机构提供进境邮寄物清单,须检疫审批的物品应提供检疫审批的有关单证,由检验检疫人员实施现场检验检疫。现场检验检疫时首先审核单证,并对包装物进行检疫。需拆包检验时,由检验检疫人员和邮政部门工作人员双方共同拆包。如需进一步检疫的邮包,由检验检疫人员封存,向邮政部门办理交接手续后带回检验检疫机构,并通知收件人限期办理审批和报检手续。

(2) 由国际邮件互换局①直分到邮局营业厅的邮寄物,由邮局通知收件人限期到检验检疫机构办理检疫手续。快递邮寄物,由快递公司、收件人或代理人限期到检验检疫机构办理检疫手续。对受理报检的进境邮寄物,由检验检疫机构按有关规定进行检疫。入境邮寄物经检疫合格或经检疫处理合格的予以放行。

2. 检疫处理

(1) 现场检验检疫。进境邮寄物有下列情况之一,作现场检验检疫:

① 来自非疫区的邮寄物或含不需提供检疫审批手续、实行许可证制度的邮寄物;

② 进境邮寄物所使用或携带的木质包装物、铺垫材料,按出境货物运输包装的相关规定实施检验检疫。

(2) 暂扣期处理。进境邮寄物有下列情况之一,作暂扣期处理。邮寄物暂扣期不超过45天,特殊情况需要延长期限的应当告知邮政机构及收件人。

① 来自疫区的邮寄物;

② 含需提供检疫审批手续、实行许可证制度管理物品的邮寄物。

(3) 卫生消毒处理。

进境邮寄物有下列情况之一,实施卫生消毒处理:

---

① 国际邮件互换局:含国际邮件快递公司及其他经营国际邮件的单位,简称邮局。

① 来自疫区或者被传染病污染的邮寄物须实施卫生处理,并签发有关单证;

② 对发现危险性有害生物,或一般性生活害虫且虫口密度较大的邮件,须进行除害处理,出具《检验检疫处理通知书》交收件人。

(4) 退回或销毁处理。进境邮寄物有下列情况之一,作退回或销毁处理:

① 国家质检总局公告中规定禁止邮寄进境的;

② 证单不全的;

③ 在暂扣限期内未办理报检手续的;

④ 经检疫不合格又无有效处理方法的。

⑤ 未按规定办理检疫审批或未按检疫审批执行的。

10.3.3　出境邮寄物检疫

1. 检疫要求

(1) 出境邮寄物经检疫或经检疫处理合格的,检验检疫机构签发《出境货物通关单》放行,根据进口方要求,可出具有关证书。

(2) 检疫不合格又无有效处理方法的,不准出境。

2. 检疫处理

出境邮寄物有下列情况之一的,寄件人须向检验检疫机构报检,由检验检疫机构实施现场检验检疫。

(1) 进口国有检疫要求的;

(2) 出境邮寄物中有微生物、人体组织、生物制品、血液及其制品等特殊物品的;

(3) 寄件人有检疫要求的。

10.4　出入境快件检验检疫申报

10.4.1　出入境快件①申报范围及其要求

1. 申报范围

(1) 根据《进出境动植物检疫法》及其实施条例和《国境卫生检疫法》及其实施细则,以及有关国际条约、双边协议规定应当实施动植物检疫和卫生检疫的;

(2) 列入《出入境检验检疫机构实施检验检疫的进出境商品目录》内的;

――――――――――

① 　出入境快件:是指依法经营出入境快件的企业,在特定时间内以快速的商业运输方式承运的出入境货物或物品。

（3）属于实施进口安全质量许可制度、出口质量许可证制度以及卫生注册登记制度等行政许可制度管理的①；

（4）其他有关法律法规规定应当实施检验检疫的。

2.　申报要求

（1）快件运营人②应按有关规定向检验检疫机构办理报检手续，凭检验检疫机构签发的通关单向海关办理报关；

（2）具备条件的快件运营人可以通过电子数据交换（EDI）的方式申请办理报检；

（3）快件运营人通过企业内部网络系统扫描的发票、装箱单、包装材料申明等文件视为有效；但输出国（或地区）官方证书，以证书原件为准。

3.　出入境快件分类

检验检疫机构对出入境快件实施以下四类管理，除 D 类快件，按 1‰—3‰ 的比例进行抽查检验外，其他三类快件按国家质检总局规定的检疫要求实施检验检疫。

（1）A 类快件。

① 应当办理检疫许可证的；

② 涉及安全、卫生、环保应实施重点检疫而又无需办理检疫许可证的；

③ 应当实施检疫监督管理的出入境快件的包装铺垫材料。

（2）B 类快件。

① 属于实施进口安全质量许可制度、国家施行民用商品出入境验证、卫生注册登记制度等国家管理制度的；

② 食品和化妆品。

（3）C 类快件。属于样品、礼品、非销售展品和私人自用物品。

（4）D 类快件。属于以上三类以外的货物和物品。

10.4.2　入境快件申报

1.　申报流程

快件入境申报如图 10.1 所示：

（1）检验检疫工作人员利用计算机审核系统或人工审核相结合的方式，审核快件运营人在运输工具到达前通过电子数据交换（EDI）或人工方式提供给检验检疫部门的快件总清单，完成审单工作，并反馈相应的指令（放行非应施检的快件、标明应施快件）给快件运营人。

（2）入境快件到达海关监管区时，运营人应及时向所在地检验检疫机构办理报检手续。

---

① 见本书第 4 章的内容。

② 检验检疫机构对快件运营人实行备案登记制度，详见本书 3.2 的内容。

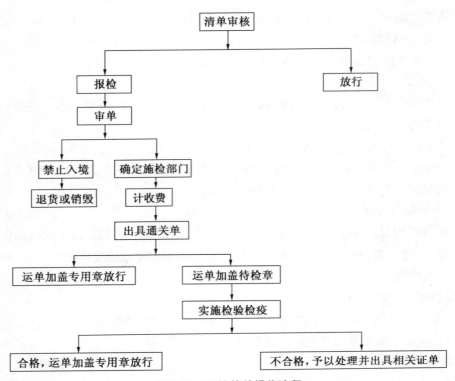

图 10.1　入境快件操作流程

（3）快件运营人、收货人或代理人把应施检快件凭分运单按照报检规定,通过电子报检方式向检验检疫机构办理报检手续。

2. 入境快件申报需提供的特殊单证

快件运营人在申报时,除提供报检单、总运单以及每一快件的分运单外,属于下列情形之一的,还应提供有关文件:

（1）输入动植物、动植物产品、植物种子、种苗及其他繁殖材料的,应提供相应的检疫审批许可证和检疫证明;

（2）因科研等特殊需要,输入禁止进境物的,应提供国家质检总局签发的特许审批证明;

（3）属于微生物、人体组织、生物制品、血液及其制品等特殊物品的,应提供有关部门的审批文件;

（4）属于实施进口安全质量许可制度、出口质量许可证制度和卫生注册登记制度管理的,应提供有关证明;

（5）其他法律法规或者有关国际条约、双边协议有规定的,应提供相应的审批证明文件;

（6）C 类快件,应提供相关的证明文件。

10.4.3   出境快件申报

1. 申报流程

快件出境申报如图 10.2 所示：

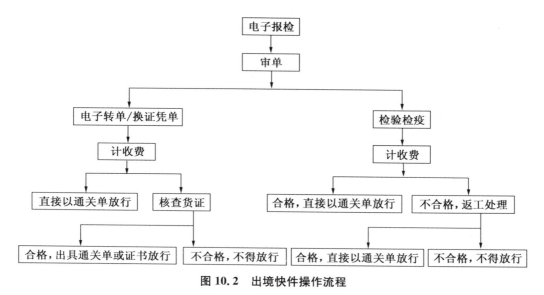

图 10.2   出境快件操作流程

（1）出境快件在其运输工具离境 4 小时前，快件运营人可在离境口岸检验检疫机构窗口或通过电子报检方式办理出境报检手续。

（2）审核完报检单及所附单证齐全、有效后，仔细核对 CIQ2000 系统①中电子数据与物理单证、内容相符合后，根据业务分工规定，确定施检机构。

（3）报检受理后，报检人申请撤消报检、更改或增减报检内容时，需提出书面申请说明原因，并附有关函电等证明单据，同时交还原签发的全部证单，经审核批准后方可办理相应手续。

（4）对出入境快件检验检疫计收费，按照国家有关收费标准执行。一般情况下按照 CIQ2000 系统自动生成的收费标准进行计费。

10.4.4   出入境快件通关放行

1. 入境快件

除转关快件外，其他入境快件检验检疫通关和放行由第一到达口岸检验检疫机构负责

---

① CIQ2000 系统：系国家质检总局开发的检验检疫综合业务计算机管理系统的简称。

完成,出具《入境货物通关单》(两联):

(1) 经检验检疫合格的快件,或经检验检疫不合格,但经实施有效检验检疫处理的,符合要求的快件,予以放行;

(2) 经检验检疫不合格的快件,出具相关的证单,不予以放行。

2. 出境快件

(1) 换证凭单/电子转单快件,属口岸验证的,出具《出境货物通关单》,放行。

(2) 口岸核查货证的快件,现场核查相符后,出具《出境货物通关单》,放行。

(3) 现场检验检疫合格的快件,出具《出境货物通关单》,予以放行。

(4) 现场检验检疫不合格的、口岸核查货证不符,按照规定出具相关单证,不准放行。

10.4.5　检验检疫处理

(1) 经检疫发现被检疫传染病病原体污染的或者带有动植物检疫危险性病虫害的以及根据法律法规规定需作进一步检验检疫处理的,可以予以封存,并与快件运营人办理交接手续。封存期一般不得超过 45 日。经卫生除害处理合格后,予以放行。

(2) 入境快件有下列情形之一的,作退回或者销毁处理,并出具有关证明:

① 未取得检疫审批且未能按规定要求补办检疫审批手续的;

② 按法律法规或者有关国际条约、双边协议的规定,须取得输出国官方出具的检疫证明文件者有关声明,而未能取得的;

③ 经检疫不合格又无有效方法处理的;

④ 不能进行技术处理或者经技术处理后,重新检验仍不合格的;

⑤ 其他依据法律法规的规定须作退回或者销毁处理的。

10.5　出入境人员携带物、邮寄物、快件的报检实例

10.5.1　如何携带植物种子、种苗及其他繁殖材料入境

携带《中华人民共和国禁止携带、邮寄进境的动植物及其产品和其他检疫物名录》规定以外的允许进境的植物种子、种苗及其他繁殖材料入境,必须事先按照相关规定向农业或林业部门办理检疫审批手续,并在入境时,提供《引进种子、苗木检疫审批单》或者《引进林木种子、苗木和其他繁殖材料检疫审批单》(以下简称《种子苗木审批单》);因特殊情况无法事先办理的,应当按照有关规定申请补办动植物检疫审批手续。

因科研等特殊需要,携带《中华人民共和国禁止携带、邮寄进境的动植物及其产品和其他检疫物名录》规定禁止进境的植物种子、种苗和其他繁殖材料入境的,必须事先按照有关

规定向国家质检总局申请办理动植物检疫特许审批手续。并在入境时出示国家质检总局签发的《中华人民共和国进境动植物检疫许可证》、输出国家（或地区）官方出具的检疫证书及其他相关单证。

检验检疫机构按照《种子苗木审批单》或者《检疫许可证》的要求和有关规定对上述动植物和动植物产品及其他检疫物实施现场检疫。

未能提供《种子苗木审批单》、《检疫许可证》或者其他相关单证的，检验检疫机构对入境动植物和动植物产品及其他检疫物将予以暂时截留，并出具《留验/处理凭证》。暂时截留的动植物和动植物产品及其他检疫物应当在检验检疫机构指定场所封存，截留期限不超过 7 天，截留期限内的保存费用由出入境人员承担。

10.5.2　为什么对享有外交、领事特权与豁免的外交人员也要实施进出境动植物检疫

《进出境动植物检疫法》及其实施条例规定享有外交、领事特权与豁免的外国机构和人员公用或自用的动植物、动植物产品和其他检疫物进境，应当依照《进出境动植物检疫法》及其实施条例的规定实施检疫。

制定该项规定的根本原因在于进出境动植物检疫是全方位的，特别是在进境检疫方面，要堵住国外动植物病虫害传入国境的一切渠道，外交使团与个人携带入境的动植物、动植物产品和其他检疫物也是其中之一，也就是说外交使团和个人携带入境的动植物、动植物产品和其他检疫物也有可能染有动植物病虫害，也有可能给我国的农林牧渔业生产造成威胁，只有通过检疫才有可能防患于未然，御疫于国门之外。

案例评析

案例 1　擅自携带"医用诊断试剂"入境

2004 年 3 月 2 日，上海检验检疫局接到上海机场海关缉私分局关于某日本商人携带违禁物品案移交的处理函后，立即组织力量进行立案调查。经调查，日本籍商人长期来往于中日两国，在上海某保健咨询有限公司工作，主要从事为在华日本人提供医疗保健咨询服务。2003 年 10 月 21 日，日本商人乘坐中国东方航空公司航班从日本冈山抵达上海，入境时因随身携带 200 套价值约 80 万日元的"医用诊断试剂"未申报而被查获。据其本人称，该"医用诊断试剂"主要用于人体感冒病毒的鉴定，并根据诊断结果有针对性的予以治疗。

该试剂属《国境卫生检疫法》规定的未经申报、检疫、许可禁止携带入境的"特殊物品"。当事人事先未办理携带特殊物品入境检疫审批手续，入境时也未向检验检疫机构如实申报。

其行为违反了《国境卫生检疫法》及其实施细则的规定,依据《卫生检疫法实施细则》第一百零九条第五款和第一百一十条,上海检验检疫局作出了对当事人处以罚款计人民币 5 000 元的决定;同时根据《出入境人员携带物管理办法》的规定,对其携带入境的"医用诊断试剂"予以扣没销毁处理。

本案当事人所携带的"医用诊断试剂"属《国境卫生检疫法》及其实施细则中明确规定的"特殊物品"范畴。其次,当事人不但未按我国相关法律事先办理检疫审批手续,而且入境时也未如实向检验检疫机构申报,隐瞒了其携带"特殊物品"入境的事实。因此,其行为已严重违反了《国境卫生检疫法》及其实施细则的有关规定。调查中,当事人对上述违法事实供认不讳。

案例 2　从进境邮寄物中截获禁邮血液制品[①]

2002 年 5 月天津检验检疫局从一寄自香港的进境邮件中首次截获血液制品。截获的 7 大盒、14 小瓶共 28 毫升新鲜血液系法国产人血,但申报的物品名称却为"实验室检验试剂"而非"血液"品,取件单位也未办理任何审批、检疫手续,属于非法邮寄行为。按照我国检验检疫有关规定,人类血液及其制品、微生物、人体组织及生物制品等特殊物品,邮递人员必须向检验检疫机构申报并接受检疫,未经检验检疫机构许可不准入境。

近年来,违反国家有关邮寄、携带进出口物品的相关规定的行为呈逐年上升趋势。仅2002 年 4 月,天津口岸在检查的 47 件国际邮件中就有 25 件有国家明令禁止邮寄的动物肉罐头、植物种子、水果等物品,占检查邮件总数的 53%。此次是第一次查获瞒报血液制品。涉案单位称国家有关上述法律规定不知情。据此,检验检疫部门除对涉案单位进行法制教育外,依法截留血液制品作焚烧销毁。

案例 3　胎盘素未经审批严禁入境[②]

2008 年 6 月,在深圳罗湖口岸港澳入境通道,罗湖检验检疫局工作人员在例行检查时发现一携带纸质包装箱的旅客行色慌张。工作人员见状立刻叫住该名旅客,并对其携带的行李进行检查。经检查发现,包装箱内全为产自韩国的 400 支(2 毫升/支)胎盘素,价值上万元人民币。由于该名旅客未能提供任何检疫审批手续,工作人员依法对该批物品作了相应处理。

近年来,胎盘素在女性养颜美容、防止衰老等方面的功效逐渐被一些消费者所熟悉。市场上胎盘素价格也水涨船高,国外进口的同类产品更是价格不菲。在巨大的经济利益驱使下,一些不法分子铤而走险,试图利用旅检通道非法携带该类物品入境。

---

① 资料来源:东方新闻网(http://www. news. eastday. com)。

② 资料来源:《中国国门时报》2008 年 6 月 13 日。

由于胎盘素是以人或动物的胎盘为制作原料,未经检疫合格的此类产品很可能携带肝炎、艾滋病等病毒,对使用人群的人身安全构成极大威胁。国家质检总局把胎盘素列为特殊物品予以严格监管,对未办理卫生检疫审批或检验检疫不合格的严禁入境。

本章小结

携带动植物、动植物产品或其他检疫物出入境的,出入境时须向海关申报并接受检验检疫机构检疫。携带犬、猫等宠物出入境的,须持有疫苗接种证明。需要作实验室或者隔离检疫的,由检验检疫机构签发《出入境人员携带物留验/处理凭证》。截留检疫合格的,携带人须在规定的时间内凭证领取,逾期不领取的作自动放弃处理。

邮寄出入境的动植物、动植物产品和其他检疫物,由检验检疫机构在邮局实施检疫。邮局应当提供必要的工作条件。需要作实验室或者隔离检疫的,由检验检疫机构向邮局办理交换手续。经检疫合格的,交邮局运递;经检疫不合格又无有效方法作除害处理的,作退回或者销毁处理,并签发《检疫处理通知单》交携带人或收件人。

快件运营人应按有关规定向检验检疫机构办理报检手续,凭检验检疫机构签发的通关单向海关办理报关。检验检疫机构根据工作需要,可以派人定期到出入境快件的存放仓库、海关监管仓库或者集散地实施检验检疫。对需作进一步检验检疫处理的,予以封存,并与快件运营人办理交接手续。封存期一般不得超过 45 日。

综合练习

1. 模拟试题练习

(1) 单项选择题

① 旅客携带伴侣犬、猫进境,须持有输出国官方兽医检疫机关出具的检疫证书和(　　)。

A. 动物注册证明　　　　　　　　B. 宠物注册证明

C. 宠物健康证书　　　　　　　　D. 狂犬病免疫证书

② 携带植物种子、种苗以及其他繁殖材料进境的(　　)。

A. 须事先办理检疫审批手续　　　B. 在报检的同时办理检疫审批手续

C. 可以事后随时补办检疫审批手续　D. 可以免办检疫审批手续

③ 携带进境的动物、动物产品和其他检疫物,经检验检疫不合格又无有效办法处理或经除害处理后不合格的,作限期退回或销毁处理,并由口岸检验检疫机构签发(　　)。

A.《携带物检疫处理证》　　　　　B.《出入境人员携带物检疫处理证》

C.《携带物留验/处理凭证》　　　D.《出入境人员携带物留验/处理凭证》

④ 禁止携带、邮寄进境的动植物、动植物产品和其他检疫物的名录,由(   )制定并公布。

    A. 国务院农业行政主管部门　　　　B. 国家质检总局

    C. 国务院　　　　　　　　　　　　D. 海关总署

⑤ 邮寄植物种子、种苗及其他繁殖材料进境,未依法办理检疫审批手续的,口岸出入境检验检疫局应当依法进行处理,下列各项中表述错误的是:(   )。

    A. 由口岸出入境检验检疫局作退回或者销毁处理

    B. 作退回的,在邮件及送发递单上批注退回原因

    C. 作销毁处理的,签发通知单,通知邮寄人

    D. 对邮寄物予以没收

⑥ 在口岸检验检疫机构现场查验时,应截留旅客携带的水果、茄科蔬菜(茄子、辣椒、番茄)等,出具《出入境人员携带物留验/处理凭证》,根据检验情况作(   )处理。

    A. 退回　　　　　B. 封存　　　　　C. 销毁　　　　　D. 退回或销毁

⑦ 邮寄物暂扣期一般不超过(   )天,特殊情况需要延长期限的应告知邮政机构及收件人。

    A. 30　　　　　B. 15　　　　　C. 45　　　　　D. 60

⑧ 截留期限内,动植物和动植物产品及其他检疫物的存储费用应由(   )承担。

    A. 检验检疫机构　　B. 出入境人员　　C. 货物保管单位　　D. 海关

⑨ 入境旅客携带的犬、猫须在指定场所进行隔离检疫。其中指定场所是指:(   )。

    A. 旅客居住地　　　　　　　　　　B. 检验检疫机构隔离场圃

    C. 领事馆区域内　　　　　　　　　D. 都可以

⑩ 邮寄物入境后实施现场检验检疫时,对需拆验的邮寄物,由检验检疫人员和(   )双方共同拆包。

    A. 海关人员　　　　B. 公安人员　　　　C. 邮政人员　　　　D. 收件人

(2) 多项选择题

⑪ 下列描述邮寄动植物检疫的方法和步骤正确的有:(   )。

    A. 邮寄入境的动植物、动植物产品和其他检疫物的检疫,由口岸出入境检验检疫机构在国际邮件互换局,结合邮局、海关工作程序执行

    B. 需要实验室检疫或隔离检疫的,由检疫人员向邮局办理交接手续

    C. 检疫合格的加盖检疫放行章交邮局运递;检疫不合格的作除害处理,签发《检疫处理通知单》,写明处理原因和处理方法,随同邮包由邮局交收件人。无法作除害处理的,在邮包外贴退回标签,注明退回原因,交邮局退回寄件人

    D. 邮寄出境的动植物、动植物产品和其他检疫物,物主有检疫要求的,向口岸出入境检验检疫机构报检,检疫合格的,签发检疫证书

⑫ 某畜产品公司经理在澳大利亚参加贸易洽谈会回国时,随身携带了 5 只活动物、3 张羊皮样品、两包澳洲产的香肠和一些名贵花木种子,以下表述正确的是(　　)。

A. 除羊皮外,其他的都是禁止携带进境物

B. 只有花木种子是允许携带的,但应补办检疫审批手续

C. 香肠是允许携带的,而且在申报时也无须提供标签审核证书

D. 活动物即使是用于产品开发实验,也不允许携带入境

⑬ 关于进出口商品收发货人办理报检手续的方式,以下表述正确的有(　　)。

A. 可以自行办理报检手续

B. 可以委托代理报检企业办理报检手续

C. 采用快件方式进出口商品的,可以自行办理报检手续

D. 采用快件方式进出口商品的,应当委托出入境快件运营企业办理报检手续

⑭ 携带尸体、骸骨等出入境的,应当提供(　　)及其他相关单证。

A. 我国公证机构出具的公证书　　　　B. 死亡医学证明

C. 境外公证机构出具的公证书　　　　D. 卫生检疫许可证

⑮ 携带物有下列(　　)情况之一的,按照有关规定实施卫生除害处理。

A. 入境动植物、动植物产品和其他检疫物发现有规定病虫害的

B. 未能提供相关有效单证而暂时截留的携带物,在截留期限内未能补交的

C. 出入境的尸体、骸骨不符合卫生要求的

D. 出入境的行李和物品来自传染病疫区、被传染病污染或者可能传播传染病的

⑯ 在检验检疫机构指定场所隔离检疫的伴侣犬、猫,其物主应负责(　　)事宜。

A. 饲养管理　　　　　　　　　　B. 委托口岸检验检疫机构代理负责

C. 检疫、饲养管理所涉的费用　　　D. 雇工费用

⑰ 旅客携带(　　)等物品进境的,必须事先申请办理检疫审批。

A. 生物制品　　　B. 废旧物品　　　C. 个人电器用品　　D. 植物种子

⑱ 进境邮寄物有下列(　　)情况之一,作限期退回或销毁处理。

A. 经国家质检总局特许审批的、属国家禁止邮寄进境的

B. 证单不全的

C. 在暂扣限期内未办理报检手续的

D. 经检疫不合格又无有效处理方法的

⑲ 进出境邮寄物检疫的范围是(　　)。

A. 动植物、动植物产品及其他检疫物的国际邮寄物

B. 来自疫区的、被检疫传染病污染的或者可能成为检疫传染病传播媒介的国际邮寄物品

C. 微生物、人体组织、生物制品、血液及其制品等特殊物品的国际邮寄物品

D. 通过邮政渠道运递并实施检疫的其他国际邮寄物品

⑳ 对截留(包括暂时截留)后经检疫合格限期领取或者限期退回的携带物,有下列(　　)情况之一的,由检验检疫机构按照有关规定处理。

A. 无人认领　　　　　　　　　　B. 逾期不领取

C. 书面声明自动放弃　　　　　　D. 期限内未领取或退回

(3) 判断题

㉑ 携带伴侣动物,每人仅限一只,且持有输出国或地区官方兽医检疫机关出具的检疫证书和狂犬病免疫证书向海关申报。口岸检疫机构对伴侣动物进行60天隔离检疫。(　　)

㉒ 出境旅客携带的检疫物,一般应旅客要求,出入境检验检疫机构依据输入国检疫要求或双边协定实施检疫。(　　)

㉓ 经检疫合格或经除害处理合格的出境动植物产品邮寄物,根据寄件人的需要,出具动植物检疫证书。(　　)

㉔ 出入境旅客(不包括交通员工和享有外交、领事特权与豁免权的人员)携带或随交通工具搭载的可能传播疫情的物品和动植物、动植物产品和其他检疫物,在对外开放的口岸和通道均实施检验检疫。(　　)

㉕ 在口岸检验检疫机构现场查验时,应截留旅客携带的水果、茄科蔬菜(茄子、辣椒、番茄)等,出具《出入境人员携带物留验/处理凭证》,根据检验情况作退回或销毁处理。(　　)

㉖ 出境快件在其运转工具离境6小时后,运营人向离岸口岸检验机构办理手续。(　　)

㉗ 旅客可携带途中自购或机(船)上发放的少量水果入境。(　　)

㉘ 进出境旅客携带无有效《狂犬病免疫接种证书》犬应重新接种疫苗。(　　)

㉙ 办理出入境快件时,快件经营人应按有关规定向检验检疫机构办理报检手续,凭检验检疫机构签发的通关单向海关办理报关。(　　)

㉚ 进境邮寄物作退回处理的,邮政机构退回寄件人时应附检验检疫机构出具的有关单证。(　　)

2. 思考题

(1) 出入境人员携带哪些物品,应当向检验检疫机构申报并接受检疫?

(2) 携带哪些物品,应按照有关规定予以限期退回或者作销毁处理?

(3) 旅客携带伴侣犬、猫出入境主要有哪些规定?

(4) 哪些出入境邮寄物属于检验检疫申报的范围?

(5) 哪些邮寄物须办理检疫审批?

(6) 哪些邮寄物会作退回或销毁处理?

(7) 什么是出入境快件?如何办理出入境快件检验检疫申报?

3．技能实训题

（1）2007 年 3 月 18 日上午，珠海检验检疫局工作人员在拱北口岸旅检现场发现有 16 名进境旅客携带美国杂交甜玉米种子入境，但均未能提供我国相关主管部门的批准文件和美国官方出具的《植物检疫证书》。16 名旅客每人携带有两袋同样包装的玉米种子，每袋 10 千克，共计 320 千克。该批玉米种子染有红色种衣剂，用纤维袋和纸袋双重包装，纸袋面上标明由美国"HARRIS MORAN"种子公司生产，并在纸袋背面的有关产品说明中提及不保证种子中不含转基因成分（GMO）的声明。据查，这 16 名旅客为澳门"水客"。他们在澳门受人之托，从澳门关前一辆密封货车上接到该批玉米种子，准备带往拱北口岸地下商场某地交货，从中赚取"带工费"。①试分析，检验检疫部门如何处置"进境旅客有组织非法携带疫区种子入境事件"？杜绝此类事件发生应采取哪些措施？②

（2）2007 年 11 月 3 日晚，上海检验检疫局从乘坐航班自日本东京、大阪入境的旅客行李中截获非法携带的日本牛肉，共计 960 千克，总值 600 万日元。该批非法携带入境牛肉的数量之大、参与非法携带的人员之多，均是上海检验检疫部门截留违禁物品最多的一次。据统计，自 2007 年 6 月 2 日至 11 月 3 日期间，仅上海空港口岸就截获单次 30 千克以上在行李中违法夹带的日本牛肉 26 批次，总计 2 928 千克。数量之大、批次之多、密度之高远远超过以往上海空港口岸旅检通道截获非法进境肉类的水平。③试分析，通过旅客携带的方式走私日本牛肉的情况为何会呈现增多趋势？④检验检疫部门又应采取哪些措施？

---

① 资料来源：国家质检总局网站。
② 提示：参考国家质检总局网站："关于防止旅客携带玉米种子等禁止进境物入境的警示通报（国质检动函〔2007〕215 号）。"
③ 资料来源：《中国国门时报》2007 年 11 月 13 日。
④ 提示：2007 年全国质检部门大力开展产品质量和食品安全专项整治，使大量非法进境的日本牛肉被查扣销毁，国内所谓"正宗"日本牛肉的供应趋紧，价格上扬。而日本牛肉的售价通常是国产牛肉的十几倍甚至几十倍，巨大的利润使一些不法分子开始有组织地偷运日本牛肉。由于日本是疯牛病疫区，我国依法禁止产于日本的牛肉及其产品进境，为此国家质检总局要求有关检验检疫部门加大执法和打击力度，确保进口食品安全。

附件 10.1　进出境旅客行李物品申报表

正面

中华人民共和国海关
进出境旅客行李物品申报单
请仔细阅读申报单背面的填单须知后填写

| 姓 | | 名 | | | 男 | 女 |

护照（进出境证件）号码

出生日期　　年　　月　　日　国籍（地区）

| 进境旅客填写 | 出境旅客填写 |

| 来自何地 | 前往何地 |

进境航班号/车次/船名　　　出境航班号/车次/船名

进境日期　年　月　日　　出境日期　年　月　日

携带有下列物品请在"□"划√

□1. 动、植物及其产品、微生物、生物制品、人体组织、血液制品
□2. 居民旅客在境外获取总值超过人民币5 000元的物品
□3. 非居民旅客拟留在境内总值超过2 000元的物品
□4. 超过1 500毫升的酒精饮料，或超过400支香烟，或超过100支雪茄，或超过500克烟丝
□5. 超过20 000元人民币现钞或超过折合美元5 000元外币现钞
□6. 分离运输行李，货物、货样、广告品
□7. 其他需要向海关申报的物品

携带有下列物品请在"□"划√

□1. 文物、濒危动植物及其制品、生物物种资源、金银等贵重金属
□2. 居民旅客携带拟复带进境的单价超过人民币5 000元的照相机、摄像机、手提电脑等旅行自用物品
□3. 超过20 000元人民币现钞，或超过折合5 000美元外币现钞
□4. 货物、货样、广告品
□5. 其他需要向海关申报的物品

携带有上述物品的，请详细填写如下清单

品名/币种	型号	数量	金额	海关批注

我已经阅读本申报单背面所列事项,并保证所有申报属实。

旅客签名:＿＿＿＿＿＿＿＿＿

背面

一、重要提示:
1. 没有携带应向海关申报物品的旅客，无需填写本申报单，可选择"无申报通道"（又称"绿色通道"，标识为"●"）通关。
2. 携带有应向海关申报物品的旅客，应当填写本申报单，向海关书面申报，并选择"申报通道"（又称"红色通道"，标识为"■"）通关。海关免予监管的人员以及随同成人旅行的16周岁以下旅客可不填写申报单。
3. 请妥善保管本申报单，以便在返程时继续使用。
4. 本申报单所称"居民旅客"系指其通常定居地在中国关境内的旅客，"非居民旅客"系指其通常定居地在中国关境外的旅客。
5. 不如实申报的旅客将承担相应法律责任。

二、中华人民共和国禁止进境物品:
1. 各种武器、仿真武器、弹药及爆炸物品；
2. 伪造的货币及伪造的有价证券；
3. 对中国政治、经济、文化、道德有害的印刷品、胶卷、照片、唱片、影片、录音带、录像带、激光唱盘、激光视盘、计算机存储介质及其他物品；
4. 各种烈性毒药；
5. 鸦片、吗啡、海洛因、大麻以及其他能使人成瘾的麻醉品、精神药物；
6. 新鲜水果、茄科蔬菜、活动物（犬、猫除外）、动物产品、动植物病原体和害虫及其他有害生物、动物尸体、土壤、转基因生物材料、动植物疫情流行的国家和地区的有关动植物及其产品和其他应检物；
7. 有碍人畜健康的、来自疫区的以及其他能传播疾病的食品、药品或其他物品。

三、中华人民共和国禁止出境物品:
1. 列入禁止进境范围的所有物品
2. 内容涉及国家秘密的手稿、印刷品、胶卷、照片、唱片、影片、录音带、录像带、激光唱盘、激光视盘、计算机存储介质及其他物品；
3. 珍贵文物及其他禁止出境的文物；
4. 濒危的和珍贵的动植物(均含标本)及其种子和繁殖材料。

11 出入境检验检疫电子申报

学习目的

　　了解出入境检验检疫机构实施"老三电工程"和"新三电工程"的目的、内容及其变化；掌握进出境货物的电子申报、电子监管和电子放行的申报技能，其中掌握通关单联网核查的申报技能尤为重要。

知识要点

　　本章重点介绍电子申报、电子监管、电子放行的申请、办理、运作等具体事宜。尤其要关注通关单联网核查的变化及其申报技能。

11.1　概述

　　为提高进出境货物的通关速度，我国正在实施提高口岸工作效率的"大通关"工程①。检验检疫机构作为口岸执法部门，是积极推进"大通关"进程中的一个重要角色。为此，国家质检总局按照"提速、增效、减负、严密监管"为目标，以信息化为手段，不断改革传统的口岸货物检验检疫流程，开发建设了电子检验检疫的系统工程。

　　2000年，国家质检总局开发了检验检疫综合业务计算机管理系统（以下简称CIQ2000系统）。CIQ2000系统包括一个网络（即检验检疫广域网络），三个系统（即中国检验检疫信息服务系统、行政办公系统、业务管理系统）建设，实现了报检、计收费、检验检疫、签证通关、统计汇总和系统推广等管理的计算机信息化、网络化。当年在全国范围内实现了电子报检、电子通关、电子转单的"老三电工程"。

　　随着"快速查验"、"电子审单"、"电子收费"，以及其他配套系统（进境许可证系统、决策支持系统、电子身份认证系统、集装箱管理系统等）的陆续开发与应用，检验检疫工作电子化进程不断向前推进，这在很大程度上规范了检验检疫行为，提高了检验检疫效率、加快了通

---

① "大通关"工程：是运用现代管理、信息化和高科技手段，建立政府有效监管和企业高效运作的协调联动机制，优化单证流、货物流、旅客流、资金流、信息流的作业流程和通关环境，提高口岸工作效率和进出口货物、出入境旅客通关速度的系统工程。它涉及口岸查验单位、口岸管理部门、外经贸生产、经营与服务企业，以及税务、银行、外汇管理等多个部门。

关速度,促进了外贸事业。同时,检验检疫信息化建设也在"老三电工程"的基础上,逐步上升发展为"电子申报"、"电子监管"、"电子放行"的"新三电工程",使中国检验检疫电子平台的理念也日趋成熟。

2002年2月,国家质检总局与海关总署签署了《"电子通关"和"一次报检"联网项目合作协议》。国家质检总局在CIQ2000系统中增加"电子通关"系统,与海关形成公共数据接口实现电子数据交换,加快了出入境货物的通关放行速度。

2003年,国家质检总局围绕建设电子检验检疫,提高口岸工作效率这个目标,积极推进信息化应用创新和检验监管改革创新,在提速、减负、增效、严密监管4个方面取得明显成效。国家质检总局累计投资6亿多元,建立了覆盖全国35个直属检验检疫机构的广域网,直属局和440个分支机构基本实现了电子检验检疫,直接联网的进出口企业达4万多家,部分单位与海关和口岸相关部门实现了互联互通,基本实现了从企业申报、检验检疫监管到通关放行全过程的电子化。

2003年底,国家质检总局正式启动了中国检验检疫出境电子监管系统(简称"电子监管系统")的开发和应用工作。该系统与CIQ2000系统共同组成了检验检疫业务平台,逐步对出口货物推行源头管理、过程检验、抽批检验,对进口货物实施提前报检、集中审核、快速查验、实货放行等全新的监管模式。

2004年11月1日,国家质检总局启用新的中央数据库,使新取得外贸经营权的单位,可在中国电子检验检疫业务网上申请注册备案。申请后的数据直接进入国家质检总局中央数据库,全国各地检验检疫机构可共享该数据。报检单位已无须在异地进行临时性备案即可办理报检手续。随着检验检疫系统信息化工作的开展,其效果已日益显现。信息化办公手段既方便了企业报检,又减轻了检验检疫机构报检前台的工作压力,也加快了检验检疫机构和企业双方的业务处理速度。

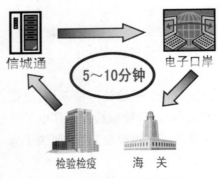

图 11.1　数据传输示意程序

为提高口岸通关效率,推进无纸通关改革,有效防范和打击逃漏检行为,方便合法进出,根据相关法律法规和《国务院关于加强产品质量和食品安全工作的通知》的要求,2007年海关总署与国家质检总局在2002年开发的"通关单联网核查"系统软件的基础上,又开发了如图11.1所示的2007年版"通关单联网核查",即海关和检验检疫机构对法定检验进出口商品,实行出入境货物通关单电子数据与进出口货物报关单电子数据的联网核查,进一步提高通关效率,实现严密监管,并为此联合发布公告决定自2008年1月1日起实施。

11.2   电子申报

11.2.1   定义

1. 电子申报

电子申报是指企业与检验检疫机构间的网络运行机制,即通过网络,企业足不出户就可以进行申报。电子申报包括电子报检和原产地证书电子签证两大部分。目前检验检疫部门已开展电子申报的业务有:出入境货物申报、产地证申报、检疫许可证申报、旧机电产品备案申报和金伯利证书[①]申报等。

2. 电子报检

电子报检是由报检单位通过安装企业端电子申报软件将报检数据经互联网进入检验检疫综合管理系统,检验检疫机构对报检数据的审核是采取"先机审,后人审"的程序进行,对报检企业发送电子报检数据,电子审单中心按计算机系统数据规范和有关要求对数据进行自动审核,对不符合要求的,反馈错误信息;符合要求的,将报检信息传输给受理报检人员,受理报检人员人工进行再次审核,符合规定的将成功受理报检信息同时反馈报检单位和施检部门,并提示报检企业与相应的施检部门联系检验检疫事宜。

11.2.2   电子报检申请

检验检疫机构在收到需开通电子报检业务的单位申请后,及时地对其具备的条件和提交的相关资料进行审查。经审查合格的单位及其报检员可以开展电子报检业务。

1. 电子报检单位

(1)申请条件。申请电子报检的报检单位应具备以下条件:

① 遵守报检的有关管理规定;

② 已在检验检疫机构办理报检人登记备案或注册登记手续;

③ 具有经检验检疫机构培训考核合格的报检员;

④ 具备开展电子报检的软硬件条件;

⑤ 在国家质检总局指定的机构办理电子业务开户手续。

(2)申请资料。

① 在检验检疫机构取得的报检人登记备案或注册登记证明复印件;

②《电子报检登记申请表》;

---

① 金伯利证书:属检验检疫部门签发的一种优惠原产地证书。

③《电子业务开户登记表》。

（3）电子软件。开展电子报检业务应使用经国家质检总局评测合格并认可的电子报检软件，不得使用未经国家质检总局测试认可的软件进行电子报检。安装企业端软件的电子报检分为专门平台或浏览器两种方式，企业可根据具体情况自愿选择。

（4）电子申报企业的开户要求。

① 申请使用"网上申报系统"的企业应仔细阅读《出入境检验检疫电子报检管理办法》、《信城通用户注册管理办法》、《信城通用户服务条款》、《企业数字证书申请责任书》和《个人数字证书申请责任书》等，了解并接受所规定的内容。

② 企业可以向各地信城通、当地检验检疫机构或国家质检总局评测合格的企业端软件商索取上述表格及条款，也可以登录信城通网站（www. itownet. cn）或国家质检总局网站（www. aqsiq. gov. cn）下载。

11.2.3　电子报检员的义务与管理

1. 电子报检员的义务

（1）确保电子报检信息真实、准确，不得发送无效报检信息；

（2）报检信息应与提供的报检单及随附单据有关内容保持一致；

（3）须在规定的报检时限内将出入境货物的报检数据发送至报检地检验检疫机构；

（4）对于合同或信用证中涉及检验检疫特殊条款和特殊要求的，应在电子报检时同时提出；

（5）电子报检员的名称、法定代表人、经营范围、经营地址等变更时，应及时向当地检验检疫机构办理变更登记手续。

2. 电子报检员的监督管理

有下列情况之一的，检验检疫机构可暂停或取消报检人电子报检资格：

（1）逾期未参加年度审核的；

（2）有违反检验检疫有关规定行为的；

（3）被撤消、解散的。

11.2.4　实施电子报检后的工作流程

1. 报检环节

（1）数据审核。对报检数据的审核采取"先机审，后人审"的程序进行：

① 企业发送电子报检数据，电子审单中已按计算机系统数据规范和有关要求对数据进行自动审核，对不符合要求的，反馈错误信息；

② 符合要求的,将报检信息传输给受理报检人员,受理报检人员进行再次审核;

③ 符合规定的,将成功受理报检信息同时反馈报检单位和施检部门,并提示报检企业与相应的施检部门联系检验检疫事宜。

(2) 资料提交方式。报检员应按接受到的报检信息要求,提交相关的资料:

① 出境货物受理电子报检后,在检验检疫机构施检时,提交报检单,并附单据;

② 入境货物受理电子报检后,在领取《入境货物通关单》时,提交报检单,并附单据。

(3) 电子报检的变更。电子报检员对已发送的报检申请需更改或撤消报检时,应发送更改或撤消报检申请,检验检疫机构按有关规定办理。

2. 施检环节

(1) 报检企业接到报检成功信息后,按信息中的提示与施检部门联系检验检疫。

(2) 在现场检验检疫时,将报检软件打印的报检单和全套单据交施检人员审核,不符合要求的,施检人员通知报检企业立即更改,并将不符合情况反馈受理报检部门。

3. 计收费

计费由电子审单系统自动完成,接到施检部门转来的全套单据后,对照单据进行计费复核。报检单位应逐票或按月缴纳检验检疫等有关费用。

4. 签证放行

签证部门按规定办理。

11.3　电子监管

11.3.1　简述

电子监管是检验检疫监督管理电子化的简称。它是以检验检疫监督管理电子化模式(简称"2211"模式)为基础,以信息化为手段,构建一个从生产企业、检验检疫施检部门、实验室、检务部门到通关的全程电子化业务网络,对检验、检疫、监督管理以及通关实施电子化管理。通过对产品形成过程的原料、工艺、半成品、成品等关键控制点检测数据的及时采集和监控,实现从源头抓产品质量,过程把关,把检验检疫工作前移到产品的生产过程。

电子监管内涵为"2211模式",即,推行"两个认可",建立"两个监控",围绕"一个核心",形成"一个网络"。其中,"两个认可"是指对生产企业实验室的检测能力、水平的认可和对企业质量管理和检测技术人员的认可;"两个监控"是指对出口产品质量各环节检验检测数据的监控和对企业生产过程关键控制点的视频监控;"一个核心"是指科学把关;"一个网络"是通过推行"两个认可",实施"两个监控",围绕科学把关这个核心,借助现代计算机技术,构建一个对企业生产全过程质量控制、实验室和检验检疫部门对其质量科学把关的高效运作的检验检疫监督管理网络。

电子监管内容包括出口货物前期管理、出口货物过程监管、出口货物快速核放、进口货物快速查验和检验检疫监管工作现场的实时监管等。其中,出口货物前期管理包括建立企业电子档案,对出口货物监管前推,从源头管理,在生产过程排布关键控制点进行严密检验检疫监测,实时提取电子数据,实现严密监管和工作前推;出口货物快速核放是指将出口企业日常监管信息、生产过程实时检验检疫结果和标准规定要求存入监管数据库;进口货物快速查验是实现检验检疫机构与港务部门的网络互联、信息共享,货物到港前,该系统可提前获取港务部门相关电子信息,并对进口货物到货信息自动核查处理。

电子监管是国家质检总局实施检验检疫"大通关"战略的重要举措,是检验检疫监督管理业务模式的变革。通过实施检验检疫监督管理电子化,一是达到"提速、减负、增效、严密监管"的大通关工作目标;二是通过信息化手段帮助企业提升质量管理水平,提高产品质量。

11.3.2 出口货物快速核放的产品条件及企业要求

1. 直接快速放行的企业产品的条件

(1) 对已获得免检资格企业的出口产品;

(2) 已实施过程检验企业的出口产品;

(3) 型式试验检验模式管理的出口产品;

(4) 分类管理被列为一类管理的企业的出口产品;

(5) 未列入上述 1、2、3、4 类企业,不涉及安全卫生检验项目,质量长期稳定的出口产品。

2. 实施快速核放企业的要求

(1) 集中审单有利于优质企业的快速通关放行,获得免检资格和已实施过程检验的企业自愿提出书面申请,以实施快速核放的通关放行模式。

(2) 以电子报检方式批批报检,报检单据齐全、真实。

(3) 企业需授权专人为产品检验负责签字人,该签字人应在检验检疫机构备案,并负责签发厂检单,对厂检单的真实性和可靠性负责。被授权签字人若有变动应及时以书面报告形式向检验检疫机构提出更改。

(4) 由于快速核放的产品检验环节由产品出厂前的成品检验前移到生产过程中和对与质量保证体系的检验监管中,具有一定的风险性,对于纳入该类放行的产品出现的产品质量问题由生产企业负责。

(5) 自觉接受检验检疫机构的管理,对本企业在申报中的违规行为负法律责任。

3. 实施快速核放企业的监督管理

（1）定期或不定期对纳入本规定快速放行的出口产品企业的生产情况进行监管和抽查，抽查产品生产过程的厂方原始记录和厂检单。生产企业应配合检验监管工作的进行。

（2）在抽查中发现产品存在质量问题，经反馈未能在指定时间内有效整改，可根据情况撤消所查商品的快速核放的优惠放行待遇。

11.3.3 实施电子监管企业的条件、申请及其便利措施

1. 实施电子监管企业应具备的条件

出口产品生产企业申请进入电子监管系统，享受电子化模式的各种便利措施，应具备以下条件：

（1）具有完善的质量管理体系和良好的质量信誉；

（2）通过检验检疫机构的"两个认可"评审（即对生产企业实验室的检测能力、水平及企业质量管理和检测技术人员的认可），并取得相应的资格；

（3）具备实施电子监管的设备和网络环境；

（4）安装、使用符合电子监管要求的企业质量管理系统，并提供相应的产品质量信息；

（5）企业应具有检验检疫机构登记号，其产品属于实施电子监管的产品范围；

（6）在过去两年内，未因违反检验检疫法律法规受到检验检疫机关行政处罚。

2. 企业实施电子监管的步骤

（1）向当地检验检疫机构提出实施电子监管申请。

（2）申请单位经检验检疫机构确认后，申请企业电子密钥和个人电子密钥，并在中国电子检验检疫平台注册。

（3）检验检疫机构指定的集成商免费给企业安装电子监管企业端软件，并对企业相关操作人员进行培训。

（4）企业申报。企业通过电子监管企业端软件向检验检疫机构进行生产及相关信息申报，在出口电子报检时实现信息关联和共享。

3. 对实施电子监管企业的便利措施

生产企业实施电子监管后按照检验检疫监督管理电子化的有关管理规范，可以享受以下便利措施：

（1）实行直通式报检，即报检直接由业务部门受理，不需经检务部门审单；

（2）实行"一单制"报检，即企业报检时只需提交《出境货物报检单》，其他随附单证如厂检单、合同、发票、装箱单及各种注册备案证书等证明文件不再每次提交，由企业建档备查或

由检验检疫机构实行电子备案；

（3）简化流程、减少抽批率，即经电子监管系统评定合格的出口货物，除验证性抽样外，企业直接到检务部门办理计收费和签证放行手续；

（4）享受跨区域通关，即属地检验合格的出境货物，可直接异地通关放行，无须换证查验；

（5）实施电子监管是企业申请快速核放、出口产品免验的必要条件。

4. 电子监管申请和实施流程

（1）已通过"两个认可"的企业，可直接向所在地检验检疫机构提出申请，并提交《出口产品生产企业实施电子监管申请表》。

（2）未申请"两个认可"的企业，向所在地检验检疫机构提出申请时，应同时提交《出口产品生产企业实验室认可申请表》和《出口产品生产企业质量管理人员和检测技术人员认可申请表》。

（3）所在地检验检疫机构按相关要求和程序对企业的申请进行审查和批准。

（4）获得批准企业由经过测评和许可的软件公司进行电子监管企业端软件的系统部署、培训和与局端系统的联调。

（5）联调和试点成功后，该企业产品按照电子化模式的管理规范进行合格评定和放行通关。

11.4　电子放行

电子放行是利用口岸电子执法系统和检验检疫广域网，实现检验检疫机构与海关之间，检验检疫产地机构与口岸机构之间，在实现检验检疫与海关之间，在通关放行信息上的互联互通，有效提高通关验放率。电子放行包括电子通关、电子转单和绿色通道制度。

11.4.1　电子通关

1. 含义

电子通关是检验检疫机构与海关通过口岸电子执法系统实现电子共享，完成检验检疫通关单电子数据的传输，为企业缩短通关时间。

2. 电子通关单联网核查系统

为加快进出口货物通关速度，国家质检总局和海关总署先后开发了 2003 年 1 月 1 日实施的 2002 年版电子通关单联网核查系统（以下简称原模式）和 2008 年 1 月 1 日实施的 2007 年版电子通关单联网核查系统（以下简称新模式）。

原模式的特点是企业在检验检疫机构获取纸质通关单，报关时向海关提交纸质通关单，海关凭纸质通关单验放。新模式的特点是检验检疫机构在签发纸质通关单的同时向海关发送通关单电子数据,企业取得纸质通关单后,按规定向海关办理报关时,海关将电子报关数据与通关单电子数据进行比对,比对一致的海关凭纸质通关单验放,比对不一致的海关作退单处理。因此,这两个版本的根本区别在于:原模式在试点期间,海关与检验检疫局现行的通关作业流程手续和流程不变,电子数据和纸质单证并轨运行,仍以纸质通关单为准(简称纸面数据优于电子数据)。而新模式在实施中海关凭通关单电子数据验放,没有通关单电子数据的,海关不予放行(简称电子数据优于纸面数据)。它们的唯一共性是通关单电子数据与纸质单证的内容完全一致。

11.4.2 电子转单

电子转单是指通过网络将出境货物经产地检验检疫机构检验检疫合格后的相关电子信息传输到出境口岸检验检疫机构,入境货物经入境口岸检验检疫机构签发《入境货物通关单》后的相关电子信息传输到目的地检验检疫机构实施检验检疫的监管模式。国家质检总局设立电子转单中心,各地检验检疫机构通过转单中心进行信息交换。

1. 出境电子转单

(1) 产地检验检疫机构检验检疫合格后,应及时通过网络将相关信息传输到电子转单中心。出境货物电子转单传输的内容包括报检信息、签证信息及其他相关信息。

(2) 由产地检验检疫机构向出境检验检疫关系人以书面方式提供报检单号、转单号及密码等。

(3) 出境检验检疫关系人凭报检单号、转单号及密码等到出境口岸检验检疫机构申请《出境货物通关单》。

(4) 出境口岸检验检疫机构应出境检验检疫关系人的申请,提取电子转单信息,签发《出境货物通关单》,并将处理信息反馈给电子转单中心。

(5) 按《口岸查验管理规定》需核查货证的,出境检验检疫关系人应配合出境口岸检验检疫机构的检验检疫工作。

2. 入境电子转单

(1) 对经入境口岸办理通关手续,需到目的地实施检验检疫的货物,口岸检验检疫机构通过网络相关信息传输到电子转单中心。入境货物电子转单传输的内容包括报检信息、签证信息及其他相关信息。

(2) 由入境口岸检验检疫机构以书面方式向入境检验检疫关系人提供报检单号、转单号及密码等。

(3) 目的地检验检疫机构应按时接收国家质检总局电子转单中心转发的相关电子信息,并反馈情况信息。

（4）入境检验检疫关系人应凭报检单号、转单号及密码等，向目的地检验检疫机构申请实施检验检疫。

（5）目的地检验检疫机构根据电子转单信息，对入境检验检疫关系人未在规定期限内办理报检的，将有关信息通过国家质检总局电子转单中心反馈给入境口岸检验检疫机构。入境口岸检验检疫机构应按时接收电子转单中心转发的上述信息，并采取相关处理措施。

3. 实施电子转单应注意的问题

（1）暂不实施电子转单的几种情况。有下列情况之一的暂不实施电子转单：

① 出境货物在产地预检的；

② 出境货物出境口岸不明确的；

③ 出境货物需到口岸并批的；

④ 出境货物按规定需在口岸检验检疫并出证的；

⑤ 其他按有关规定不适用电子转单的。

（2）实施电子转单后的查验。按《口岸查验管理规定》需核查货证的，报检单位应配合出境口岸检验检疫机构完成检疫工作。除出口活动物、重点检查有关名单内企业申报的货物，以及国家质检总局确定的货物等必须逐批核查货证外，其他货物的口岸查验核查货证的比例为申报查验批次的 1%—3%。

（3）实施电子转单后的更改。产地检验检疫机构签发完《转单凭条》后需进行更改的，按《出入境检验检疫报检规定》的有关规定办理。按报检员和产地检验检疫机构要求，在不违反有关法律法规及规章的情况下，口岸检验检疫机构可以根据下列情况对电子转单有关信息予以更改：

① 对运输造成包装破损或短装等原因需要减少数量、重量的；

② 需要在出境口岸更改运输工具名称、发货日期、集装箱规格及数量等有关内容的；

③ 申报总值按有关比重换算或变更申报总值幅度不超过 10% 的；

④ 经口岸检验检疫机构和产地检验检疫机构协商同意更改有关内容的；

⑤ 因产地检验检疫机构操作等原因造成电子转单信息错误的，由产地检验检疫机构书面通知出境口岸检验检疫机构对错误信息进行更改。

11.4.3　绿色通道制度

1. 定义

"绿色通道"制度，是按照分类管理原则，对安全质量风险小、诚信度高的企业的出口货物，产地机构检验后，口岸机构免于查验，直接向海关发送电子通关单货签发通关单，形成绿色通道。

2. 实施绿色通道制度要求

（1）实施企业的承诺。

① 遵守出入境检验检疫法律法规；

② 采用电子方式进行申报；

③ 出口货物货证相符、批次清楚、标记齐全、可以实施封识的必须封识完整；

④ 经产地检验检疫机构检疫合格的出口在运往口岸过程中，不发生换货、调包等不法行为；

⑤ 自觉接受检验检疫机构的监督管理。

（2）申请放行的出口产品条件。

① 自营出口企业、报检单位、发货人、生产企业必须一致；

② 经营性企业、报检单位、发货人必须一致，其经营的出口货物必须由获准实施绿色通道制度生产企业生产的；

③ 检验检疫机构工作人员在受理实施绿色通道制度企业电子报检时，严格按照实施绿色通道制度的要求进行审核，对不符合有关要求的，在给企业的报检回执中予以说明。

3. 实施绿色通道程序

（1）产地检验检疫的审核与输入。实施绿色通道制度出口货物的报检单据和检验检疫单据经严格审核后，产地检验检疫机构对符合条件的必须以电子转单方式，向口岸检验检疫机构发送通关数据，并在实施转单时输入确定的报关口岸代码，出具《出境货物转单凭条》。

（2）口岸检验检疫机构的审核与放行。对于实施绿色通道制度的企业，口岸检验检疫机构严格审查电子转单数据中实施绿色通道制度的相关信息；对于审查无误的，不需查验，直接签发《出境货物通关单》。实施绿色通道制度的企业在口岸对有关申报内容进行更改的，口岸检验检疫机构不得按照绿色通道制度的规定予以放行。

11.5　如何办理通关单联网核查申报

11.5.1　基本概念

通关单联网核查是电子通关的重要组成部分。它是根据相关法律法规和《国务院关于加强产品质量和食品安全工作的通知》的要求，依据"先报检，后报关"原则，检验检疫机构和海关对法定检验检疫进出口商品（以下简称法检商品），实行出入境货物通关单电子数据与进/出口货物报关单电子数据的联网核查。其目的是为了进一步提高口岸通关效率，推进无纸通关改革，方便合法进出，有效防范和打击逃漏检行为，实现对法检商品的严密监管。

实施通关单联网核查的范围按照法律法规的规定需凭检验检疫机构出具《出/入境货物

通关单》验放的法检商品。目前,对《出入境检验检疫机构实施检验检疫的进出境商品目录》所列海关监管条件为 A(实施进境检验检疫)、B(实施出境检验检疫)的货物实施通关单联网核查,范围的调整以国家质检总局和海关总署最终发文为准。

通关单联网核查的基本流程如图 11.2 所示:检验检疫机构根据相关法律法规的规定对法检商品签发通关单,实时将通关单电子数据通过质检电子业务平台、经电子口岸信息平台传输给海关,海关凭此验放法检商品,办结海关手续后将通关单使用情况反馈质检总局。

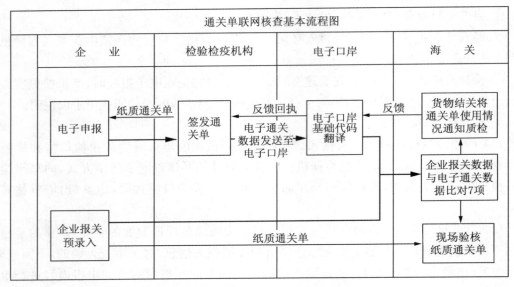

图 11.2　通关单联网核查基本流程图

11.5.2　基本要求

1. 电子和纸面数据的一致性

(1) 出入境检验检疫机构签发的通关单纸质单证信息与通关单电子数据必须一致。

(2) 企业在报检、报关时,必须如实申报,并按以下要求,保证通关单与报关单相关申报内容一致:

① 经营单位:报关单的经营单位与通关单的收/发货人一致;

② 国别①:报关单的起运国与通关单的输出国家或地区一致;报关单的运抵国与通关单

---

① 国别:在没有发生中转,或在中转过程中没有发生商业贸易行为的,则指出口运离的国家或者最后运抵的国家。

的输往国家或地区一致;

③ 项数和次序:报关单上法检商品的项数和次序与通关单上货物的项数和次序一致;

④ H.S 编码:报关单上法检商品与通关单上对应商品的 H.S 编码一致;

⑤ 数(重)量:报关单上每项法检商品的法定第一数量不允许超过通关单上对应商品的数量/重量;

⑥ 计量单位:报关单上法检商品的第一计量单位与通关单上的货物数量/重量计量单位相一致;

⑦ 申报日期:出口货物报关单上的"申报日期"必须在出境货物通关单的有效期内。

2. 企业申领通关单要求

(1) 通关单只能有效报关使用一次,企业应确保已申领通关单项下的进出口货物可一次性报关进出口。如通关单签发后需要分成多票报关单报关的,企业应向出入境检验检疫机构申请拆分通关单。

(2) 每份通关单所列的货物项数不能超过 20 项(含 20 项)。

(3) 企业报检时提供的"报关地海关"应为报关地海关隶属的直属海关。特殊情况下,可为指定的报关地海关。

(4) 临时注册企业应向出入境检验检疫机构提供海关制发的临时注册编码。

3. 通关单数据查询

企业取得通关单后,进出口货物的经营单位或报检企业可通过中国电子检验检疫业务网(www.eciq.cn)查询通关单状态信息。状态信息分为"已发送电子口岸"①、"电子口岸已收到"②、"海关已入库"③、"海关已核注"④、"海关已核销"⑤、"海关未能正常核销"⑥和"通关单已过期"⑦。

4. 企业报关单预录入要求

(1) 申报法检商品必须录入通关单编号,并且一票报关单只允许填报一个通关单编号。

(2) 涉及加工贸易手册、电子账册、减免税证明的进出口货物,企业选择海关备案数据填制报关单,报关单上法检商品的项号应与通关单项号一致。

---

① "已发送电子口岸":是指质检总局已将通关单电子数据发送给电子口岸。

② "电子口岸已收到":是指电子口岸已收到质检总局发送的通关单电子数据。

③ "海关已入库":是指海关已成功接收通关单电子数据,企业可根据通关单电子数据办理报关手续。

④ "海关已核注":是指该份通关单对应的报关单已申报成功。

⑤ "海关已核销":是指该份通关单对应的报关单已结关。

⑥ "海关未能正常核销":是指海关核销通关单电子数据不成功。

⑦ "通关单已过期",是指该份通关单超过有效期,通关单无法使用。

（3）报关单涉及法检商品与非法检商品的，必须先录入法检商品，后录入非法检商品。

5. 实施通关单联网核查后，报关单和通关单电子数据不一致的，海关将做退单处理，企业根据海关退单信息办理相关手续

6. 商品归类以海关认定为准，报关单上法检商品的H.S编码经海关确认归类有误的，企业需向出入境检验检疫机构申请修改通关单

7. 企业申领通关单后商品H.S编码依据国家规定调整的，企业报关时通关单商品H.S编码应以调整后的为准，如需修改，需向出入境检验检疫机构申请修改通关单

8. 因特殊情况无法正常实施通关单联网核查的，海关、出入境检验检疫机构应通过公告栏等方式及时告知企业，企业按照告知要求办理通关手续

11.5.3 通关单联网核查申报中应注意的问题

1. 实施通关单联网核查后《出/入境货物报检单》的填制

（1）"收/发货人"。

入境货物报检时应准确填写收货人检验检疫备案登记代码；出境货物报检时应准确填写发货人检验检疫备案登记代码。如图11.3所示，一般情况下，报检单上的"收/发货人"应与报关单上的"经营单位"一致，即入境货物报检单上的收货人与进口货物报关单的经营单位一致，出境货物报检单上的发货人与出口货物报关单的经营单位一致。

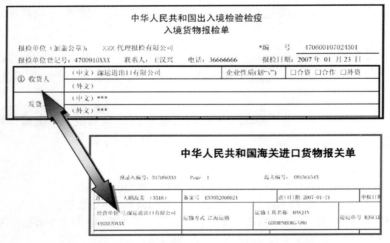

图11.3　"收/发货人"与"经营单位"的比对

下述特殊情况下，"收/发货人"与"经营单位"不一致的，应在报检单的"合同订立的特殊

条款以及其他要求"或"合同、信用证订立的检验检疫条款或特殊要求"（以下简称特殊要求）栏目内注明报关单上经营单位的海关注册代码：

① 来料加工的收/发货人与报关单的"经营单位"。"收/发货人"栏目按原规定填写。同时，在报检单的"特殊要求"栏注明经营单位的海关注册号，即"海关注册号××××××××××"。

② 海关临时注册的特殊报检单位。在海关临时注册的单位（包括个人、临时进出口单位、使领馆等）报检时，应向检验检疫机构提供海关制发的临时注册编码。"收/发货人"栏目按原规定填写收/发货人。同时，在报检单的"特殊要求"栏目内注明"海关注册号××××××××××"。

③ 外商投资企业委托进出口企业办理的进口投资设备。外商投资企业委托进出口企业办理进口投资设备、物品，报检时按原规定填写收货人。同时，在"特殊要求"栏注明"海关注册号××××××××××"（外商投资企业的海关注册号）。

④ 对快件企业等组织机构代码。对快件企业等组织机构代码与海关注册号不一一对应的"收/发货人"，报检时在报检单的"特殊要求"栏注明"海关注册号×××"。

⑤ 报检时需要在报检单"特殊要求"栏中注明"海关注册号×××"，"海关注册号××××××××××"应从起始位置输入，中间不得留空，也不得含有其他字符。如海关注册号 1234567890。

（2）货物项数与次序。

① 同批货物所有应报检的货物信息均应在报检单上全数列明，且每份报检单货物项数不得超过 20 项，超过 20 项的，应分单报检。

② 同批货物因不同的贸易方式或海关电子账册管理等要求需要分单报关的，应分单报检。

③ 报检单上的商品项数和次序须与报关单上法检商品的项数和次序保持一致。

（3）H.S 编码。

① 报检单上的每项货物都应填写正确、完整、有效的 10 位数 H.S 编码。

② 报检单上每项货物的 H.S 编码须与报关单上对应法检货物的 H.S 编码相一致。

（4）数量/重量。

① 报检单上的货物的数量/重量计量单位须与其 H.S 编码上对应法检货物数量/重量的法定第一计量单位相一致。如果出入境货物 H.S 编码对有两个计量单位时，第一个计量单位为货物的法定第一计量单位，其对应的数量为法定第一数量。如酒类、饮料有"升/千克"两个计量单位，其中"升"为法定第一计量单位，对应的数量为第一数量。

② 报检单上每项货物的数量/重量应填写法定第一计量单位所对应的数量/重量。

③ 报检单上每项货物的数量/重量须大于或等于报关单上对应法检货物的法定第一数量。

(5) 同一批报检中涉及目录内法检、目录外法检、非法检的排列。同一批报检货物如果涉及目录内法检货物、目录外法检货物(如旧机电)、非法检货物(如木质包装的非法检货物)的排列如图 11.4 所示,目录内法检货物放在前面,然后填写目录外法检货物,最后填写非法检货物。

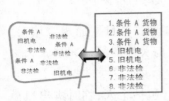

图 11.4   报检时货物的排列

(6) 出境启运地或入境口岸。出境货物报检单中的"启运口岸"和入境货物报检单中的"入境口岸",应按货物的实际报关地口岸填写。

(7) 使用木质包装的进口货物。进口货物使用木质包装的,在包装种类中按辅助包装报检,通关单上只显示货物的名称。

(8) 随进出口货物同时报检的集装箱。进出口货物的集装箱随货物一起报检时,在"集装箱规格、数量及号码"栏目内填写,不另行申报。

(9) 零部件按整机归类的数量。根据 H.S 归类规则,货物零部件按整机归类的,零部件第一数量填写为 0.1。如进口 1 台电梯主机和零部件,那么电梯主机部分第一数量填写为 1,电梯零部件第一数量填写为 0.1。

(10) 溢装的进出口散装货物。对进出口散装货物签发通关单后发现溢装的,可以向检验检疫机构申请办理更改手续。溢装的允许值应在申报值的 3‰—5‰范围内。

(11) 进出保税区/加工区的货物。对进出保税区/加工区的货物,报检时录入保税区、出口加工区代码。

(12) 列入金伯利进程中的货物①。列入金伯利进程中的货物暂不实施通关单联网核查,但仍需办理纸质通关单。

(13) 一些暂未列入目录内的法检货物如进口旧机电等。目前暂未列入法检目录内的货物,如属于国家质检总局和海关总署发文规定须凭出入境货物通关单验放的,应按照通关单联网核查的要求办理报检手续。

(14) 收/发货人的组织机构代码。收/发货人在检验检疫机构办理备案登记和海关办理注册的组织机构代码必须保证正确、一致。

2. 实施通关单联网核查后通关单的变化与查询

(1) 通关单号码与原通关单号码的变化。实施通关单联网核查后,通关单号码由 15 位变为 18 位。

---

① 金伯利进程中的货物是指:金伯利进程国际证书制度的监管范围中的货物,即,归入协调编码制度 7102.10、7102.21 和 7102.31 的未经加工或经简单切割或部分抛光的毛坯钻石。金伯利进程国际证书制度是在联合国框架下旨在遏制非洲产钻国反政府武装以钻石换武器,企图颠覆当地合法政府的非法行为的国际证书制度。

（2）《出境货物通关单》中的有效期。出境货物报关单上的"申报日期"必须在《出境货物通关单》有效期内。

（3）通关单状态信息的种类。通关单状态信息分为"已发送电子口岸"、"电子口岸已收到"、"海关已入库"、"海关已核注"、"海关已核销"、"海关未能正常核销"、"通关单已过期"。

（4）通关单电子数据状态的查询。检验检疫机构提供以下3种方式供企业查询通关单的签发结果、内容及处理流程。

① 报检企业端回执：检验检疫机构在签发通关单时，自动生成一条回执信息，包括通关单号（18位）、目的海关等信息，并由报检通讯机发送给报检企业，企业可在电子报检企业端查阅该信息。例：回执信息具体格式为："企业电子通关，电子通关单号：370100207067888000，请到青岛海关办理通关。"只有在第一次签发通关单时才向企业发送回执，办理更改的不向企业发送回执。

② 网站查询：企业取得通关单后，可通过中国电子检验检疫业务网（www. eciq. cn）查询通关单状态信息。使用电子密钥登陆的企业可以查到相关通关单的具体内容。

③ 短信通知：报检企业可以在中国电子检验检疫业务网（www. eciq. cn）订阅通关单签发情况短信通知服务，以便掌握通关单传输状态，及时办理报关手续。该查询系统目前正在建设中。

（5）涉及法检商品的报关单与通关单。报关单必须与通关单确保"一单对应一单，一项对应一项"。

（6）一份报关单的通关单编号填制。申报法检商品必须录入通关单编号，并且一票报关单只允许填报一个通关单编号。

（7）多份通关单对应一份报关单的处理。当出现一份报关单对应多份通关单的情况时，由海关负责处理。

（8）一份通关单对应多份报关单的处理。当出现一份通关单对应多份报关单的情况时，企业向签发通关单的检验检疫机构申请拆分。

（9）签发通关单后发现需分批出运的操作。

① 应持原纸质通关单到签发通关单的检验检疫机构办理通关单分单手续，一份通关单仅可以拆分一次。

② 如果第一次领取通关单时已经分单的，不能再次提出拆分申请。

③ 对于电子通关单数据已被海关使用并已比对成功的，不予拆分。

（10）通关单与报关单的货物顺序对应。通关单中没有货物的项目顺序，按照通关单中货物排列的自然顺序作为报关单中法检货物的项号进行申报。

（11）通关单的更改。通关单需要更改的，按照通关单联网核查的比对要求向通关单签发机构申请办理更改手续：

① 通关单电子数据已被海关使用并已比对成功的,企业不能办理更改或撤消手续。

② 通关单电子数据未被海关使用且符合更改条件的,更改时应退回原发纸质通关单,由原签发检验检疫机构对有关数据项进行相应更改后打印通关单并重新发送电子通关数据。

③ 对于凭电子转单信息签发的通关单,其申请更改内容需由产地检验检疫机构确认的,企业需向签发机构提供产地检验检疫机构的更改确认书。

(12) 取得通关单后部分法检商品不报关的处理。企业应持原纸质通关单到原签发检验检疫机构办理更改或拆分手续。

(13) 退单情况的避免。

① 确保在检验检疫机构备案登记和海关注册时组织机构代码正确、一致。

② 依据"先报检,后报关"原则,严格按照检验检疫相关规定报检。

③ 查询确认通关单电子数据已到达目的海关后,根据通关单的内容向海关报关,并保证通关单与报关单相关内容一致。

(14) 报关单与通关单的货物顺序不一致造成退单的处理。

企业应按通关单的顺序对报关单的数据进行修改后,重新向海关申报。

11.6　出入境检验检疫电子申报实例

11.6.1　电子报检

1. 报检情况

上海某某电工有限公司从日本进口的熔断器和按摩机,委托上海某货物储运公司以电子方式,向入境口岸检验检疫机构申报。

计算机自动生成的编号 310400108100024E《入境货物报检单》上填制情况如下:

报检单位:上海××货物储运公司　　　　报检单位登记号:3100910058

联系人:×××　　　电话:××　　　　　报检日期:2005 年 04 月 18 日

收货人:上海××电工有限公司　　　　　发货人:××

货物名称	H.S 编码	原产国	数/重量	货物总值	包装种类及数量
熔断器	8536100000 L/N	日本	200 个	735.6 美元	287 其他
按摩机	9019101000 M/N	日本	164 台	67 581.65 美元	其他

运输工具名称号码:海运集装箱,JIN MAN YANG/818W　　　合同号:***

贸易方式:来料加工　　　贸易国别(地区):日本　　　提单/运单号:SITJM818KS508

到货日期:2008-04-18　　　启运国家(地区):日本　　　许可证/审批号:JL

卸毕日期：2008-04-18　　　启运口岸：神户（日本）　　入境口岸：吴淞口岸

索赔有效期至：＊＊＊　　　经停口岸：＊＊＊　　　目的地：上海市松江区

集装箱规格、数量及号码：海运 20 尺普通×1

合同订立的特殊条款以及其他要求：非食品包装材料　　货物存放地：9

用途：其他　　　　　　　标记及号码：见发票 95555

2．报检随附证单

按检疫审批管理类商品的入境报检规定，该批货物的报检随附贸易性单据外，《报检委托书》、无木质包装声明（附件 11.1）、非食品包装材料薄膜声明（附件 11.2）、进料/来料加工商品声明（附件 11.3）。

3．检验检疫电子申报情况回执

上海某货物储运公司电子申报的上述入境货物材料，经计算机和人工审核符合要求的，电脑自动生成"检验检疫申报回执"（附件 11.4）。上海某货物储运公司根据电脑反馈的信息，携带上述证单到检验检疫机构窗口办理报检，领取《入境货物通关单》（附件 11.5），并配合检验检疫机构安排的施检工作。

11.6.2　电子转单

1．出境货物电子凭条

（1）报检情况。

2005 年 6 月，杭州某某机械有限公司根据合同 HZTY0401 要求，准备向美国出口 810 台线锯机（HS 编码：84615000.00），货物总价 36 701.1 美元，共计 810 只纸箱包装。按报检要求，该公司向浙江检验检疫局报检，报检单号为 330000205078525。产地检验检疫局按电子转单的要求，通过网络将检验检疫合格的线锯机信息传输到电子转单中心，并出具《出境货物换证凭条》及密码给出境货物检验检疫关系人。《出境货物换证凭条》（附件 11.6）上，除注明出口线锯机信息外，还记载转单号 330002050726611T9571 和报检号及其有效期等信息。

（2）申领《出境货物通关单》。

按电子转单的要求，出境口岸检验检疫机构应出境货物报检人的申请，凭其提供的报检单号、转单号及密码，提取电子转单信息，按《口岸查验管理规定》需核查货证，签发《出境货物通关单》，并将处理信息反馈给电子转单中心。

2．出境货物电子凭单

见本书 6.3.1 实例。

11.6.3 通关单联网核查申报

1. 入境货物报检单和进口货物报关单的填制比对

(1) 说明。

① 报检单的发货人填写报关单的经营单位(以检验检疫备案登记代码录入)。

② 报检单的启运国家(地区)即是通关单的输出国家或地区,填写报关单的起运国(地区)。

③ 报检单货物的排列顺序:实施电子数据比对的法检商品排列在前(2项),不实施比对的商品排列在后(1项)。报关单上的法检货物项数和次序应与此一致。

④ 报检单的货物 H.S 编码按报关单对应法检商品的 H.S 编码填写。

⑤ 报检单货物的计量单位按报关单上对应法检商品的第一计量单位填写。

⑥ 报检单上每项法检商品以第一计量单位计算的数/重量应大于或等于报关单上对应法检商品的法定第一数量。

⑦ 报检单的入境口岸填写报关口岸名称。

⑧ 报关单上的通关单号与纸质通关单的号码一致。

(2) 入境货物报检单和进口货物报关单的填制范例(见后页《中华人民共和国出入境检验检疫入境货物报检单》和《中华人民共和国海关进口货物报关单》)。

2. 出境货物报检单和出口货物报关单的填制比对

(1) 说明。

① 报检单的发货人填写报关单的经营单位(以检验检疫备案登记代码录入)。

② 报关单申报日期应在出境货物通关单有效期之内。

③ 报检单的输往国家(地区)即是通关单的输往国家或地区,填写报关单的运抵国(地区)。

④ 报关单上法检货物的项数(2项,第3项为非法检商品)和次序与报检单一致。

⑤ 报关单上每项法检商品的 H.S 编码按报关单上对应法检商品的 H.S 编码填写。

⑥ 报检单货物的计量单位按报关单上对应法检商品的第一计量单位填写。

⑦ 报检单上每项法检商品以第一计量单位计算的数/重量应大于或等于报关单上对应法检商品的法定第一数量。

⑧ 报检单的启运口岸填写报关口岸名称。

⑨ 报关单上的通关单号与纸质通关单的号码一致。

(2) 出境货物报检单和出口货物报关单的填制范例(见后页《中华人民共和国出入境检验检疫出境货物报检单》和《中华人民共和国海关出口货物报关单》)。

中华人民共和国出入境检验检疫
入境货物报检单

报检单位(加盖公章)：×××代理报检有限公司　　　　　* 编　　号 470600108000001

报检单位登记号：4700910×××　　联系人：王××　　电话：36666666　　报检日期：2008 年 01 月 01 日

①收货人	(中文)××进出口有限公司		企业性质(划"√")	□合资□合作□外资
	(外文)			

发货人	(中文)＊＊＊
	(外文)＊＊＊

货物名称(中/外文)	④H.S.编码	原产国(地区)	⑤⑥数/重量	货物总值	包装种类及数量
③棉纤维型自动抓棉机	8445111200 M/N	法国	1 台	720 810 美元	1 木托
棉纤维型梳棉机	8445111300 M/N	法国	1 台	315 010 美元	1 木托
捻接器(七成新)	8448393000	法国	1 台	12 580 美元	1 木托

运输工具名称号码	船舶 VICTOR211			合同号	07671123
贸易方式	一般贸易	贸易国别(地区)	法国	提单/运单号	HJSCLE03112102
到货日期	2008.01.01	②启运国家(地区)	法国	许可证/审批号	
卸毕日期	2008.01.01	启运口岸	法国	⑦入境口岸	盐田港
索赔有效期至	0000.00.00	经停口岸		目的地	深圳市龙岗区

集装箱规格、数量及号码	海运 20 英尺普通×1，E765781002	

合同订立的特殊条款 以及其他要求		货物存放地点	码头
		用途	其他

随附单据(划"√"或补填)		标记及号码	* 外商投资财产(划"√")	□是 ☑否
☑合同	□到货通知书	N/M	* 检验检疫费	
☑发票	☑装箱单			
□提/运单	□质保书	有 IPPC 标记	总金额 (人民币元)	
□兽医卫生证书	□理货清单			
□植物检疫证书	□磅码单			
□动物检疫证书	□验收报告		计费人	
□卫生证书	☑旧机电备案书			
□原产地证	□		收费人	
□许可/审批文件	□			

报检人郑重声明： 1. 本人被授权报检。 2. 上列填写内容正确属实。 　　　　　　　　签名：　××	领　取　证　单	
	日期	
	签名	

中华人民共和国海关进口货物报关单

预录入编号：317006×××   海关编号：168561543

进口口岸 大鹏海关(5316)	备案号 E53052000024	进口日期 2008-01-01	申报日期 2008-01-01
经营单位① 深运进出口有限公司 4403120×××	运输方式 江海运输	运输工具名称 HANJIN GOTHENBURG/G80	提运单号 HJSCLE03112102
收货单位 深圳市龙发纺织有限公司 4403940×××	贸易方式 一般贸易(0110)	征免性质 鼓励项目(789)	征税比例 0.%
许可证号	起运国(地区)② 法国(305)	装货港 法国(305)	境内目的地 深圳其他 44039

批准文号	成交方式 CIF	运费	保费	杂费
合同协议号 07671123	件数 3	包装种类 木托	毛重(公斤) 35 375	净重(公斤) 30 470

集装箱号 E765781002	随附单据 A：入境货物通关单	用途 其他

标记唛码及备注
装货港 LE HAVRE   ⑧ A：470600108000001000

项号	商品编号	商品名称、规格型号	数量及单位	原产国(地区)	单价	总价	币制	征免
③01) (1)	④8445111200	棉纤维型自动抓棉机 TUSL TM	⑥1⑤台	法国 (305)	720 810	720 810	EUR 欧元	全免
02) (2)	8445111300	棉纤维型梳棉机 VER TM	1台	法国 (305)	315 010	315 010	EUR 欧元	全免
03) (3)	8448393000	捻接器(七成新)	1台	法国 (305)	12 580	12 580	EUR 欧元	全免

税费征收情况

总价合计：1 048 400.00

录入员 录入单位	兹声明以上申报无讹并承担法律责任	海关审单批注及放行日期(签章)	
报关员		审单	审价
单位地址	申报单位(签章) 深运进出口有限公司	征税	统计
邮编 电话		查验	放行

中华人民共和国出入境检验检疫
出境货物报检单

报检单位(加盖公章)：××集团股份有限公司

报检单位登记号：4701600888　　联系人：李红　电话：66860088

*编　　号 470100208000001

报检日期：2008 年 01 月 01 日

①发货人	(中文)××集团股份有限公司
	(外文)
收货人	(中文)＊＊＊
	(外文)MoonRiver Import & Export Corporation, Busan

货物名称(中/外文)	⑤H.S.编码	产地	⑥⑦数/重量	货物总值	包装种类及数量
④14″彩色电视机	8528721100 L.M/N	深圳	906 台	38 849.28 美元	906 纸箱
21″液晶电视机	8528723200 L.M/N	深圳	350 台	63 231.00 美元	350 纸箱

运输工具名称号码	船舶	贸易方式	进料对口	货物存放地点	本公司仓库
合同号	2006-33	信用证号		用途	其他
发货日期	2008.01.06	③输往国家(地区)	尼泊尔	许可证/审批号	＊＊＊
⑧启运地	深圳	到达口岸	尼泊尔	生产单位注册号	4701600888

集装箱规格、数量及号码　＊＊＊

合同、信用证订立的检验检疫条款或特殊要求	标记及号码	随附单据(划"√"或补填)	
＊＊＊	＊＊＊	☐合同 ☑信用证 ☑发票 ☑换证凭单 ☐装箱单 ☐厂检单	☐包装性能结果单 ☐许可/审批文件 ☐ ☐ ☐ ☐

需要证单名称(划"√"或补填)		*检验检疫费	
☐品质证书　　__正__副 ☐重量证书　　__正__副 ☐数量证书　　__正__副 ☐兽医卫生证书　__正__副 ☐健康证书　　__正__副 ☐卫生证书　　__正__副 ☐动物卫生证书　__正__副	☐植物检疫证书　　__正__副 ☐熏蒸/消毒证书　　__正__副 ☑出境货物换证凭单 ☐出境货物通关单 ☐	总金额 (人民币元) 计费人 收费人	

报检人郑重声明： 　1. 本人被授权报检。 　2. 上列填写内容正确属实，货物无伪造或冒用他人的厂名、标志、认证标志，并承担货物质量责任。 　　　　　　　　　　签名：_____	领取证单	
	日期	
	签名	

中华人民共和国海关出口货物报关单

预录入编号：185128×××　　　　　　　　　　　　　　　　　海关编号：168128×××

出口口岸　大鹏海关(5316)	备案号　E53052000×××		出口日期　0000/00/00	申报日期②　2008/01/05
经营单位①　×××集团股份有限公司 4403130×××	运输方式 江海运输(2)	运输工具名称 E000000ZIN2A/Z11		提运单号 A1701120711
发货单位　××集团股份有限公司 4403130×××	贸易方式 进料对口(0615)	征免性质 进料加工(0503)		结汇方式 先出后结(7)
许可证号＊＊＊＊＊＊＊＊＊＊＊＊＊＊	运抵国(地区)③ 尼泊尔(125)	指运港 尼泊尔(0125)		境内货源地 深圳特区(44031)
批准文号　069609668	成交方式 FOB(3)	运费	保费	杂费
合同协议号 2006-33	件数 1 276	包装种类 纸箱(2)	毛重(公斤) 33 318	净重(公斤) 30 914
集装箱号 MSKU8898231＊3(6)	随附单据 B:出境货物通关单		生产厂家	
标记唛码及备注 退税/主管海关:深关现场	⑨ B:470100208000001000			

项号	商品编号	商品名称、规格型号	数量及单位	原产国(地区)	单价	总价	币制	征免
④01) 0114	⑤8528721100	14″彩色电视机 14″(美制式 13″)	⑦906⑥台	尼泊尔 125	42.88	38 849.28	USD 美元	全免
02) 0104	8528723200	21″液晶电视机 21″	350 台	尼泊尔 125	180.66	63 231.00	USD 美元	全免
03) 0135	8529908190	21″彩色电视机机芯组件 21″	40 千克 20 套	尼泊尔 125	25	500	USD 美元	全免

＊＊＊＊＊以下空白＊＊＊＊＊

税费征收情况　　　　　　　　　合计总价:壹拾万零贰仟伍佰捌拾元贰角捌分(102 580.28) 逐单申报单　集装箱号:APMU8008021，PONU7653189				

录入员　录入单位	兹声明以上申报无讹并承担法律责任	海关审单批注及放行日期(签章)	
江××　×××集团股份有限公司 报关员 吴×× 单位地址　深圳南山华侨城　申报单位(签章)　×××集团股份有限公司 　　　　　　　　　　　　　　　　　　(4403130×××) 邮编:518053　电话:×××××××　填制日期:2008/01/05		审单　　　　　　审价	
		征税　　　　　　统计	
		查验　　　　　　放行	

案例评析

案例1　利用通关单联网核查系统查获逃漏检①

2008年1月1日在全国口岸启用"通关单联网核查"系统后,2月25日茂名检验检疫局收到一份某纺织有限公司进口毛条的报检单。在审核单证中,检验人员发现,除了目前报检的一批货物外,该公司还有一批货物于2007年10月23日运达黄埔新港口岸,重19.89吨、货值57 283.2美元的进口毛条未报检。后经"通关单联网核查"核对,确认该批货物存在逃漏检情况。2月26日,检验检疫人员到该公司向负责人询问详情,并调查其保存的合同、货物调离单,提单等资料后,最终确认该批货物确实没有报检并已使用的事实。

根据法律规定,凡列入《出入境检验检疫机构实施检验检疫的进出境商品目录》内的进口商品,在海关放行后20日内,向出入境检验检疫机构申请检验。法定检验的进口商品未经检验的,一律不准销售和使用。因此,该公司上述事实属于违法行为。鉴于该公司初犯,事前没有刻意逃避检验的意向,事后能诚恳地接受批评教育,且进口腈纶原料为自用,尚未造成严重后果。为此,茂名检验检疫局决定对该公司免予行政处罚,责成公司依法补办报检手续,协助检验人员做好所进口腈纶原料的检验工作,并作出深刻检讨。

案例2　进口电子转单逃检

2004年10月至11月间,A地检验检疫局(简称A局)收到B地检验检疫局(简称B局)转来的5份入境货物电子转单,货物目的地为A地某外贸公司(简称甲方)。A局自收到电子转单后,按有关规定多次督促甲方办理货物报检手续,但均无回音,进口检验无从落实。2005年6月B局在对电子转单落实检验的专项稽查行动中,发现这起涉案货值大,而且又是旧机电产品的逃检案,建议A局立案调查。

经A局立案调查发现,甲方与西藏自治区某公司(简称乙方)签订了"代理进口协议",甲方负责帮助乙方代签合同、报关、代理运输,其他事项概由乙方负责。甲方向乙方每票收取货值5‰的手续费。在签订协议期间,乙方共向香港某公司购买了5批旧机电设备,货值共55 191.05美元,折合人民币为454 063.133元,乙方委托甲方以甲方的名义向A局办理报检手续。

但当甲方收到A局报检通知书后,才发现货物已被转卖到C市,货物根本未到A地口岸。鉴于乙方的违约行为,甲方从2005年1月1日起停止代理乙方的一切进口旧机电产品

① 资料来源:《中国国门时报》2008年3月28日。

报关报检业务。为了证实甲方证词,A 局多次到 A 地多家银行调查,也未发现甲方收取乙方手续费的证据。

在调查中:甲方称乙方是擅自私刻甲方的公章办理报关报检业务,甲方不负有承担法律的义务。为此 A 局通过 B 局的协助,借调该公司报检的单证,把单证上盖的甲方印章和甲方的原始印章送 A 地公安局鉴定,情况得以证实。即乙方使用甲方印章办理的报检单上盖的印章与甲方的原件不一致。乙方承认该印章是在甲方口头授权下私刻的甲方印章,且本案所涉及进口旧机电产品办理报关等手续时,均系使用私刻的甲方印章。至此,本案已有定论,即乙方是报检义务主体,可以对乙方进行处罚。

(1) 报检义务主体。

按照《商检法》第十一条规定:"必须经商检机构检验的进口商品的收货人或者其代理人,应当向报关地的商检机构报检。"但在调查中,甲方称乙方是擅自私刻甲方的公章办理报关报检业务,甲方不负有承担法律的义务。乙方是报检义务主体,故 A 局依据《商检法》第五条、第十二条及《商检法实施条例》第四十五条的有关规定,对乙方处以罚款人民币 5 万元。

(2) 法律责任。

代理报检企业的法律责任不同于收发货人的法律责任。根据《对外贸易法》第三十四条第四项规定了对外贸易经营者不得逃避法律、行政法规规定的认证、检验、检疫义务,第六十三条规定了法律责任。这就是说收发货人自对外贸易合同签订之日起,就有了这项法定义务,在整个贸易过程中,都必须严格履行该项义务。代理报检企业之所以在本案中没有法律责任的主要法律依据来源于以下三个方面。

① 受收发货人的委托,与收发货人之间发生的民事法律关系而产生的民事法定义务,即在代理权限和期限内,以委托人的名义实施的行为,其法律后果由委托人承担。

② 新修订的《商检法》及其实施条例在设定了代理报检企业义务的同时,也赋予了相应的权利及需要承担的相应违法责任,其目的是为了规范代理报检企业的报检行为,并不是为了追究代理报检企业承担与收发货人相同的法律责任。

③ 代理报检企业的法律责任在特定情况下是可以免责,即不承担法律责任,有证据证明其履行了法律、法规及规章规定的法定义务,而无需承担法律责任,本案甲方就是例证。

案例 3 擅自变更出口商品电子转单信息

2005 年 9 月 29 日,上海检验检疫局稽查大队接到举报,位于闵行区纪友路上的一家韩国独资企业(以下简称 D 公司)将未经商检的节能灯出口美国,并称 30 日上午将有一个货柜的节能灯装箱出运。30 日上午,经稽查大队会同闵行检验检疫局现场突击检查证实举报属实,随即立案调查。通过调查,稽查大队查清了这是一起外商独资企业,委托专业外贸公司对外签订外贸合同,将已经商检好的外地生产节能灯,改换包装打上美国 UL 认证以及 D 公司生产的节能灯逃避法定检验擅自出口的案件。上述行为违反了《商检法》第五条有关规定,D 公司对其违法行为确认无疑。鉴于 D 公司的涉案货物已经出口而无法追回,当事人的违法行为所造成的后果具有不可逆转性,上海检验检疫局依据《商检法》第三十三条规定,决定对 D 公司上述违法行为按处罚幅度的上限,即货值金额的 20% 进行罚款处罚。

(1) 违法主体的认定。

本案涉及单位有生产企业(即 D 公司)和上海某家外贸进出口公司(以下简称 C 公司)。在本案调查中发现,D 公司作为一家新成立的在华独资生产企业,仅在对外签订外贸合同方面委托上海 C 公司办理,其他一切事务均有 D 公司自行负责,包括委托外加工、订舱、办理异地报检、报关业务等。待一切手续办妥后,D 公司再将经外地商检的节能灯或者自己生产的节能灯擅自打上美国 UL① 认证标志装运出口。C 公司按 D 公司要求出具合同、发票、装箱单、报关单等文件。对此情况,D 公司和 C 公司均予以确认。因此,D 公司最终被确认为本案的违法主体。

至于 C 公司作为专门从事进出口贸易的单位,理应严格遵守对外贸易方面以及检验检疫法律法规的有关规定。然而 C 公司为了代理费违反相关规定,对 D 公司的违法要求有求必应,使其的违法行为得以实施。虽然 C 公司未受到上海检验检疫局的行政处罚,但在调查过程中,执法人员对其这种未真正尽到外贸代理职责,使当事人违法行为得以顺利实施的做法提出了严厉批评和整改要求。

(2) 逃避法定检验的新动向。

本案中违法行为的主要做法是,D 公司通过外发加工,并在异地做好商检,获取电子转单信息,然后将经异地商检的节能灯和自己生产的未经商检的节能灯,擅自打上美国 UL 认证标志并重新包装,通过电子转单分批换证放行,达到擅自出口的目的。这是实施进出口商品检验检疫电子化后出现的逃避法定检验的新动向,值得出口口岸和属地(出口商品生产地)检验检疫部门注意,加强联系协作把关。

本章小结

电子检验检疫即通过应用信息化手段和改革检验检疫监管模式,实现对检验检疫对象从申报到检验检疫、签证放行全过程的电子化。电子检验检疫具有三大功能:电子申报、电子监管、电子放行,统称为国家质检总局推行的"三电工程"。

"三电工程"是建立以出入境检验检疫综合业务计算机管理系统为主环,以与海关间的电子通关和与企业间的电子申报为辅环的网络运行机制,即企业与检验检疫机构间的电子

① UL:是美国安全试验所的英文缩写。

申报(包括出入境货物电子报检、产地电子签证),检验检疫机构内地与口岸的电子转单和检验检疫机构与海关间的电子通关。检验检疫机构的电子化业务服务措施,不仅方便了企业,还降低了企业外贸成本,提高了检验检疫报检工作效率。

　　2008年1月1日起实施的"通关单联网核查"通关模式,是海关总署与国家质检总局在2002版"通关单联网核查"系统基础上,为提高口岸通关效率,推进无纸通关改革,有效防范和打击逃漏检行为,方便合法进出开发的新系统,即海关和检验检疫机构对法定检验进出口商品,实行出入境货物通关单电子数据与进出口货物报关单电子数据的联网核查,进一步提高通关效率,实现严密监管。

综合练习

1. 模拟试题练习

(1) 单项选择题

① 出境货物受理电子报检后,报检人应按受理报检信息的要求,在(　　),提交报检单和随附单据。

A. 实施检验检疫前　　　　　　　　B. 实施检验检疫时

C. 通关放行时　　　　　　　　　　D. 通关放行后

② 代理报检单位不得利用电子报检企业端软件进行(　　)。

A. 电子报检　　　　　　　　　　　B. 电子申报

C. 产地证电子签证　　　　　　　　D. 远程电子预录入

③ 对于实施卫生注册管理的商品,检验检疫机构(　　)。

A. 暂不实施电子通关　　　　　　　B. 暂不实施电子转单

C. 不受理预报检申请　　　　　　　D. 不受理免验申请

④ 以下关于出境电子转单的描述,正确的是(　　)。

A. 报检人不需领取《出境货物换证凭单》

B. 口岸检验检疫机构不再核查货证

C. 在口岸查验发现货证不符的,报检人应在口岸检验检疫机构办理更改手续

D. 需在口岸核查货证的,暂不实施电子转单

⑤ 电子报检,对报检数据的审核是采用(　　)。

A. "先人审,后机审"　　　　　　　B. "机审"或"人审"

C. "先机审,后人审"　　　　　　　D. "人机同步审核"

⑥ 以下关于检验检疫机构有关管理制度的表述,错误的是(　　)。

A. 对实施绿色通道制度的企业,检验检疫机构不再复验直接签发通关单

B. 对分类管理中的一类出口企业,检验检疫机构实施抽批检验

C. 实施电子监管的出口企业,无需再向检验检疫机构办理报检手续

D. 法定检验的进出口商品,符合条件的可申请免予检验

⑦ 以下所列,不属于检验检疫"三电工程"组成部分的是(　　)。

A. 电子申报　　　　B. 电子监管　　　　C. 电子放行　　　　D. 电子报关

⑧ 出境货物受理电子报检后,报检人应按受理报检信息的要求,在(　　),提交报检单和随附单据。

A. 实施检验检疫时　　　　　　　　B. 领取《入境货物通关单》

C. 发送报检申请单　　　　　　　　D. 待报检软件打印通关单

⑨ 对于合同或信用证中涉及检验检疫特殊条款和特殊要求的,电子报检人须在(　　)中同时提出。

A. 《电子业务开户登记表》　　　　B. 报检人登记备案

C. 电子报检申请　　　　　　　　　D. 《出/入境货物通关单》

⑩ 实施通关单联网核查后通关单号码变为(　　)位数。

A. 10　　　　　　　B. 15　　　　　　　C. 8　　　　　　　D. 18

⑪ 2008 年 1 月 1 日施行的"通关单联网核查系统"具有(　　)特点。

A. 纸面数据优于电子数据　　　　　B. 纸面数据与电子数据同时采纳

C. 只采纳电子数据　　　　　　　　D. 电子数据优于纸面数据

(2) 多项选择题

⑫ 下列属于申请电子报检的报检企业应具备的条件有(　　)。

A. 遵守报检的有关管理规定

B. 已在检验检疫机构办理报检人登记备案或注册登记手续

C. 具备开展电子报检的软硬件条件和经检验检疫机构培训考核合格的报检员

D. 在国家质检总局指定的机构办理电子业务开户手续

⑬ 以下对电子通关的有关表述,正确的是(　　)。

A. 电子通关是指检验检疫机构签发的通关单的电子数据传输到海关计算机业务系统,海关将报检报关数据比对确认相符合,予以放行

B. 电子通关单联网核查系统由国家质检总局和海关总署开发

C. 2007 年 12 月 1 日起实施 2007 年版"通关单联网核查"

D. 目前电子通关模式是,检验检疫机构和海关联合采取通关单联网核查系统未完全实行无纸化报关,仍需同时校验纸质的通关单据

⑭ 以下关于电子转单的表述,正确的有(　　)。

A. 须在口岸实施检验检疫并出证的出境货物暂不实施电子转单

B. 检验检疫机构对电子转单的货物不再出具《出境货物换证凭单》

C. 已办理电子转单的货物,不能再向产地检验检疫机构申请出具其他证书

D. 已办理电子转单的货物在口岸出运时由于短装需要减少数(重)量的,仍可向口岸检验检疫机构申请《出境货物通关单》

⑮ 关于报检人发送电子报检信息的要求,以下表述正确的有(　　　)。

A. 应保证电子报检信息的准确性

B. 应符合报检时限有关要求

C. 合同或信用证中有特殊检验检疫要求的,应同时申报

D. 不得重复发送同一批货物的电子报检信息

⑯ 对于报关地与目的地属不同检验检疫机构辖区的一般入境货物,以下描述正确的是(　　　)。

A. 应在报关地检验检疫机构办理入境报检手续,在目的地检验检疫机构申请品质检验

B. 报关地检验检疫机构签发《入境货物调离通知单》供报检人在海关办理通关手续

C. 在报关地卸货时发现包装破损的,应向目的地检验检疫机构申请检验出证

D. 实行电子转单后,可凭报关地检验检疫机构签发的《入境货物调离通知单》向目的地检验检疫机构申请检疫

⑰ 以下所列单据,可用于向口岸检验检疫机构申请办理换证放行手续的有(　　　)。

A. 出境货物通关单　　　　　　　　B. 检验检疫处理通知书

C. 出境货物换证凭单　　　　　　　D. 出境货物换证凭条

⑱ 为提高进出境货物的通关速度,检验检疫机构积极推进"大通关"进程,开发建设了中国电子检验检疫系统工程,并逐渐形成了由(　　　)组成的"三电工程"。

A. 电子通关　　　　B. 电子申报　　　　C. 电子监管　　　　D. 电子放行

⑲ 关于电子监管,以下表述正确的有(　　　)。

A. 出口电子监管对产品质量控制实现了全面电子化管理

B. 进口电子监管对货物的检验检疫监管信息实现了全面电子化管理

C. 实施电子监管可帮助企业建立科学的产品管理和质量管理体系

D. 实施电子监管大大提高了进出境货物通关速度

⑳ 实施电子转单后,依据国家质检总局有关规定,检验检疫机构(　　　)。

A. 不再实行查验　　　　　　　　　B. 实行批批查验

C. 对活动物实行批批查验　　　　　D. 对一般货物实行抽查

㉑ 实施电子转单后,对报检工作的变化表述正确的是(　　　)。

A. 报检人不再领取《出境货物换证凭单》,而是《转单凭条》

B. 报检人不再领取《转单凭条》,而是《出境货物换证凭单》

C. 报检人凭报检单号和密码即可在出境口岸检验检疫机构申请《出境货物通关单》

D. 报检人凭报检单号、转单号和密码即可在出境口岸检验检疫机构申请《出境货物通

关单》

（3）判断题

㉒ 电子报检是指报检人使用电子报检软件通过检验检疫电子业务服务平台将报检数据以电子方式传输给检验检疫机构,经检验检疫业务管理系统和检务人员处理后,将受理报检信息反馈报检人,实现远程办理出入境检验检疫报检的行为。（　　）

㉓ 电子通关方式不仅加快了通关速度,还有效控制了报检数据与报关数据不符问题的发生,同时能有效遏制不法分子伪造、变造通关证单的不法行为。（　　）

㉔ 采用网络信息技术,将检验检疫机构签发的出入境通关单的电子数据传输到海关计算机业务系统,海关将报检报关数据比对确认符合,予以放行,这种通关形式叫电子通关。（　　）

㉕ 申请电子报检的报检人应在直属检验检疫局指定的机构办理电子业务开户手续。（　　）

㉖ 出口货物快速核放的实施原则是由符合条件的出口企业自愿提出书面申请。（　　）

㉗ 因产地检验检疫机构操作等原因造成电子转单信息错误的,由产地检验检疫机构电话通知出境口岸检验检疫机构对错误信息进行更改。（　　）

㉘ 实施电子报检后,报检单位可逐票或按月缴纳检验检疫等有关费用。（　　）

㉙ 在实施通关单联网核查中通关单中没有货物的项目顺序,按照通关单中货物排列的自然顺序作为报关单中法检货物的项号进行申报。（　　）

㉚ 在实施通关单联网核查中,通关单需要更改的,按照通关单联网核查的比对要求,向检验检疫机构申请办理更改手续。（　　）

㉛ 实施通关单联网核查后通关单号码变为 16 位数。（　　）

2．思考题

（1）申请电子报检的企业应具备哪些条件?

（2）电子报检环节应注意哪些规定?

（3）出口快速查验主要有哪些规定?

（4）实施电子转单后的查验和更改有哪些规定?

（5）申请实施"绿色通道"制度的企业应具备哪些条件?

（6）实行"绿色通道"放行的出口产品有哪些规定?

（7）企业实施通关单联网核查应遵循的基本原则是什么?

（8）如何办理通关单联网核查申报?

（9）企业如何查询通关单联网核查中通关单电子数据的状态?

（10）如何办理通关单联网核查中通关单的更改手续?

3. 技能实训题①

2006 年 4 月,宁波检验检疫机构稽查处工作人员对入境电子转单信息数据进行比对和筛选过程中,发现宁波 A 公司曾有 4 批乙烯-乙酸乙烯酯共聚物的进境流向货物有逃检的重大嫌疑。调查发现,2005 年 3 月至 2006 年 2 月,宁波 A 公司为青岛某公司代理进口了 4 批从台湾进口的乙烯-乙酸乙烯酯共聚物,货物总量 206.75 吨,总值 278 077.50 美元。4 批货物均从天津口岸进境,目的地为浙江省宁波市。

本案 4 批货物在天津口岸进境时,A 公司分别委托天津两家货运公司向天津检验检疫机构代理报检,天津检验检疫机构依法签发了编号分别为:120200105001526、120000106007358、120000106011808、120000106022064 的 4 份《入境货物调离通知单》,并明确告知"上述货物需调往目的地检验检疫机构实施检验检疫,请及时与目的地检验检疫机构联系。上述货物未经检验检疫,不准销售、使用。"然该本案 4 批货物通关进境后,A 公司没有与报检时申报的目的地宁波检验检疫机构联系检验,而直接予以销售。试问:

(1) A 公司进口 4 批货物的报关地与货物的目的地在不同辖区,属于进境流向货物。A 公司根据报检要求,应该履行哪两次报检义务?②

(2) 本案中已办妥进境货物流向报检手续的 A 公司,为什么还要受到宁波检验检疫机构的处罚?③ 如何处罚?④

(3) 根据 11.6.1 实例,试述涉案 A 公司如何正确办理 4 批进口货物的电子报检?

---

① 资料来源:宁波检验检疫局网站。
② 参考答案提示:参见本书 2.1.3。
③ 参考答案提示:参见本书 2.1.1。
④ 参考答案提示:参考本书 2.4.4,依据《商检法》第三十三条规定。

附件 11.1 无木质包装声明

无木质包装声明

致中国出入境检验检疫机构 ：MB016794

兹声明:本批货物 ___PARTS FOR MASSAGE LOUNGER___ (货名)

___383 / 6,213.6___ (数／重量)，不含有木质包装。

出口 10/APR./2008

Declaration of no-wood packing material

To the Services of China Entry & Exit Inspection and Quarantine:

that this shipment ___PARTS FOR MASSAGE LOUNGER___ (货名)

___383___ / ___6,213.6___ (quantity/weight) does not contain wood
packing materials.

Export Company (Stamp/Signature)

Date: 10/APR./2008

附件 11.2　非食品包装材料薄膜声明

非食品包装材料薄膜声明

　　　　兹声明我公司进口的薄膜制品为非食品包装材料,用途为

　　　　_____包护电恩隐去._____。

　　　　提/运单号：_____

　　　　公司名称：_____

　　　　单位地址：_____

　　　　联系人：_____×××_____

　　　　联系电话：_____×××_____

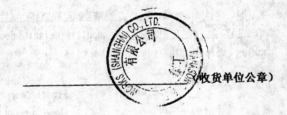

　　　　　　　　　　　　　　　　　　　　　　　　（收货单位公章）

附件 11.3 进料/来料加工商品声明

进料/来料加工商品声明

_山东_ 出入境检验检疫局：

山东 烟台口岸 按照□合同/□信用证协议（编号 _WB0161P4_ ），经有关主管部门批准（海关手册编号： _CW21872015_ ），本批报检商品系□进料/□来料加工商品，经加工后全部返销。特此声明。

本声明若有不实，愿按照检验检疫法律、法规及有关规定接受处罚。

经营单位/收货单位： _____ （公章）

_____ 年 4 月 10 日

注：本声明加盖经营单位或收货单位公章，并附以下文件后有效。

(1)经营单位或收货单位营业执照复印件（加盖经营单位或收货单位公章）；

(2)含海关手册编号、经营单位名称、收货单位名称、海关机构名称或代码的进料/来料手册首页复印件（加盖经营单位或收货单位公章）。

附件 11.4 "检验检疫申报回执"

检验检疫申报回执

报检单位：上海 XX 货物储运代理有限公司

提单号	SITJM818KS508		申报日期	2008-04-17
报检号	310400108100024E		审核结果	交单
反馈信息	请携带报检相关资料至现场办理派单报检手续；请确认收到"放行"、"查验C"指令后再安排港区提货计划！			

缴费通知	集装箱规格	集装箱数量	检疫费	缴费期限
	20尺			
	40尺			
	其他			
	小计			

主要货物HS编码		主要货物原产国	

查验通知			
查验点/机构	地址	联系电话	

木包装检疫情况			
□正常 □有疫情 □有木质包装（铺垫材料） □有异常			
是否需报检	□是 □否		
签收记录	本人已收到检验检疫申报回执，将按照规定与指定的审核结果联系检验检疫事宜。 经办人： 日期：		

1、请申报人或申报代理人在货物运至相应查验点24小时之前，与上述部门联系，以便安排检验检疫事宜。

2、须经口岸检疫查验的货物，应运至相应查验点，经检疫查验后，方可出运；须实施检验的进口商品，未经检验的不得销售、使用，违者将按照《中华人民共和国进出口商品检验法》及其实施条例、《中华人民共和国进出境动植物检疫法》及其实施条例、《中华人民共和国国境卫生检疫法》及其实施细则、《中华人民共和国食品卫生法》等有关规定予以处罚。

附件 11.5 《入境货物通关单》

中华人民共和国出入境检验检疫

入境货物通关单

310400108008509T

编号：310400108095554000

1. 收货人 上海××电工有限公司 ***			5. 标记及号码 见发票
2. 发货人 *** KAMIGUMI CO LTD			
3. 合同/提(运)单号 *** /SITJM818KS508		4. 输出国家或地区 日本	
6. 运输工具名称及号码 JIN MAN YANG/ 818W	7. 目的地 上海市松江区		8. 集装箱规格及数量 海运20尺普通1个
9. 货物名称及规格 熔断器 *** 按摩机 *** (以下空白)	10. H.S. 编码 8536100000 *** 9019101000 *** (以下空白)	11. 申报总值 *735.6美元 *** *67581.65美元 *** (以下空白)	12. 数/重量、包装数量及种类 *200个， *287其他 *164台， 其他 (以下空白)
13. 证明 **上述货物业已报检/申报，请海关予以放行。** 签字：　　　　　　　　日期：　2008　年 04　月　17　日			
14. 备注 			

E 1038851　　　　　　　③ **本局留存**　　印刷流水号：E1038851　　[2-1-1(2002.1.1)*1]

附件 11.6   《出境货物换证凭条》

出境货物换证凭条

648066

转 单 号	330000205072661T 9571	报检号	330000205078525
报检单位	杭州××机械有限公司		
品　　名	线锯机		
合 同 号	HZTY0401	**HS编码**	84615000.00
数 (重) 量	810台	包装件数 810纸箱	金　额 36701.1美元

评定意见:

　　贵单位报检的该批货物,经我局检验检疫,已合格。请执此单到上海局本部办理出境验证业务。本单有效期截止于2006年06月22日。

3100103930

浙江局本部2005年06月22日

××

12 报检相关单证的填制

学习目的

　　了解报检相关单证的填制规范；熟练掌握报检单证的填制方法；注意进出口货物报检单填制中的常见差错。

知识要点

　　重点掌握如何填制《入/出境货物报检单》及相关申报单证。

12.1　概述

　　报检相关单证，也称"申请单"，属于国家质检总局公开发布的、具有固定格式和填制要求的一种证单①。"申请单"是出入境贸易关系人（即进出口货物报检人或其代理人），为申请检验检疫事项而向检验检疫机构提交的、申报受检对象相关事项的法律文件。

　　在办理进出口货物报检中，"申请单"是检验检疫机构对进出口货物实施检验检疫启动工作程序的主要依据；是检验检疫机构签发《入/出境通关单》、海关开展稽查和调查的重要凭证；是检验检疫机构处理进出口货物违规案件的重要书证。因此报检人对所填写的进出口货物报检单的真实性和准确性应承担法律责任。

　　"申请单"按进出口货物的进出口状态分为《入境货物报检单》和《出境货物报检单》。按进出口货物报检单的表现形式可分为纸质报检单与电子报检单。按进出口货物的运输或包装方式，如集装箱运输、出境货物的桶、纸箱、木箱等包装容器，还需要填制《出/入境集装箱报检单》和《出境货物运输包装检验申请单》。

　　报检人在填制相关报检单时，必须按照检验检疫法律法规的规定，如实地向检验检疫机构申报，做到真实、准确、齐全、清楚。具体说来是要求报检人在填制相关报检单时，做到：一是单证相符，即报检单中所列各项与合同、发票、装箱单、提单以及批文等相符；二是单货相

---

①　证单：包括申请单、证书、证单、监督管理证明和专用证单等。

符,即报检单所列各项所报内容与实际进出口货物情况相符。

检验检疫机构对报检人提交的相关报检单进行认真审核。审核的内容包括:报检单填写是否完整、准确;报检单是否加盖报检单位公章或代理报检单位备案印章、HS 编码归类是否准确;货值、合同、贸易国别/地区等是否所附单据一致;代理报检委托书上是否按规定填写委托单位的详细地址、联系电话和联系人等。

向检验检疫机构申报的进出口货物相关报检单,事后由于特殊原因发生原填报内容与实际进出口货物不相一致的情况,且有正当理由者①,可向检验检疫机构申请更正,经检验检疫机构核准后,应立即对原填报项目的内容及其相关内容进行更改。

报检单的填制质量是衡量一个合格报检员的重要准则,也是全国统一报检员资格考试的必考内容之一。

12.2 《入/出境报检单》的填制规范

12.2.1 《入/出境货物报检单》的填制

1.《入(出)境货物报检单》的填制的基本要求

进出境报检单位应加盖公章,并准确填写本单位在检验检疫机构备案或注册登记的代码。所列各项内容必须完整、准确、清晰、不得涂改。

(1)编号:由检验检疫机构报检受理人员填写,前 6 位为检验检疫机关代码,第 7 位为报检类代码,第 8、9 位为年代码,第 10 至 15 位为流水号。实行电子化报检后,该编号可在受理电子化报检的回执中自动生成,实行全国唯一号码。

(2)报检单位:按有效工商营业执照核准的单位全称填写,加盖报检单位印章。

(3)报检单位登记号:报检单位在检验检疫机构备案或注册登记的代码,实行全国唯一号码。

(4)联系人:填写报检人员姓名。电话:填写报检人员的联系电话。

(5)报检日期:检验检疫机构实际受理报检的日期,由检验检疫机构受理人员填写。

(6)发货人②:根据不同情况填写。进口报检的,填写外贸合同中的发货人;出口报检的,应填写外贸合同中的卖方或信用证受益人;出口预报检的,可填写生产单位。

---

① 见本书 2.1.7。

② 发货人:出境指在检验检疫机构已办理登记备案的境内发货单位或自然人;入境指境外发货单位或自然人。

(7) 收货人①：按外贸合同、信用证上所列收货人名称填写。应中英文对照填写。

(8) 货物名称(中/外文)：进出口货物的品名，应与进出口外贸合同、信用证书上所列名称及规格一致(如进口废旧货物应注明)。

(9) H. S 编码：《商品名称及编码协调制度(H. S)》。使用海关编制的《商品名称及编码协调制度》代码，以当年海关公布的商品税则编码分类为准。一般为 8 位数或 10 位数编码。

(10) 货物总值：填写本批货物的总值及币种，应与合同、发票或报关单上所列的货物总值一致。

(11) 包装种类及数量：填写本批货物(实际)运输包装的种类和数量。其中包装种类使用国家质检总局编制的包装容器名称代码②，代码由代表包装种类、材料和类型的数字与字母混合编码组成；由运输工具直接载运的散货、挂件、裸装货物等视为无包装。申报检验检疫数量单位使用海关计量单位代码③。

(12) 运输工具名称号码：填写本批货物的运输工具的名称和号码。其中运输工具种类指载运检验检疫货物的交通工具种类，不含集装箱等无自动力的运输设备，使用国家质检总局编制的运输工具种类代码④；运输工具名称指运输工具的冠名或标牌名称，中籍运输工具使用中文名称，外籍运输工具使用英文名称；运输工具编码指运输工具的航班、班次、车次或(车)牌号。

(13) 贸易方式：根据实际情况填写本批货物进/出口贸易方式。贸易方式使用海关的贸易方式分类代码⑤。

(14) 集装箱规格、数量及号码：货物若以集装箱运输应填写集装箱的规格、数量及号码。其中集装箱规格使用国家质检总局编制的集装箱规格代码⑥。

(15) 合同订立的特殊条款以及其他要求：此栏应填入合同中特别订立的有关质量、卫生等条款或报检单位对本批货物检验检疫的特别要求。例如，申报进境可用做原料的固体废物须在此栏注明：国外供货商、国内收货人注册登记证书编号。

(16) 用途：填写本批货物的用途。根据实际填写种用或繁殖、食用、奶用、观赏或演艺、伴侣动物、试验、药用、饲用、其他。

---

① 收货人：出境指境外收货单位或自然人；入境指在检验检疫机构已办理登记备案的境内收货单位或自然人。

② 见本书附录 2。

③ 见本书附录 1。

④ 见本书附录 3。

⑤ 见本书附录 5。

⑥ 见本书附录 6。

(17) 随附单据:按实际向检验检疫机构提供的单据,在对应的"□"上打"√"或补填。

(18) 标记及号码:填写货物的标记号码,应与合同、发票等有关外贸单据保持一致。若没有标记号码则填"N/M"。

(19) 签名:由持有报检员证的报检人员亲笔签名。

(20) 检验检疫费:由检验检疫机构计费人员核定费用后填写。

(21) 领取证单:报检人在领取检验检疫机构出具的有关检验检疫证单时填写领证日期及领证人姓名。

2.《入境货物报检单》填制的专项要求

(1) 原产国(地区):填写本批货物生产/加工国家或地区。

(2) 数量/重量:填写本批货物的数/重量,应与合同、发票或报关单上所列的货物数/重量一致,并应注明数/重量单位。

(3) 合同号:填写对外贸易合同、订单或形式发票的号码。

(4) 贸易国别(地区):填写本批进口货物的贸易国别(地区)。

(5) 提单/运单号:货物海运提单号或空运单号,有二程提单的应同时填写。

(6) 到货日期:填写本批货物到达口岸的日期。

(7) 启运国家(地区):填写装运本批货物的交通工具的启运国家或地区。

(8) 许可证/审批号:需办理进境许可证或审批的货物应填写有关许可证号或审批号。

(9) 卸毕日期:填写货物在口岸卸毕的实际日期。日期的格式为"××××年××月××日"。

(10) 启运口岸:填写装运本批货物的交通工具的启运口岸。

(11) 入境口岸:填写装运本批货物的交通工具进境时首次停靠的口岸。

(12) 索赔有效期:按外贸合同规定的日期填写,特别要注明截止日期。

(13) 经停口岸:填写本批货物启运后,到达目的地前中途停靠的口岸名称。

(14) 目的地:填写本批货物预定最后到达的交货地。

(15) 货物存放地点:填写本批货物存放的地点。

(16) 外商投资财产:由检验检疫机构报检受理人员填写。

3.《出境货物报检单》填制的专项要求

(1) 产地:指货物的生产(加工)地,填写省、市、县名。

(2) 数/重量:按实际申请检验检疫数/重量填写。重量还应填写毛/净重及皮重。

(3) 合同号:填写根据对外贸易合同、订单或形式发票的号码。

(4) 信用证号:填写本批货物对应的信用证编号。

（5）货物存放地点：填写本批货物存放的具体地点、厂库。

（6）输往国家和地区：指外贸合同中买方（进口方）所在国家和地区，或合同注明的最终输往国家和地区。

（7）许可证/审批号：对已实施许可证或审批制度管理的货物，报检时应填写质量许可证编号或审批单编号。

（8）生产单位注册号：指生产、加工本批货物的单位在检验检疫机构注册登记编号，如卫生注册证书号、质量许可证号或加工厂库注册号码等。

（9）启运地：填写装运本批货物离境的交通工具的启运口岸/城市地区名称。

（10）到达口岸：指本批货物最终抵达目的地停靠口岸名称。

12.2.2 报检单填制中常见的差错

根据检验检疫法律法规的规定，报检人应如实向检验检疫机构申报，报检单必须真实、准确、齐全、清楚。即报检单中各项所列申报的内容必须与实际进出口货物相符，特别是货物的名称、规格型号、数（重）量、原产国、价格等内容必须真实。但在操作过程中，总还出现下列这样或那样的差错，给检验检疫机构的审单、施检、出证等工作带来不必要的麻烦。

1. 填制不齐全

报检单所列各栏目未按规定的内容和要求填报，经常出现漏填的事情，尤其是卫生注册或备案号、许可证号、毛重等项目。

2. 填制不规范

（1）规格型号不详。

① 商标或牌号被忽略。

当前，国际市场畅销的许多商品都标有一定的商标或牌号，各种不同商标或牌号的商品都具有不同的特色。尤其是名牌产品的制造者为了维护其商标或牌号的信誉，对其产品要求品质应达到一定的标准。因此，商标或牌号本身实际上是一种品质的象征。所以在国际贸易中出现凭商标或牌号进行买卖，无需对品质提出过细要求。在此情形下，报检品名不能省略商标或牌号。

② 未备注成套商品的配件情况。

成套商品的主件与配件都是商品不可或缺的部分，该类商品的配件情况应在品名中详细列明。例如，有一批入境柜式空调，报检人向检验检疫机构申报商品品名只是"柜式空调"。

就此而言,完全可将其视为完整的柜式空调。实际上则不然,该批柜式空调配套并不完整,既有只包括室内机而不包括室外机和压缩机,也有包括室内机和压缩机而不包括室外机的不同情况。此类商品应分别归入 H. S 编码 8415833 和 84158220,如果不加以区分,没有详细列明配套情况,势必会使检验检疫机构的工作出现偏差。

(2) 商品品名不规范。

每种商品在国际贸易中一般都有具体的名称,并表现为一定的品质,这是货物交易的基本依据之一。只有在品名确定、准确、规范的前提下,买卖双方的交易才能得以顺利进行。

① 未使用商品的学名或国际上通行的名称。

目前,有些商品的名称并不完全一致,甚至出现以俗称替代商品的学名或国际上通行名称的情况。例如,有一批来自荷兰的食品添加剂,报检人在《入境货物报检单》的货物名称栏内填写的货物名称为"奶精",而提供的正本《兽医检疫证书》和《成分表》上所列的品名为"Non dairy creamer"。

从美国农业部发布批准使用该品名的资料来看,"Non dairy creamer"的主要成分包括固态玉米糖浆、植物脂肪、卵磷脂、酪蛋白酸、天然或人造香料、色素等,其形态呈现为大小一致的不结团粉粒,颜色为白或乳白色,可作为配料或改善食品特征(如外形、味觉等)的添加剂。由此看来,"奶精"容易让人误以为系牛奶的提纯物,此处最好译为规范的品名"植脂本",既符合商品实际,又能避免误解。

② 未采用准确的商品品名。

商品品名在国际贸易中,应能确切反映标的物的特点,而不能过于笼统,以免造成履行合同发生不应有的困难,甚至埋下贸易纠纷的祸根。例如,某公司从台湾进口一批成品纸,报检人在货物名称栏内填写的商品名为书写纸,H. S 编码为 48026000。经检验检疫机构检验确定,该批成品纸的准确品名为"胶版印刷纸",应归入 H. S 编码 48025200,采用书写纸的品名过于笼统,没有反映货物的真实情况,直接导致商品归类的错误。

③ 未注意品名中所含商品的加工状态。

加工状态是商品情况的重要反映,也是商品品名的重要组成部分。而报检人在实际业务操作中,通常规避了商品品名的加工情况,尤其在农副产品和水产品的报检中。例如,有一批出境熟瓜子,报检人填写的商品品名为"PUMPKIN SEEDS"。此类漏掉加工状态的商品品名,很可能会产生歧义,让人误以为是南瓜种子。后经检验检疫机构受理报检人员提醒,报检单位才意识到错误,及时更正熟瓜子的品名为"ROASTED AND SALTED PUMP-KIN SEEDS"(烘焙的盐渍南瓜子)。

④ 品名中出现不必要的描述。

一些品名表述已很准确，但如果夹杂了不必要的描述，反而显得不妥。如有一批出境冷冻烤鳗，企业在向检验检疫机构报检时还在品名后加上"淡水养殖"的描述，从字面上理解，应是指鳗鱼系淡水养殖，但严格地讲，冷冻烤鳗已是活鳗经多道工序加工而成的产品，淡水养殖是针对活鳗的，而非冷冻烤鳗，如果确需加上这样的描述，应在品质条款中作出规定，而不应在品名上进行不必要的描述。

3. 填制不准确

(1) 商品归类不准确。如将普通复印设备归入了商品编号 90091110（多色静电感光复印设备）；将稳压电源器的零配件归入"散热版"。

(2) 数量填报不准确。

① 报检数量、金额错误常见的有多写或少写一个"零"；以一份合同中总的数量代表分批发运的数量；报检箱数与实际箱数不符等等。

② 电子报检数据输错，如外贸公司出运口岸频繁改变，造成更改单证大幅增加。

(3) 成交币填报错误。如将"美元"(USD)填报成"港币"(HKD)。

(4) 贸易方式填报错误。常见的错误是将"一般贸易"与"灵活贸易"误写，这直接涉及检验检疫计费。

12.3　报检其他单证的填制规范

12.3.1　《报检委托书》的填制规范

1. 概念

(1)《报检委托书》是一种法律文书。

代理报检企业、出入境快件运营企业①与进出口商品收发货人的委托办理报检业务，是一种履行行政法律义务的行为。依据《商检法》的规定，收发货人只能委托具有特定主体资格的企业，也就是代理报检企业、出入境快件运营企业办理报检手续。

代理报检企业、出入境快件运营企业接受进出口商品的收货人或者发货人的委托，以委托人的名义办理报检手续时，必须提交的一种由委托人出具的、反映其真实意思的授权委托书，即《出入境检验检疫报检委托书》。这种《报检委托书》既是向检验检疫机构表明与委托人之间的法律关系，明确委托范围及双方的权利义务，也是检验检疫机构审查委托

---

① 见本书 2.2.3。

人资格的重要凭证。

(2)《报检委托书》格式。

原《报检委托书》全称为《出入境检验检疫报检委托书》,其格式分为长期委托书和一次性委托书两种。记载的内容分为委托人与受委托人的关系和受托人确认声明两部分。

根据国家质检总局 2010 年 3 月 30 日公布的《出入境检验检疫代理报检管理规定》(总局令第 128 号)规定,对原版《出入境检验检疫报检委托书》①更名为《代理报检委托书》(见附件 12.8),并增补列明委托事项等内容,自 2010 年 6 月 1 日起实施。

2. 填制规范

《代理报检委托书》载明的基本内容包括:

(1) 委托人的备案号/组织机构代码;

(2) 委托人的委托具体事项,包括品名、数(重)量、外贸合同号和提单号、委托人信息②等内容;

(3) 双方责任、权利和代理期限等内容,并加盖双方的公章。

3. 实例 1   入境货物报检委托书的填制③

有关填制内容:

(1) 委托方:××集团上海五金有限公司

委托人(印章):×××   委托日期:2011 年 6 月 1 日

委托书有效期:2011 年 6 月 1 日至 2005 年 6 月 30 日

联系电话:2603××××   代理报检登记号:3103700×××

(2) 受托方:××工程建设总公司

受托人(印章):××工程建设总公司

单位地址:××路××号   确认日期:2011 年 6 月 1 日

(3) 入境货物资料

品名:开关等   数(重)量 :855 kg

外贸合同:2004SPS-ZB-073   提(运)单号:00LU25485451 * 01

4. 实例 2   出境货物报检委托书的填制④

有关填制内容:

(1) 委托方:广西贺州市××进出口贸易有限公司

委托人(印章):××进出口贸易公司   委托日期:2011 年 6 月 29 日

---

① 原版格式,见本书附件 6.2。
② 受委托人的信息可查阅当地检验检疫机构网站核实。
③④ 参考答案见附件 12.8。

委托书有效期:2011 年 1 月 1 日至 2005 年 12 月 31 日

联系电话:2395××××　　　　　　　单位地址:广东江门市××路××号

机构性质:国营　　　　　　　　　　经营范围:打火机、点火枪

(2) 受托方:上海××国际货运代理有限公司

受托人(印章):上海××国际货运代理有限公司

代理报检登记号:3100700×××　　　确认日期:2011 年 6 月 29 日

(3) 出境货物资料

品名:打火机　　　　　　　　　　　数(重)量:880 000 个

外贸合同:ZY050707GH

12.3.2 《出(入)集装箱报检单》的填制规范

1. 适用范围

凡需要出入境货物通关单以及申请委托检验业务的,不适用于《出(入)集装箱报检单》,一律填写《出/入境货物报检单》。具体说来,空箱和装载非法检货物的集装箱,要求报检人填写《出/入境集装箱报检单》;装载法检货物的集装箱,要求报检人填写货物报检单有关集装箱各项内容①。

2. 填制要求

(1)《出(入)集装箱报检单》所列基本项目的填制可参照 12.2.1 。

(2)《出(入)集装箱报检单》有下列填制要求:

① 集装箱停放地:填写港区集装箱的堆放地。

② 拆/装箱地点:填写集装箱实施检验检疫、灭菌消毒等工作场所。

③ 需要证单名称:在对应的"□"上打"√"。如在集装箱检验结果单的"□"上打"√",则表明货主要求检验检疫机构签发《集装箱检验结果单》(见附件 12.1)。

④ 检验检疫费:由检验检疫机关填写。

3. 实例

2008 年 6 月,山东××船务有限公司拟从上海口岸发运一批鲜香菇至 HAKATA,并按出境集装箱的规定,委托上海某国际集装箱运输公司办理出境货物集装箱检验检疫报检。申报时,报检人除提交相关的资料外,还按要求填制了下述编号为 310400208705272 的《出/入境集装箱报检单》,并要求检验检疫机构签发《集装箱检验检疫结果单》(附件 12.1)。

---

① 见本书 8.7 装载法检进出口货物的集装箱报检实例。

集装箱规格及数量	集装箱号码	拟装/装载货物名称	包装/铺垫物种类及数量
20 RF × 10 ℃	GESU9373099	鲜香菇	1 × 20 RF
运输工具名称号码船名：YI FA/0822E		启运/到达国家或地区：上海/HAKATA	
启运及经停地点	上海	装运/到货日期	
提单/运单号	SITSHHKRT12728	目的地	
集装箱停放地	亚太公司	检验检疫费	
拆/装箱地点		总金额(人民币)	

需要证单名称	☑集装箱检验检疫结果单 ☐熏蒸/消毒证书 ☐	计费人	
		收费人	
报检人郑重声明： 1. 本人被授权报检。 2. 上列填写内容正确属实。 签名：周××		领取证单	
		日期	
		签名	

12.3.3 《出境货物运输包装检验申请单》的填制规范

《出境货物运输包装检验申请单》仅供申请办理出境货物运输包装性能检验(或分证)及出境危险货物运输包装使用鉴定时填写。

1. 填制要求

(1) 申请人：申请实施出境货物运输包装检验的单位全称及备案登记号(10位码)，并加盖公章。

(2) 包装使用人：填写出境货物运输包装容器的使用单位。

(3) 包装容器名称用规格：指包装容器的具体名称及其规格。如纸箱的名称要写明单(双、三)瓦楞纸箱，规格用长×宽×高(毫米)表示。

(4) 包装容器标记及批号：按《国际危规》规定填写包装容器上的唛头及生产厂代号及生产批号等。标记填写不下时可用附页；没有标记则填写"N/M"。

(5) 包装容器生产厂：生产包装容器的厂家名称。

(6) 原材料名称及产地：指用于制造包装容器的原材料名称及其产地。纸箱要分别填写面、底、坑、芯纸的定量及产地，国产材料产地至少填地区名称。

(7) 包装质量许可证：包装容器生产厂质量许可证书号码。申请性能检验时应填写该证书号码。

（8）申请项目：在对应的"□"上打"✓"。

（9）数量：指实际检验的出口数量，应与合同相符。

（10）包装容器编号：据实填写。

（11）生产日期：指该批包装容器的生产时间，填至月份。

（12）存放地点：指该批容器存放的地点。

（13）危包性能检验结果单号：申请危险品包装容器使用鉴定时填写。指该批危险品包装容器的性能检验结果单的编号。

（14）运输方式：在对应的"□"上打"✓"。

（15）拟装货物名称及形态：指该批包装容器盛装货物的名称及其形态。形态指固体、液体或气体等。

（16）密度：填写该批包装容器所盛装液体货物的密度。

（17）拟装货物单件毛重：指容器内装货物的净重加上包装物的重量，据实填写。

（18）单件净重：指运输包装容器内货物的净重。该栏加填"包装危险类别"：按国际危规盛装危险货物包装分为Ⅰ类、Ⅱ类、Ⅲ类填写。

（19）联合国编号：申请检验危险品包装容器时填写。指拟装的危险货物在《国际危规》①中规定的编号②，并要加填危险类别。

（20）装运口岸：指该批包装容器所装货物出口的装运口岸。

（21）提供单据：在对应的"□"上打"✓"。原则上申请性能检验的必须提供厂检单。

（22）装运日期：指该批包装容器所装货物出口的装运日期。

（23）集装箱上箱次装货名称：本集装箱前次所装货物的名称。

（24）输往国家：指贸易合同中买方（进口方）所在国家或地区。

（25）申请人郑重声明：必须有报检员的亲笔签名。

（26）编号：由检验检疫机构人员填写。

2. 实例

2005 年某（中国）有限公司向韩国出口一批食品，委托上海某食品工业公司向上海浦江检验检疫局办理出口报检，具体情况详见 12.4.2。

按出境货物运输包装的要求，该批货物的出口应事先办理出境货物运输包装的检验申请，以获得《出境货物运输包装性能检验结果单》。在申请包装检验报检时，应按填制规范填制下述《出境货物运输包装检验申请单》：

---

① 《海运危规》：是国际海运危险货物法规简称，INTERNATIONAL MARITIME DANGEROUS GOODS CODE。

② 编号：是指《海运危规》中列明的物质，确定货物的联合国编号、类别和危险程度。

出境货物运输包装检验申请单

日期:2006 年 6 月 5 日　　　　　　　　　　　　　　　　　* 编号① ＿＿＿＿＿＿＿

申请人(加盖公章)	(单位)××包装(张家港)有限公司		联系人	×××
	(地址)		电话	×××
包装使用人	××(中国)有限公司		包装容器标记及批号 320503L0506	
包装容器名称及规格	单瓦楞纸箱 1 000＜L＜2 000			
包装容器生产厂	××包装(张家港)有限公司			
原材料名称及产地	张家港		包装质量许可证	
申请项目(划"✓")	□危包性能　□危包使用　☑一般包装性能　□			
数量	22 000	包装容器编号		
生产日期	2005-06-05	存放地点	××(中国)有限公司	
危包性能检验结果单号		危险货物灌装日期		
运输方式(划"✓")	☑海运　□空运　□铁路　□公路　□			
拟装货物名称及形态	固体	密度	* * * 包装种类	
拟装货物单位毛重	食品	单件净重	联合国编号	* * *
装运口岸	上海	提供单据(划"✓")	☑合同　☑信用证　☑厂检单　□	
装运日期		集装箱上箱次装货名称	* * *	
输往国家	韩国	合同、信用证等对包装的特殊要求	* 检验费	
分证单位及数量		* * *	总金额(人民币)	
			计费人	
			收费人	
申请人郑重申明: 上列填写内容正确属实,并承担法律责任。 　　　　　　　　　　　签名:＿××× ＿			领取证单	
			时间	
			签名	

---

① 　*号栏由出入境检验检疫机关填写。

12.4 《入/出境货物报检单》填制实例

12.4.1 《入境货物报检单》的填制①

1. 报检情况

中国某物资上海公司从新西兰进口花旗松原木,委托上海某国际物流有限公司以电子方式,向入境口岸检验检疫机构申报。

计算机自动生成的编号 310400108099690E《入境货物报检单》上填制情况如下:

报检单位:上海××国际物流有限公司　　报检单位登记号:3100910221

联系人:×××　　电话:×××　　报检日期:2008 年 04 月 16 日

收货人:中国××物资上海公司　　发货人:PACIFIC FOREST PRODUCTS LTD

货物名称	H.S编码	原产国	数/重量	货物总值	包装种类及数量
花旗松原木	4403209090 M.P/Q	新西兰	453.096 立方米	52 106.04 美元	2 426 其他

运输工具名称号码:船舶,TASMAN RESOLUTION/210806　　合同号:＊＊＊

贸易方式:一般贸易　　贸易国别(地区):新西兰　　提单/运单号:210806TRGSHA104

到货日期:2008-04-13　　启运国家(地区):新西兰　　许可证/审批号:＊＊＊

卸毕日期:2008-04-18　　启运口岸:新西兰　　入境口岸:吴淞口岸

索赔有效期:90 天　　经停口岸:＊＊＊　　目的地:上海市宝山区

集装箱规格、数量及号码:＊＊＊　　外商投资财产:否

合同订立的特殊条款以及其他要求:＊＊＊　　货物存放地:9T

用途:＊＊＊　　标记及号码:见发票

2. 报检随附证单

按检疫审批管理类商品的入境检验规定,该批货物的报检除附贸易性单据外,还需提供《报检委托书》、原产地证(附件 12.2)、非木质包装材料(附件 12.3)、新西兰农渔部签发的植物卫生证书(附件 12.4)。

12.4.2 《出境货物报检单》的填制②

1. 报检情况

某某(中国)有限公司向韩国 KINNOS CONFECTIONERY CO.,LTD 出口一批上

---

① 参考答案:见附件 12.5。
② 参考答案:见附件 12.6。

好佳食品,委托上海某食品工业公司向上海浦江检验检疫局办理出口报检。编号310100205135948《出境货物报检单》上填制情况如下:

报检单位:上海××食品工业公司　　　报检单位登记号:3100701535
联系人:××　　电话:××　　　　　　报检日期:2005 年 06 月 21 日
收货人:KINNOS CONFECTIONERY CO.，LTD.　　发货人:××(中国)有限公司

货物名称	H.S 编码	原产国	数/重量	货物总值	包装种类及数量
上好佳食品	19041000.00　R/S	中　国	4 594 千克	7 656 美元	2 552 纸箱

运输工具名称号码:船舶　　贸易方式:一般贸易　　存放地点:＊＊＊
合同号:05-06-1882344　　信用号:＊＊＊　　用途:＊＊＊
发货日期:0000-00-00　　输往国家:韩国　　许可证/审批号:3100/15085
启运地:上海口岸　　入境口岸:韩国　　生产单位注册号:＊＊＊
集装箱规格、数量及号码:海运 40 尺普通×2
合同订立的特殊条款以及其他要求:＊＊＊　　标记及号码:N/M

2. 报检随附证单

按出境食品报检的规定,该批货物的报检除附贸易性单据外,还需提供《报检委托书》和《进出口食品标签审核证书》(食品标签审核号:C3101010210274)(附件 8.7)、《出口食品预检结果单》(附件 8.8)、《出境货物运输包装性能检验结果单》(附件 8.9)。此外,由于出口时紧迫,该公司在办理出口报检时仍未提取到出口货物装运的集装箱(2×40),按规定提交《适载检验合格承诺书》(附件 8.10),特请检验检疫机构对货物实施检验并放行。

案例评析

案例1　变造"集装箱检验检疫结果单"受罚[①]

2008 年 4 月,宁波某公司报检员刘某向宁波检验检疫局提交了一份"集装箱检验检疫结果单",以领取该批货物的通关单,该局工作人员发现"集装箱检验检疫结果单"上"拟装/装载货物"栏中的"脱水山药　脱水叉烧肉"字样有变造的嫌疑,遂立案调查。

经进一步调查表明:刘某为宁波市一家食品厂的报检员,2008 年 2 月,刘某在宁波局领取了两份"集装箱检验检疫结果单",一份对应的货物是拟出口到香港的"脱水叉烧肉",货值7 000 多美元;另一份对应的是该公司准备出口的另一批货物——"脱水山药"。由于疏于保管,刘某在准备领取"脱水叉烧肉"这批货物的通关单时,却找不到与此对应的"集装箱检验

---
① 资料来源:《中国国门时报》2008 年 4 月 23 日。

检疫结果单",便自作聪明,在"脱水山药"对应的"集装箱检验检疫结果单"的拟装/装载货物一栏中打印的"脱水山药"后面自行打印上"脱水叉烧肉"的字样,企图蒙混过关,没想到被宁波检验检疫局工作人员识破。

检验检疫证单是检验检疫机构根据我国法律法规的规定行使出入境检验检疫行政职能时依法出具的具有法律效力的行政执法文书。我国法律明确规定,禁止伪造、变造、买卖、盗窃检验检疫证书。对于伪造、变造、买卖、盗窃商检证单尚不构成犯罪的行为,依据《商检法》第三十六条、《商检法实施条例》第四十九条的规定,宁波检验检疫局对刘某没收违法所得,并处商品货值金额等值以下罚款。

案例 2 不如实申报逃避法定检验案

2004 年 7 月底,A 口岸检验检疫局在受理 B 报关有限公司关于代理报检 A 地某电子有限公司(简称 C 公司)出境法检货物——变压器的业务咨询时,了解到该公司以往委托上海 B 报关有限公司报的同类出境货物均直接出具通关单的情况后,立即调阅 49 份相关的历史单证。同时,A 检验检疫局随即派员对生产现场及产品进行了查验,确认 B 公司在代理 C 公司产品出口时涉嫌不如实申报的违法行为。由于此案涉及批次多、涉案金额大、违法情节较为复杂等问题,A 检验检疫局决定进一步予以立案查处。

C 公司是位于 A 地保税区内,以进料对口加工贸易方式,对国外进口部件生产加工为成品复出口的进料加工型企业。经查实,B 公司自 2004 年 5 月 19 日至 7 月 26 日在代理报检 C 公司共 17 批出口变压器(H.S 编码 85043190/N,商品总值 151 618.10 美元)的过程中,将贸易方式为"进料加工"伪装成"保税区仓储转口"方式向检验检疫机构申报,从而逃避商品检验,骗取出境货物通关单,随后以"进料对口"的真实贸易方式向海关报关出境。

通过调阅存档单证、向海关发函调阅存档单证、向当事人及与案情相关的单位、人员调查询问,A 检验检疫局查实了 B 公司不如实报检,骗取商检机构有关单证的违法行为,在事实面前,B 公司也对此供认不讳。据此,A 检验检疫局依法对 B 公司作出共计 12 万元人民币罚款的处罚决定,使不法代理报检单位得到了应有的惩处。

鉴于 C 公司已以检验检疫报检委托书形式将出口货物的报检全权委托 B 公司办理。因此,认定本案 B 公司代理 C 公司报检的具体实施违法行为,可依据《商检法》及其实施条例予以处罚。

涉案 B 代理公司的违法行为发生在 A 地保税区。保税区的检验检疫模式有其特殊性:国内市场商品进入保税区时视同出口,已完成对法定商品的检验检疫;而国外商品进入保税区停留,期间不进行任何加工。该两种类型的商品在离开保税区到国外的报检报关过程中,海关定其贸易方式为"保税区仓储转口",而检验检疫机构归其为"其他贸易",不需检验,直接出具通关单放行。涉案当事人正是利用这一模式的快速通关,将贸易方式为"进料加工

（保税区内为进料对口）"的法检商品伪报为"保税区仓储转口"，从而达到骗取通关单、逃避检验检疫的目的。

涉案 B 代理报检企业并未从不如实申报行为中获取经济上的直接利益。但其真正目的是以其"快速"的报检通关速度来吸引客户。由此可见，在目前代理报检企业众多、竞争激烈的情况下，检验检疫机构更需要加强对代理报检企业的监督管理，对这种采取不正常手段来达到提高竞争力目的的代理报检企业，应予以严厉处理，净化代理报检环境。与此同时，企业可查询检验检疫机构网站上公布的代理机构名单，从中选择合适的代理机构，保证商品出口通关。

本章小结

规范填制《入/出境货物报检单》及相关申报单证是报检人的职责，不如实申报者将依法受到相应的处罚。同时检验检疫申报单证的填制质量好坏，也会直接影响检验检疫工作质量。因此，《入/出境货物报检单》及相关申报单证的填制是出入境检验检疫报检工作的第一个环节，也是一个十分重要的环节。

综合练习

1. 模拟试题练习

(1) 单项选择题

① 某公司与香港客户签订合同出口一批货物，货物目的港为荷兰阿姆斯特丹，最终销售地为卢森堡。《出境货物报检单》的"输往国家（地区）"一栏应填写（　　）。

A. 香港　　　　　B. 荷兰　　　　　C. 卢森堡　　　　　D. 阿姆斯特丹

② 郑州某外贸公司从合肥某生产企业采购一批货物出口，拟由南京水运至上海口岸报关出境。《出境货物报检单》的"启运地"一栏应填写（　　）。

A. 郑州　　　　　B. 合肥　　　　　C. 南京　　　　　D. 上海

③ 西安某生产企业出口一批货物，拟由汽车运至青岛通关后海运出口，《出境货物报检单》的"运输工具名称"和"启运地"应分别填写（　　）。

A. 汽车；西安　　B. 汽车；青岛　　C. 船舶；西安　　D. 船舶；青岛

④ 武汉某工厂委托上海一外贸公司进口一批设备（检验检疫类别为 M/）。合同约定货物经香港从深圳口岸入境。《入境货物报检单》的"目的地"一栏应填写（　　）。

A. 武汉　　　　　B. 上海　　　　　C. 深圳　　　　　D. 香港

⑤ 某外贸公司委托一工厂生产一批出口货物，并要求该工厂办理报检手续。《出境货

物报检单》的"发货人"一栏应填写（   ）。

  A. 工厂名称   B. 外贸公司名称

  C. 外贸合同的买方名称   D. 货物承运人名称

⑥ 填写报检单时，如果没有唛头，"标记及号码"一栏应填写（   ）。

  A. M/N   B. N/M   C. 无   D. ＊＊＊

⑦ 某公司与美国某公司签订外贸合同，进口一台原产于日本的炼焦炉（检验检疫类别为 M/），货物自美国运至青岛口岸后再运至郑州使用。报检时，《入境货物报检单》中的贸易国别、原产国、启运国家和目的地应分别填写（   ）。

  A. 美国、日本、美国、郑州   B. 日本、美国、美国、郑州

  C. 日本、美国、日本、青岛   D. 美国、日本、日本、青岛

⑧ 某公司在产地报关出口一批货物（检验检疫类别为 M/N），《出境货物报检单》中"需要证单名称"一栏应选填（   ）。

  A. 装箱单   B. 动物卫生证书

  C. 出境货物换证凭单   D. 通关单

⑨ 某公司进口一批已使用过的食品灌装设备，合同中的品名是"灌装机"。《入境货物报检单》的"货物名称"应填写（   ）。

  A. 灌装机   B. 灌装机（旧）

  C. 食品灌装设备   D. 食品灌装设备（旧）

⑩ 在填制《入境货物报检单》时，不能在"贸易方式"一栏中填写的是（   ）。

  A. 来料加工   B. 无偿援助

  C. 观赏或演艺   D. 外商投资

（2）多项选择题

⑪ 甲公司委托乙公司进口一批生产原料，由乙公司在入境口岸办理报检手续，货物通关后由丙加工厂代为加工。关于《入境货物报检单》填制，以下表述正确的有（   ）。

  A. "发货人"应填写甲公司的名称

  B. "收货人"应填写乙公司的名称

  C. "目的地"应填写丙加工厂所在地名称

  D. "报检单位登记号"可填写甲公司或丙加工厂的备案登记号

⑫ 根据对外贸易具体情况，报检时《出境货物报检单》的"合同号"一栏可填写（   ）。

  A. 对外贸易合同号码   B. 订单号码

  C. 形式发票号码   D. 成交确认书号码

（3）判断题（请根据所提供的单据完成判断题）

⑬ 某公司出口一批货物，由于市场原因，该批货物在国外销售不佳。经与国外客户协商，双方同意按出口单价将部分货物退运。

INVOICE

CONSIGNOR: SHANXI FOODSTUFFS IMP/EXP CO. , LTD. No. 345 ×× ROAD, TAIYUAN, CHINA	No. : ZW780321	DATE: Jan. 25，2005
CONSIGNEE: VICTOR CO. , LTD. ××, USA	L/C No. : LC7584076584 BANK OF CHINA SHANGHAI BRANCH	DATE: Jan. 20，2005

PORT OF LOADING: DALIAN CHINA	VESSEL: STAR RIVER V. 092	CONTRACT No. : GHRU2908
PORT OF DISCHARGE: ××		

MARK&. No.	DESCRIPTION OF GOODS	QUANTITY/UNIT	UNIT PRICE USD	AMOUNT USD
GHRU2908 SHANXI CHINA	SHANXI GREEN BEANS PACKING: IN BAG　300BAGS/50KGS EACH PACKAGE ORIGIN: SHANXI CHINA CONTRACT No. : GHRU2908		400. 00/TON	6000. 00

SHANXI FOODSTUFFS IMP/EXP CO. , LTD.
SIGNED BY ············

"发货人":山西某进出口公司。

"货物名称":红豆。

"数/重量":300 袋/15 000 公斤。

"货物总值":400 美元。

"合同号":RE01。

"信用证号":LC7584076584。

"输往国家(地区)":加拿大。

"启运地":天津。

"到达口岸":美国。

"标记及号码":N/M。

⑭ 货物进口报检时,《入境货物报检单》有关内容填写情况如下各题作出判断:

BILL OF LADING(提单)

		OUR BOOK No.： GY771126	B/L No.：提单号 QJ760125
CONSIGNEE：收货人 SHANXI FOODSTUFFS IMP/EXP CO.，LTD. No.345 ZHONGSHAN ROAD, TAIYUAN, CHINA		REMARKS：	
NOTIFY PARTY：通知方 TIANJIN WUHE COMERCIAL & TRADE CO.，LTD. No.34 SHANDONG ROAD, TIANJIN, CHINA			
PORT OF LOADING：装运港 SAN FRANCISCO	VESSEL：船名 SUN SEA	VOYAGE No.：航次 407E	FLAG：船籍 CANADA
PORT OF DISCHARGE：卸货港 TIANJIN CHINA VIA YOKOHAMA		PLACE OF DELIVERY：	

MARK 唛头	No. OF PKGS 包装件数	DESCRIPTION OF GOODS 货物描述	GROSS WEIGHT 毛重	MEASUREMENT 尺码
N/M	280 BAGS		14 000 KGS	10.600 CBM
		GREENBEANS(RETURNCARGO) PACKING：IN 20 WOODEN PALLETS CONTRACTNO.：RE01		
1×20′CONTAINER PCIU4873009/981263				
DATE：Mar.25，2005 BY ··············		MASTERCO.，LTD. BY ····················		

"原产国(地区)"：美国。

"贸易国别(地区)"：加拿大。

"启运国家(地区)"：日本。

"经停口岸"：横滨。

"运输工具名称及号码"：SUN SEA 407E。

"集装箱规格、数量及号码"：1×20′PCIU4873009/981263。

"收货人"：天津××工贸公司。

"货物总值"：5 600 美元。

"提单/运单号"：QJ760125。

"包装种类及数量"：280 袋/20 木托盘。

2．思考题

(1) 如何正确填制《入境货物报检单》?

(2) 怎样正确填制《出境货物报检单》?

(3)《报检委托书》的作用是什么? 如何正确填制?

(4) 如何正确使用《出(入)集装箱报检单》?

(5) 怎样正确填制《出境货物运输包装检验申请单》?

3．技能实训题

(1) 试填制来料加工货物的《入境货物报检单》。①

入境货物申报材料参照本书 11.6.1。

(2) 试填制一般贸易货物的《入境货物报检单》。②

入境货物申报材料参照本书 12.4.1。

(3) 按下述内容,填制《代理报检委托书》。③

① 委托方:常熟棉纺织有限公司(机构代码:3214910×××)

委托人(印章):常熟××有限公司　　　委托日期:2010 年 8 月 1 日

委托书有效期:2010 年 8 月 1 日至 2010 年 9 月 1 日

联系电话:0512—527782××　　　单位地址:常熟市元和路 21 号

机构性质:有限责任公司　　　经营范围:纱、布

法人代表(印章):黄××

② 受托方:上海青浦报关行(单位登记号:31007000××)

受托人(印章):上海青浦报关行

单位地址:××路 20 号　　　确认日期:2010 年 8 月 15 日

联系电话:651240××　　　联系人:葛××

③ 出境货物资料

品名:未梳棉花　　　数(重)量:495 166 千克

外贸合同:DWS-050621　　　H. S 编码:52010000.10

包装情况:2 195 布袋/包　　　提单/运单号:BNDSHA055555516×

合同号:DWS-050621

---

① 参考答案:见附件 12.7。

② 参考答案:见附件 12.5。

③ 参考答案:见附件 12.8。

（4）请根据本书6.3.2有关上海某电子进出口有限公司出口小家电产品报检情况及其提供的《出境货物运输包装性能检验结果单》（附件6.6），按12.3.3及其实例正确填制《出境货物运输包装检验申请单》。

（5）请根据提供的单据完成关于《出境货物报检单》填制的单项选择题①—⑩。

INVOICE

	Invoice No.：GH339752
	Date：Jun. 20，2005
	Ref. No.：IN20050620

Buyer： VICTOR STAR CO. ，LTD. ROMA ITALY
L/C No.： LC85947829
UN BANK OF U. S. TIANJIN BRANCH
Notify Party： EVERBRIGHT CO. ，LTD. NAPLES ITALY
Contract No.： TYU05328
Shipped From：TIANJIN CHINA
Destination： NAPLES ITALY
Marks & No.： TYU05328
TIANJIN CHINA

Description	Quantity	Unit price（USD）	Amount（USD）
CANNED APPLE			
PACKING：IN TIN	4800TINS/120CARTONS		
ORIGIN：TIANJIN CHINA	0.2KGS EACH TIN	2.00/TIN	9 600.0.0

TIANYIN FOODSTUFFS IMP/EXP CO. ，LTD.

① "发货人（外文）"一栏应填写（　　）。
A. VICTOR STAR CO. ，LTD.
B. TIANJIN FOODSTUFFS IMP/EXP CO. ，LTD
C. UNBANK OF U. S. TIANJIN BRANCH
D. EVERBRIGHT CO. ，LTD, NAPLESITALY
② "货物名称"一栏应填写（　　）。
A. 菠萝罐头　　B. 菠萝片　　C. 苹果罐头　　D. 苹果片

③ "数/重量"一栏应填写(   )。

A. 2TINS/9600KGS   B. 9600KGS

C. 4800TINS/120CARTONS   D. 4800TINS/960KGS

④ "货物总值"一栏应填写(   )。

A. USD9600   B. 4800TINS

C. 120TONS   D. 9600

⑤ "合同号"一栏应填写(   )。

A. LC85947829   B. TYU05328

C. IN20050620   D. GH339752

⑥ "信用证号"一栏应填写(   )。

A. LC85947829   B. TYU05328

C. IN20050620   D. GH339752

⑦ "输往国家(地区)"一栏应填写(   )。

A. 韩国   B. 美国

C. 英国   D. 意大利

⑧ "包装种类及数量"一栏应填写(   )。

A. 4 800 纸箱   B. 4 800 听

C. 9 600 听   D. 120 纸箱

⑨ "用途"一栏应填写(   )。

A. 食用   B. 奶用

C. 种用或繁殖   D. 观赏或演艺

⑩ "标记及号码"一栏应填写(   )。

A. UNBANKOFU. S.
   TIANJIN BRANCH

B. 4800TJNS/120CARTONS
   0. 2KGS EACHTIN

C. TYU05328
   TIANJIN CHINA

D. CANNED APPLE
   PACKING：IN TIN
   ORIGIN：TIANJIN CHINA

(6) 请根据下列所提供的原始单据,完成与填写《入境货物报检单》有关的①—⑩题。

BILL OF LADING

CONSIGNOR: ABC CORPORATION 3215 NEWYORK, U.S.	OUR BOOK No.: GHDIEJVN GHDJ	B/L No.: COSUBGTUHFJ 3498
CONSIGNEE: SHANGHAI GREAT WALL IMP/EXP CO., LTD. No. 345 HUAIHAI ROAD, SHANGHAI, CHINA	REMARKS:	
NOTIFY PARTY: GUANGZHOU HUADI COMMERCIAL & TRADE CO., LTD. No. 786 ZHONGSHAN ROAD, GUANGZHOU, CHINA		

PORT OF LOADING LOS ANGELES	VESSEL: SUN STAR	VOYAGE No.: 289E	FLAG: DENMARK

PORT OF DISCHARGE: GUANGZHOU CHINA via PUSAN	PLACE OF DELIVERY:

MARK	No. OF PKGS	DESCRIPTION OF GOODS	GROSS WEIGHT	MEASUREMENT

1×20″ SCZU7867456 (40 PACKAGES)   32.098KGS   30.600CBM

1×40″ SCZU7867432 (54 PACKAGES)

                 FJ309 PRESSURE VESSEL

12EXGEU 348478GH   PACKING: IN CASE

GUANGZHOU CHINA   MANUFACTURER: GHEI PRESSURE VESSEL, GERMANY
                                CONTRACT No.: 12EXGEIJ—348478GH

DATE: Dec. 23, 2003   ORIENT CO., LTD.

BY ·················   BY ·················

INVOICE

CONSIGNEE:	No.:	DATE:
SHANGHAI GREAT WALL IMP/EXP CO., LTD.	GHDG4981	Dec. 19, 2003
No. 345, HUAIHAI ROAD, SHANGHAI, CHINA		
NOTIFY PARTY:	L/C No.:	DATE:
GUANGZHOU HUADI COMMERCIAL& TRADE	LC. 4784574A33589	Jun. 21, 2003
CO., LTD. No. 786 ZHONGSHAN ROAD,	BANK OF CHINA	
GUANGZHOU, CHINA	SHANGHAI BRANCH	
PORT OF LOADING:	VESSEL:	
LOS ANGELES	SUN STAR	
PORT OF DISCHARGE:	CONTRACT No.:	
GUANGZHONG CHINA via PUSAN	12EXGEIJ—348478GH	

MARK&No. OF PKGS	DESCRIPTION OF GOODS	QUANITY/UNIT	UNIT PRICE USD	AMOUNT USD

FJ309 PRESSURE VESSEL

12EXGEIJ—348478GH PACKING: IN CASE 94PACKAGES

GUANGZHOU CHINA MANUFACTURER: GHEI PRESSURE VESSEL, GERMANY

CONTRACT No.: 12EXGEIJ—349478GH

FJ309-1 PACKAGES　　389.00　　36 566.00

ABC CORPORATION

NEWYORK, U. S　　　　　　　　　　ABC CORPORATION

TELEPHONE: ⋯⋯⋯⋯⋯⋯　　　　　SIGNED BY ⋯⋯⋯⋯⋯⋯

① "收货人"一栏的中文应填写:(　　)。
A. 上海长城进出口公司　　　　　B. ABC 公司
C. 广州华帝商贸公司　　　　　　D. 船代公司
② "货物名称"一栏的中文应填写:(　　)。
A. 气压船舶　　　　　　　　　　B. 压力容器
C. 船用钢板　　　　　　　　　　D. 缝纫机

③"原产国"一栏应填写:(　　)。

A. 韩国   B. 德国

C. 美国   D. 丹麦

④"数/重量"一栏应填写:(　　)。

A. 94 件/32098KGS   B. 94 件/30.6CBM

C. 30.6CBM/32098KGS   D. 36566KGS

⑤"货物总值"一栏应填写:(　　)。

A. 32 098 美元   B. 30 600 美元

C. 389 美元   D. 36 566 美元

⑥"合同号"一栏应填写:(　　)。

A. COSUBGTUHFJ3498   B. GHDIEJVN GHDJ

C. GHDG 4981   D. 12EXGEIJ—348478GH

⑦"提单/运单号"一栏应填写:(　　)。

A. COSUBGTUHFJ3498   B. GHDIEJVN GHDJ

C. GHDG 4981   D. 12EXGEIJ—348478GH

⑧"贸易国别"一栏应填写:(　　)。

A. 韩国   B. 德国

C. 丹麦   D. 美国

⑨"经停口岸"一栏应填写:(　　)。

A. 洛杉矶   B. 上海

C. 釜山   D. 丹麦

⑩"标记及号码"一栏应填写:(　　)。

A. 12EXGEIJ—348478GH

B. C4784A33589

   GUANGZHOU CHINA BANK OF CHINA SHANGHAI BRANCH

C. 1×20″SCZU7867456(40 PACKAGES)

   1×40″SCZU7867432(54 PACKAGES)

D. J309 PRESSURE VESSEL

   PACKING: IN CASE

   MANUFACTURER: GHEI PRESSURE VESSEL, GERMANY

   CONTRACT NO.: 12EXGEIJ—348478GH

附件 12.1 《集装箱检验检疫结果单》

中华人民共和国出入境检验检疫
集装箱检验检疫结果单

副本

申请人： 山东××船务有限公司

编号 0208705272

集装箱数量： 1XRF   箱型： 20RF

拟装/装载货物： 鲜香菇   运输工具： YI FA /0822E

检验地点： 亚太公司   检验日期： 2008.05.30

提单号： SITSHHKRT12728   合格证号：

检验检疫结果：

☑ 箱体、箱门完好，箱号清晰，安全铭牌齐全。
☑ 箱体无有毒有害危险品标志；箱内清洁、卫生，无有毒有害残留物，且风雨密状况良好；箱内温度
　达到冷藏要求，符合《中华人民共和国进出口商品检验法》及其实施条例的规定。
☑ 未发现病媒生物，符合《中华人民共和国国境卫生检疫法》及其实施细则的规定。
☑ 未发现活害虫及其他有害生物，符合《中华人民共和国进出境动植物检疫法》及其实施条例的规定。

规格	集装箱号码	规格	集装箱号码	规格	集装箱号码
正0℃	GESU9373099				

本单有效期：截止于　2008　年　06　月　09　日

签字：   日期：　2008 年 　05月　 30日

亚太编号： YTS0805269

注：在适当的"□"内划"·√"，以横线划去不适当的内容。

[3-4(2000.1.1)]

附件 12.2 原产地证

PRODOC Form CO-CIT

PacificForestProducts LTD

CERTIFICATE OF ORIGIN

Shipper / Exporter PACIFIC FOREST PRODUCTS LTD 36 KITCHENER STREET AUCKLAND, NEW ZEALAND	Document No 3018
	Export References FAS243A
Consignee TO ORDER	Forwarding Agent - References
	Point and Country of Origin New Zealand
Notify Party CHINA RAILWAY MATERIALS SHANGHAI COMPANY NO.88 HUI WEN ROAD,SHANGHAI CHINA	Domestic Routing / Export Instructions
Pier or Airport	

Exporting Carrier TASMAN RESOLUTION V210806	Port of Loading TAURANGA, NEW ZEALAND	Onward Inland Routing
Port of Discharge SHANGHAI, CHINA	For Transhipment to SHANGHAI, CHINA	

PARTICULARS FURNISHED BY SHIPPER

Marks and Nos.	No. of Packages	Description of Packages and Goods	Gross Volume
		DOUGLAS FIR LOGS AS DESCRIBED IN LOGS SALE AGREEMENT PFP-2533 SORT NAME DOUGLAS FIR PULP SORT 29	
Lot 02K Lot 02K	1,505 921		349.830 M3 103.266 M3

0 7 APR 2008

The undersigned PACIFIC FOREST PRODUCTS LTD (Owner or Agent), does hereby declare for the above named shipper, the goods as described above were shipped on the above date and consigned as indicated and are products of NEW ZEALAND

Signature of Owner or Agent

附件 12.3　非木质包装材料

Declaration of no-wood packing material

It is declared that this shipment DOUGLAS FIR (Commodity)2426PIECES/453096KGS(quantity/weight) Does not contain wood packing materials.

Vessel TASMAN RESOLUTION

Voy No.210806

PACIFIC FOREST PRODUCTS'LTD.

Date:14-APR-2008

附件 12.4 植物卫生证书

NEW ZEALAND MINISTRY OF AGRICULTURE AND FORESTRY

Cert. No: NZL2008/PACFORPRO/221404

PHYTOSANITARY CERTIFICATE

Name and address of exporter: PACIFIC FOREST PRODUCTS LTD 36 KITCHENER STREET AUCKLAND NEW ZEALAND	Exporting country: NEW ZEALAND	
	Place and country of destination: SHANGHAI, China	Place of Origin: New Zealand
Name and address of consignee: TO ORDER NOTIFY: CHINA RAILWAY MATERIALS SHANGHAI COMPANY NO.88 HUI WEN ROAD SHANGHAI CHINA	Means of transport: Sea TASMAN RESOLUTION, V210806	Port of loading: Tauranga
	Port of discharge: Shanghai	

Certification Statement:

This is to certify that the plants, plant products or other regulated articles described herein have been inspected and/or tested according to appropriate official procedures and are considered to be free from the quarantine pests specified by the importing contracting party and to conform with the current phytosanitary requirements of the importing contracting party, including those for regulated non-quarantine pests.

They are deemed to be practically free from other pests.

Additional Declaration:

Item	Number and description of packages - Common and botanical name - Product Description	Total Net Quantity
1	2426 Logs - DOUGLAS FIR / PSEUDOTSUGA MENZIESII - DOUGLAS FIR LOGS AS DESCRIBED IN LOGS SALE AGREEMENT PFP-2533/SORT NAME DOUGLAS FIR PULP SORT 29/M3 IS EQUIVALENT TO JAS/CBM/LOGS ARE IN HOLDS	453.0960 m3

Distinguishing Marks: (1) LOT 02K	Container Identification Numbers (Seal Numbers): N/A

Disinfestation and/or Disinfection treatment:

(1)	Date: 24-Mar-2008 Chemical (Active Ingredient): METHYL BROMIDE Concentration: 80 GM/M3	Treatment: FUMIGATION Duration and Temperature: 16.0 hours at 16.7 ℃ Additional Information:

Place of Issue: Wellington, New Zealand

Date: 7-Apr-2008

Signature
....
Karen Sparrow,
Exports Manager, Border Standards
Name of authorised officer

No financial liability with respect to this certificate shall attach to the New Zealand Ministry of Agriculture & Forestry or to any of its officers or representatives.
Operators Ref.: FAS243A

PC100   This certificate is valid only where the phytosanitary and physical integrity of the produce has been maintained prior to export   PAGE 1

附件 12.5 《入境货物报检单》

中华人民共和国出入境检验检疫
入境货物报检单

`940018993693`

报检单位(加盖公章) 上海××国际物流有限公司 3100910281

报检单位登记号: 3100910281 联系人: XX 电话 XX 报检日期: 2008年04月16日

* 编　号　310400108099690E

收货人	(中文)	中国XX物资上海公司			企业性质(划"√")	□合资□合作□外资	
	(外文)	***					
发货人	(中文)	***					
	(外文)	PACIFIC FOREST PRODUCTS LTD					

货物名称(中/外文)	H.S 编码	原产国(地区)	数/重量	货物总值	包装种类及数量
花旗松原木	4403209090 M.P/Q	新西兰	453.096立方米	52106.04 美元	2426其他 其他

运输工具名称号码	船舶, TASMAN RESOLUTION/210806		合 同 号	***
贸易方式	一般贸易	贸易国别(地区) 新西兰	提单/运单号	210806TRGSHA104
到货日期	2008-04-13	启运国家(地区) 新西兰	许可证/审批号	***
卸毕日期	2008-04-16	启运口岸 新西兰	入境口岸	吴淞口岸
索赔有效期至	90天	经停口岸 ***	目 的 地	上海市宝山区
集装箱规格、数量及号码	***			
合同订立的特殊条款 以及其他要求	***		货物存放地点	9T
			用 途	***

随附单据(划"√"或补填)		标记及号码	*外商投资财产(划"√")	□是☑否
☑合同	☑到货通知	SEE INVOICE	*检验检疫费	
☑发票	☑装箱单		总金额 (人民币元)	
☑提/运单	□质保书			
□兽医卫生证书	□理货清单		计费人	
☑植物检疫证书	□磅码单			
□动物检疫证书	□验收报告		收费人	
□卫生证书	☑无木质包装证明			
☑原产地证	□		领 取 证 单	
□许可/审批文件			日期	4/17

报检人郑重声明:
1. 本人被授权报检。
2. 上列填写内容正确属实。
签名: (签名) | 签名 (签名)

注: 有"*"号栏由出入境检验检疫机关填写

◆国家出入境检验检疫局制

{1-1(2000.1.1)}

附件 12.6 《出境货物报检单》

中华人民共和国出入境检验检疫
出境货物报检单

报检单位(加盖公章):上海××食品有限公司　　　　　　　　* 编　号　310100205135948

报检单位登记号:3100701535　　联系人:××　　电话:×××　　报检日期:2005 年 06 月 21 日

发货人	(中文)××(中国)有限公司
	(外文)LIWAYWAY(CHINA)CO. LTD
收货人	(中文)
	(外文)KINOS CONFECTIONERY CO. , LTD

货物名称(中/外文)	H.S编码	产地	数/重量	货物总值	包装种类及数量
××佳膨化食品 OISHI SANCK FOOD	19041000.00 R/S	上海市	4 594 千克	7 656 美元	2 552 纸箱

运输工具名称号码		船舶	贸易方式	一般贸易	货物存放地点	* * *
合同号	05-06-1882344		信用证号	* * *	用途	* * *
发货日期	0000-00-00	输往国家(地区)	韩国	许可证/审批号		3100/15085
启运地	上海口岸	到达口岸	韩国	生产单位		* * *

合同、信用证订立的检验 检疫条款或特殊要求	标记及号码	随附单据(划"√"或补填)	
* * *	N/M	☑合同	☑包装性能结果单
		☑信用证	☑许可/审批文件
		☑发票	☑出口货物报关单
		☐换证凭单	☑报检委托书
		☑装箱单	☑其他
		☑厂检单	☐

需要证单名称(划"√"或补填)		* 检验检疫费	
☐品质证书　__正 __副	☐植物检疫证书	总金额 (人民币元)	
☐重量证书　__正 __副	☐熏蒸/消毒证书		
☐数量证书　__正 __副	☐出境货物换证凭单 __正 __副		
☐兽医卫生证书 __正 __副	☑出境货物通关单　1 正 2 副	计费人	
☐健康证书　__正 __副	☐　　　　　　　__正 __副		
☐卫生证书　__正 __副		收费人	
☑动物卫生证书 __正 __副	☐		

报检人郑重声明:	领　取　证　单	
1. 本人被授权报检。		
2. 上列填写内容正确属实,货物无伪造或冒用他人的厂 名、标志、认证标志,并承担货物质量责任。	日期	2006-06-21
签名:__××	签名	××

注:有"*"号栏由出入境检验检疫机关填写　　　　　◆国家出入境检验检疫局制[1-2 (2000-1-1)]

附件 12.7 《入境货物报检单》

中华人民共和国出入境检验检疫

入境货物报检单

报检单位(加盖公章): 上海XX货物储运代理有限公司				*编　号	310400108100024E
报检单位登记号: 1000010058	联系人: XX	电话 XX		报检日期: 2008年 04月 18日	

收货人	(中文)	上海XX电工有限公司		企业性质(划"√")	□合资□合作□外资
	(外文)	***			
发货人	(中文)	***			
	(外文)	KAMIGUMI CO LTD			

货物名称(中/外文)	H.S编码	原产国(地区)	数/重量	货物总值	包装种类及数量
熔断器	8536100000 L/N	日本	200个	735.6 美元	287其他 其他
按摩机	9019101000 M/N	日本	164台	67581.65 美元	其他 其他

运输工具名称号码	海运集装箱, JIN MAN YANG/818W		合　同　号	***
贸易方式	进料加工	贸易国别(地区)	日本	提单/运单号	SITJM818KS508
到货日期	2008-04-18	启运国家(地区)	日本	许可证/审批号	JL
卸毕日期	2008-04-18	启运口岸	神户(日本)	入境口岸	吴淞口岸
索赔有效期至	***	经停口岸	***	目　的　地	上海市松江区

集装箱规格、数量及号码	海运20尺普通X1		
合同订立的特殊条款 以及其他要求	非食品包装材料	货物存放地点	9
		用　　途	其他

随附单据(划"√"或补填)	标记及号码	*外商投资财产(划"√")	□是☑否
☑合同　　□到货通知 □发票　　☑装箱单 ☑提/运单　□质保书 ☑兽医卫生证书 □理货清单 □植物检疫证书 □磅码单 □动物检疫证书 □验收报告 □卫生证书　☑无木质包装证明 □原产地证　□ □许可/审批文件□	见发票 9 廿廿廿	*检验检疫费	
		总金额 (人民币元)	
		计费人	
		收费人	

报检人郑重声明: 1. 本人被授权报检。 2. 上列填写内容正确属实。 签名: _____		领　取　证　单	
		日期	
		签名	

注: 有"*"号栏由出入境检验检疫机关填写　　　　　　◆国家出入境检验检疫局制

[1-1(2000.1.1)]

附件 12.8 《出入境检验检疫报检委托书》

代理报检委托书

编号：

×××××××

_____上海_____ 出入境检验检疫局：

本委托人（备案号/组织机构代码 3214910××× ）保证遵守国家有关检验检疫法律、法规的规定,保证所提供的委托报检事项真实、单货相符。否则,愿承担相关法律责任。具体委托情况如下：

本委托人将于 __2010__ 年 __8__ 月间进口/出口如下货物：

品名	未梳棉花	H.S编码	52010000.10
数(重)量	495 166 千克	包装情况	2 195 布袋/包
信用证/合同号	DWS-050621	许可文件号	×××
进口货物收货单位及地址	常熟棉纺织有限公司	进口货物提/运单号	BNDSHA055555516×
其他特殊要求	××××		

特委托 __上海青浦报关行__ （代理报检注册登记号 __31007000××__ ）,代表本委托人办理上述货物的下列出入境检验检疫事宜：

☑1. 办理报检手续；

☑2. 代缴纳检验检疫费；

☑3. 联系和配合检验检疫机构实施检验检疫；

☑4. 领取检验检疫证单。

☑5. 其他与报检有关的相关事宜：_____

联 系 人：黄××

联系电话：__0512-527782××__

本委托书有效期至 __2010__ 年 __9__ 月 __1__ 日

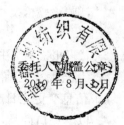

受托人确认声明

本企业完全接受本委托书。保证履行以下职责：

1. 对委托人提供的货物情况和单证的真实性、完整性进行核实；

2. 根据检验检疫有关法律法规规定办理上述货物的检验检疫事宜；

3. 及时将办结检验检疫手续的有关委托内容的单证、文件移交委托人或其指定的人员；

4. 如实告知委托人检验检疫部门对货物的后续检验检疫及监管要求。

如在委托事项中发生违法或违规行为,愿承担相关法律和行政责任。

联 系 人：__葛××__

联系电话：__651240××__

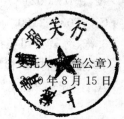

13 全真试题及答案

2009 年报检员资格全国统一考试试题及参考答案（A 卷）

说明：本试卷所有题目均使用"答题卡"答题，采用计算机自动阅读答题卡判分，请按要求在答题卡上填涂答案。

一、单项选择题

请在下列各题的答案选项中选出最合适的答案，在答题卡上将该题相对应答案的字母标号框涂满。（每题 1 分，共 25 分）

1. 《中华人民共和国食品安全法》的实施时间为（　　　）。
   A. 2009 年 2 月 28 日
   B. 2009 年 6 月 1 日
   C. 2009 年 7 月 1 日
   D. 2009 年 9 月 1 日

2. 《出入境检验检疫机构实施检验检疫的进出境商品目录》中，某商品的海关监管条件为"A/"，则"检验检疫类别"可以是（　　　）。
   A. L. M/
   B. /N
   C. R/S
   D. P/Q

3. 代理报检单位注册信息发生变更，企业向检验检疫机构办理更改手续的时间是（　　　）。
   A. 信息变更之前
   B. 信息变更之日起 15 日内
   C. 信息变更之日起 30 日内
   D. 信息变更之日起 60 日内

4. 以下进口商品，必须在卸货口岸实施检验的是（　　　）。
   A. 散装铁矿石
   B. 医疗器械
   C. 旧机电产品
   D. 需要进行安装调试的机电设备

5. 某企业出口一批毛绒玩具，应在报检单"H. S 编码"栏填写（　　　）。
   A. 9503.0021
   B. 95030021. 00
   C. 9503002100
   D. 95030021

6. 珠海某公司委托深圳某公司进口一批设备，拟从广州口岸入境，最终运至东莞某加工厂，该批设备申请检验的地点是（　　　）。
   A. 广州
   B. 深圳
   C. 珠海
   D. 东莞

7.　一般情况下,出境货物和入境货物检验检疫通关放行程序的区别是(　　)。

A.　报检和检验检疫先后顺序不同　　　　B.　报检和报关先后顺序不同

C.　签发通关和报关先后顺序不同　　　　D.　检验检疫和报关先后顺序不同

8.　报检下列进口货物时,不需要提供《进境动植物检疫许可证》的是(　　)。

A.　烟叶　　　　　　B.　肉骨粉　　　　　　C.　番茄　　　　　　D.　大米

9.　经检验合格的进口汽车,由口岸检验检疫机构签发一车一单(　　)。

A.　入境货物通关单　　　　　　　　　　B.　入境货物检验检疫证明

C.　进口机动车辆随车检验单　　　　　　D.　进口机动车辆检验证明

10.　根据商品编码归类总规则,由30％的牛肉(品目号02.02)、30％的猪肉(品目号02.03)、30％的羊肉(品目号02.04)和10％的鸡肉(品目号02.07)组成的肉馅,应归类的品目号是(　　)。

A.　02.02　　　　　　B.　02.03　　　　　　C.　02.04　　　　　　D.　02.07

11.　我国法律法规规定,受入境检疫的船舶必须按照规定悬挂检疫信号等候查验,夜间悬挂红灯三盏表示(　　)。

A.　本船没有染疫,请发给入境检疫证　　B.　本船有染疫嫌疑,请即刻实施检疫

C.　本船有染疫,请即刻实施检疫　　　　D.　本船染疫严重,请采取隔离措施

12.　《入境货物报检单》的"到货日期"栏应填写(　　)。

A.　本批货物到达目的地的日期　　　　　B.　本批货物到达口岸的日期

C.　本批货物通关的日期　　　　　　　　D.　本批货物提单到达的日期

13.　检验检疫机构对进口化妆品生产企业实施(　　)。

A.　卫生注册登记管理　　　　　　　　　B.　质量许可管理

C.　卫生许可登记管理　　　　　　　　　D.　强制性认证管理

14.　无需实施装运前检验的进口旧机电产品,报检时须提供(　　)。

A.　进口旧机电产品装运前预检验备案书　B.　进口旧机电环保评估书

C.　强制性产品认证证书　　　　　　　　D.　进口旧机电产品免装运前预检验证明书

15.　以下所列入境货物,不需办理特殊物品卫生检疫审批手续的是(　　)。

A.　微生物　　　　　　　　　　　　　　B.　动物内脏

C.　生物制品　　　　　　　　　　　　　D.　血液及其制品

16.　产地检验、口岸报关出境的货物,企业应向产地检验检疫机构申请出具(　　)。

A.　出境货物换证凭单或换证凭条　　　　B.　出境货物通关单

C.　出境货物调离通知单　　　　　　　　D.　检验检疫处理通知单

17.　符合检疫要求的供港澳活猪,企业应向检验检疫机构申请出具(　　)。

A.　卫生证书　　　　　　　　　　　　　B.　健康证书

C.　动物卫生证书　　　　　　　　　　　D.　兽医卫生证书

18. 对于检验检疫绿色通道企业的出口货物,检验检疫机构实施( )。

A. 产地免于检验,口岸进行查验　　　　B. 产地免于检验,口岸免于查验

C. 产地检验合格,口岸进行查验　　　　D. 产地检验合格,口岸免于查验

19. 在国际贸易中,以下所列价格术语按卖方风险由低到高排列的是( )。

A. CIF、DES、EXW　　　　B. DES、EXW、FOB

C. EXW、FOB、DES　　　　D. CFR、EXW、FCA

20. 实施通关单联网核查后,关于企业报检、报关的申报要求,以下表述错误的是( )。

A. 报关单的起运国与通关单的输出国家或地区一致

B. 报关单的运抵国与通关单的输往国家或地区一致

C. 报关单上法检商品的项数和次序与通关单上货物的项数和次序一致

D. 通关单每项法检商品的第一数/重量不允许超过报关单对应商品的数/重量

21. 以下所列产品,须办理检疫审批手续方可进口的是( )。

A. 食品加工机械　　　　B. 熟制肉类罐头

C. 新鲜水果　　　　D. 蓝湿牛皮

22. 出口水果的报检地点为( )。

A. 出境口岸　　　　B. 发货人所在地

C. 出口水果的果园所在地　　　　D. 出口水果包装厂所在地

23. 根据《出入境检验检疫报检规定》,输入植物、种子、种苗及其他繁殖材料的,报检时限是( )。

A. 货物入境前 15 天　　　　B. 货物入境前 7 天

C. 货物到达口岸时　　　　D. 货物入境后 20 天内

24. 某公司进口一批鲜菠萝,其 H.S 编码的前两位是( )。

A. 08　　　　B. 41　　　　C. 61　　　　D. 90

25. 以下进口货物,报检时须提供装运前检验证书的是( )。

A. 工业产品　　　　B. 可用作原料的固体废物

C. 大宗散装商品　　　　D. 动植物产品

二、多项选择题

下列各题的答案选项中,有两个或两个以上是最合适的答案,请将其选出,并在答题卡上将该题相对应答案的字母号框涂满。(每题 2 分,共 50 分,不选、错选、少选、多选均不得分)

1. 根据《出入境检验检疫报检员管理规定》,以下表述正确的有( )。

A. 报检员是指通过报检员资格全国统一考试的人员

B. 《报检员证》实施年度审核制度,每年审核一次

C. 报检员提供虚假合同等单据的,将被吊销《报检员证》

D. 报检员不能同时兼任两个企业的报检工作

2. 以下所列货物,不实施检验检疫出口直通放行的有(　　)。

A. 市场采购货物 　　　　　　　　B. 散装货物

C. 援外物资 　　　　　　　　　　D. 在口岸需重新拼装的货物

3. 发生以下情况,应当重新申请办理《进境动植物检疫许可证》的有(　　)。

A. 变更进境检疫物的品种 　　　　B. 变更输出国家或者地区

C. 变更进境口岸 　　　　　　　　D. 变更运输路线

4. 以下所列进境货物,须办理国外供货商注册登记或者登记手续的有(　　)。

A. 废物原料 　　　　　　　　　　B. 二手大型成套设备

C. 棉花 　　　　　　　　　　　　D. 大米

5. 浙江某进出口公司进口一批成套设备,从上海口岸入境,运抵湖南长沙一工厂进行安装调试后投入使用。关于该批货物的报检,以下表述正确的有(　　)。

A. 应向浙江检验检疫机构申请入境一般报检

B. 应向上海检验检疫机构申请入境流向报检

C. 应在海关放行后 20 天内向上海检验检疫机构申请检验

D. 应在海关放行后 20 天内向长沙检验检疫机构申请检验

6. 国际贸易中,信用证支付方式的基本当时人包括(　　)。

A. 申请人 　　　B. 开证行 　　　C. 承运人 　　　D. 受益人

7. 国内外发生重大传染病疫情时,国家质检总局发布对出入境交通工具和人员及其携带物采取临时性检验检疫强制是的公告,这些强制措施包括(　　)。

A. 来自疫区的交通工具必须在指定的地点停靠

B. 出入境人员必须逐人如实填报《出入境检疫健康申明卡》

C. 出入境人员应由检验检疫专用通道通行

D. 出入境人员携带物必须逐件通过 X 光机透视检查

8. 根据我国《国境卫生检疫法》规定,以下属于检疫传染病的有(　　)。

A. 鼠疫 　　　　　　　　　　　　B. 霍乱

C. 黄热病 　　　　　　　　　　　D. 甲型 H1N1 流感

9. 办理入境可用作原料的废物报检手续时,应提供(　　)。

A. 进口废物批准书 　　　　　　　B. 原产地证明

C. 装运前检验证书 　　　　　　　D. 供货商和收货人的注册登记证书

10. 办理自理报检单位备案登记手续须提供的材料有(　　)。

A. 自理报检单位备案登记申请表 　B. 企业法人营业执照

C. 组织机构代码证 　　　　　　　D. 企业税务登记证

11. 关于法定检验的进口商品,以下表述正确的有(　　)。

A. 应向报关地检验检疫机构报检　　B. 应在目的地申请检验

C. 应凭检验证书办理海关通关手续　　D. 未经检验的,不准销售、使用

12. 以下关于代理报检单位的表述,正确的有(　　)。

A. 代理报检单位应当经直属检验检疫局备案登记

B. 代理报检单位的注册资金应在人民币 150 万元以上

C. 应对代理报检各项内容的真实性、合法性负责

D. 可以授权他人以自己的名义从事代理报检业务

13. 出口货物发生以下情况,须重新办理报检手续的是(　　)。

A. 改换包装　　B. 超过检验检疫有效期

C. 变更输入国家,且检验检疫要求不同　　D. 重新拼装

14. 根据我国动植物检疫法律法规的规定,输出动植物、动植物产品和其他检疫物的检疫依据有(　　)。

A. 输入国家或地区有关动植物检疫规定　　B. 我国有关部门动植物检疫规定

C. 双边检疫协定　　D. 贸易合同中订明的检疫要求

15. 报检出口危险货物时,需提供的单证有(　　)。

A. 生产企业自我声明

B. 出口危险货物包装容器质量许可证

C. 出境危险货物运输包装使用鉴定结果单

D. 出境货物运输包装性能检验结果单

16. 以下所列货物,检验检疫机构实施备案制度的有(　　)。

A. 进境旧机电产品　　B. 进出口电池产品

C. 进口涂料　　D. 进口石材

17. 以下所列情况,应办理《报检员证》注销手续的有(　　)。

A. 企业解聘报检员　　B. 遗失《报检员证》

C. 报检员不再从事报检业务　　D. 企业因故停止报检业务

18. 根据我国动植物检疫法律法规的规定,以下所列各项属于我国禁止进境的有(　　)。

A. 动植物病原体　　B. 动植物疫情流行国家的有关动植物

C. 动物尸体　　D. 土壤

19. 以下所列出口货物,其装运集装箱无需实施适载检验的有(　　)。

A. 冷冻食品　　B. 服装　　C. 陶瓷制品　　D. 玩具

20. 以下所列各项,属于免于办理强制性产品认证的有(　　)。

A. 入境人员随身从境外带入境内的自用物品

B. 暂时进口后需退运出关的产品

C. 仅用于商业展示,但不销售的产品

D. 外国政府援助、赠送的物品

21. 根据《出口工业产品分类管理办法》,出口工业产品风险登记评价标准包括的要素有( )。

A. 产品特性　　　　B. 质量数据　　　　C. 敏感因子　　　　D. 企业分类

22. 须向检验检疫机构申请出口危险品生产企业登记的有( )。

A. 出口烟花爆竹生产企业　　　　B. 出口打火机类商品生产企业

C. 出口点火枪类商品生产企业　　　　D. 出口葡萄酒生产企业

23. 根据我国《食品安全法》的有关规定,以下表述正确的有( )。

A. 进口食品应当符合原产国食品安全国家标准

B. 首次进口食品添加剂新品种,进口商应取得卫生部的许可

C. 向我国境内出口食品的境外食品生产企业应当经国家质检总局注册

D. 预包装食品没有中文标签、中文说明书的,不得进口

24. 根据有关双边协议,我国对出口至以下国家的商品实施装运前检验( )。

A. 塞拉利昂　　　　B. 埃塞俄比亚　　　　C. 埃及　　　　D. 尼日利亚

25. 关于报检单的填制,以下表述正确的有( )。

A. 报检单的填制应字迹清晰、不得涂改

B. "报检日期"应填写检验检疫机构受理报检日期

C. "原产国(地区)"应填写卖方所在的国家或地区

D. "包装种类及数量"应填写本批货物销售包装的种类及数量

三、判断题

请对下述各题做出判断,在答题卡上将该题相对应答案的选项框涂满,答题卡上的"√"表示正确,"×"表示不正确。(答对 1 题得 0.5 分,答错 1 题扣 0.5 分,不答不得分也不扣分)

1. 检验检疫机构对代理报检单位实行备案登记制度。( )

2. 输往保税区的货物,应在报检单的"输入国家(地区)"栏填写"保税区"。( )

3. 需隔离检疫的出境动物应在出境前 60 天预报,隔离前 7 天报检。( )

4. 检验检疫机构对对外承包工程的出口物资不实施检验检疫。( )

5. 报检人对检验检疫机构的检验结果有异议的,可以向检验检疫机构申请复验,也可以向当地人民法院申请复验。( )

6. 列入强制性产品认证目录的进口玩具,需在产品上加施"CCC"标志,并在报检时提供强制性产品认证证书复印件。( )

7. 采用快件方式进出口的商品,应由收发货人办理报检手续。( )

8. 我国对进口涂料实行登记备案和专项检测制度。（　　　）

9. 入境展览品不涉及动植物检疫和食品卫生检验的,无需向检验检疫机构报检。（　　　）

10. 出口食品的标签必须符合进口国家或地区的要求。（　　　）

11. 生产中使用油漆的玩具产品,报检时须提供所用油漆的检测合格报告。（　　　）

12. 对没有唛头的出口货物,应在报检单的"标记及号码"栏填制"＊＊＊"。（　　　）

13. 所有进出境集装箱均应实施卫生检疫。（　　　）

14. 国际贸易保险中,海运险包括基本险与附加险两大类。（　　　）

15. 检验检疫类别含有"L"的进口商品,报检时应提供《进境动植物检疫许可证》。（　　　）

16. 报检人发送的电子报检信息应与提供的报检单及随附单据有关内容保持一致。
（　　　）

17. 享有外交、领事特权与豁免的外国机构和人员公用或自用的动植物、动植物产品,
免于办理检疫手续。（　　　）

18. 我国《对外贸易法》规定,对外贸易经营者可以接受他人的委托,在经营范围内代为
办理对外贸易业务。（　　　）

19. 超过有效期的《进境动植物检疫许可证》自行失效,不能办理延期手续。（　　　）

20. 我国对必须经过认证的产品,统一产品目录,统一技术规范的强制性要求、标准和
合格评定程序,统一标志,统一收费标准。（　　　）

21. 装运出口易腐烂变质食品、冷冻品的集装箱,承运人或者装箱单位必须在装货前申
请检验,未经检验合格的,不准装运。（　　　）

22. 自检验检疫机构开具收费通知单之日起 20 日内,出入境关系人应交清全部检验检
疫费,逾期未交的,自第 21 日起,每日加收未缴纳部分 5‰的滞纳金。（　　　）

23. 根据我国《海关法》,保税货物是指经海关批准未办理纳税手续进境,在境内存储、
加工、装配后在国内销售的货物。（　　　）

24. 过境动物无须办理检疫审批手续。（　　　）

25. 同一申请单位对同一品种、同一输出国家或者地区、同一加工、使用单位一次只能
办理一份《进境动植物检疫许可证》。（　　　）

26. 收货人在对入境货物进行报检并取得《入境货物通关单》后,即可对货物进行销售
或使用。（　　　）

27. 进口旧机电产品的国内收货人须向检验检疫机构申请注册登记。（　　　）

28. 进出口电池产品均向检验检疫机构申请备案。（　　　）

29. 提单既是托运人和承运人之间的运输合同,也是货物所有权凭证。（　　　）

30. 在我国境内从事食品生产和加工,食品流通和餐饮服务活动,应遵守《中华人民共
和国食品安全法》的有关规定。（　　　）

四、基础英语选择题

　　以下是一份单据的部分内容,请从各题给出的答案选出可以填入空白处最合适的答案,在答题卡上将该题相对应答案的字母标号框涂满。(每题 1 分,共 10 分)

Sale Contract

No.：20090909

Date：Sept. 9，2009

　　China National Cereals, Oils & Foodstuffs Import and Export Corporation, Shenzhen Branch, Hereinafter called the ____(1)____, agree to sell and China Native Products, INC., Los Angeles, California, ____(2)____, hereinafter called the Buyers, agree to buy the under-mentioned goods subject to the terms and conditions stipulated ____(3)____：

　　1. Name of Commodity & Specifications：ZHONG HUA BRAND Salted Cucumber

50 tins×200 grams

　　2. Quantity and Weight：100 Cartons/1 000 kg

　　3. ____(4)____ Price：C&F C3% Los Angeles or San Francisco

　　4. Amount：$ 2 000,00 per carton

　　5. Time of Shipment：During Oct. /Nov. ，2009

　　6. ____(5)____ ：In Cartons

　　7. Marks & No.：ZHUONG HUA BRAND

Salted Cucumber

No,1—100

　　8. Loading ____(6)____ and Destination：From Shenzhen, China to Los Angeles or San Francisco

　　9. Insurance：To be ____(7)____ by the Buyers

　　10. Terms of Payment：To be made against sight draft drawn under an irrevocable ____(8)____, for The total value of goods in $ 2000,00, ____(9)____ 10% more or less both in amount and quantity At Sellers' option, established through a bank which is mutually agreed by the two sides.

　　11. Ispection：Certificate of quality & weight and phytosanitary certificate ____(10)____ by China Entry & Exit Inspection and Quarantine authorities shall be provided to the Buyers. The quality and weight certified in the certificates are to be taken as final.

　　1. A. Buyers　　　　B. Importers　　　C. Sellers　　　　D. Shippers

　　2. A. China　　　　B. Germany　　　C. Japan　　　　D. U. S.

3. A. on	B. below	C. in	D. there
4. A. Buying	B. Selling	C. Total	D. Unit
5. A. Packing	B. Loading	C. Shipping	D. Specifications
6. A. Vessel	B. Port	C. Town	D. Cargo
7. A. accepted	B. covered	C. mailed	D. sent
8. A. Contract	B. Bill of lading	C. Letter of Credit	D. Packing List
9. A. allowing	B. deducting	C. indicating	D. prohibiting
10. A. inspected	B. issued	C. printed	D. stamped

五、综合实务选择题

下列三个案例各有五个问题,每个问题的答案选项中,有一个或一个以上是合适的答案,请将其选出,并在答题卡上将该题相对应答案的字母号框涂满。(每题 2 分,共 30 分,不选、错选、少选、多选均不得分)

(一)湖南 A 外贸公司向塞拉利昂出口一批价值为 3 000 美元的釉面砖(检验检疫类别为空),该批货物由江西 B 陶瓷工厂生产,包装数量为 300 纸箱,装于 30 个木箱中。这些木箱从四川 C 木质包装生产企业购买,并由 C 企业进行检疫除害处理。该批货物装于 1 个 40 尺集装箱中运到厦门口岸出口,并委托厦门 D 代理报检公司办理相关出口手续。

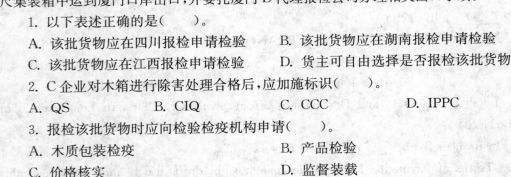

1. 以下表述正确的是( )。

A. 该批货物应在四川报检申请检验　　B. 该批货物应在湖南报检申请检验

C. 该批货物应在江西报检申请检验　　D. 货主可自由选择是否报检该批货物

2. C 企业对木箱进行除害处理合格后,应加施标识( )。

A. QS　　　　　B. CIQ　　　　　C. CCC　　　　　D. IPPC

3. 报检该批货物时应向检验检疫机构申请( )。

A. 木质包装检疫　　　　　　　　B. 产品检验

C. 价格核实　　　　　　　　　　D. 监督装载

4. 以下表述正确的是( )。

A. A 公司应向江西检验检疫机构申请报检单位备案登记

B. B 工厂应向江西检验检疫机构申请报检单位备案登记

C. C 企业应向四川检验检疫机构申请除害处理标识加施资格

D. D 公司应向厦门检验检疫机构申请代理报检单位注册登记

5. 报检该批货物时应申请出具( )。

A. 价值鉴定证书　　　　　　　　B. 适载检验证书

C. 装运前检验证书　　　　　　　D. 木质包装除害处理合格凭证

(二)安徽黄山振华制造公司对原有汽车配件生产线进行技术改造,从德国进口一批机电设备和汽车用监视器。合同签订日期是 2009 年 4 月 1 日,合同约定进口设备索赔期为到港后 45 天。货物 6 月 2 日到达上海口岸,6 月 4 日从上海报关进口,6 月 8 日运至安徽黄山。

货物清单如下:

序号	货物名称	检验检疫类别	数量	包装种类及数量	备　注
①	机械压力机	/N	1 台	1 木托	未经使用,但已过质量保证期
②	金属研磨机床	M/N	2 台	裸装、垫木固定	已使用三年
③	立式加工中心	M/	2 台	2 木托	部分为旧部件
④	监视器	L. M/N	2 台	2 纸箱,内有木刨花	汽车配件
⑤	电焊机	L/	2 台	2 胶合板箱	维修工具

6. 须实施进口商品检验的是(　　)。

　A. ①　　　　　　B. ②③　　　　　　C. ④　　　　　　D. ⑤

7. 须事先办理进口旧机电产品备案的是(　　)。

　A. ①　　　　　　B. ②③　　　　　　C. ④　　　　　　D. ⑤

8. 可以不提供强制性产品认证证书的是(　　)。

　A. ①　　　　　　B. ②③　　　　　　C. ④　　　　　　D. ⑤

9. 上述货物的包装应在德国进行除害处理并加施相关标识的是(　　)。

　A. ①③　　　　　　B. ②　　　　　　C. ④　　　　　　D. ⑤

10. 如果振华公司在以下日期向黄山检验检疫机构申请检验,则符合报检时限规定的是(　　)。

　A. 6 月 12 日　　　　B. 6 月 25 日　　　　C. 6 月 29 日　　　　D. 7 月 15 日

(三)南昌某电子有限公司向南昌检验检疫机构申请直通放行并获得了批准。该公司生产了一批液晶电视机、等离子电视机等货物,拟通过直通放行方式报检,并从广州口岸出口。

11. 该公司申请实施直通放行应符合的条件是(　　)。

　A. 2 年内无行政处罚记录

　B. 检验检疫诚信管理(分类管理)的 A 类企业(一类企业)

　C. 年进出口额在 1 000 万美元以上

　D. 已实施 ISO9000 质量管理体系,并获得相应的质量体系评审合格证书

12. 该批货物发生以下情况,不能实施直通放行的是(　　)。

　A. 通过散装方式出口　　　　　　　　B. 在口岸更换包装

　C. 在口岸分批出境　　　　　　　　　D. 在口岸重新拼装

13. 以下表述正确的是(　　)。

A. 应在报检单上注明"直通放行"字样

B. 应向南昌检验检疫机构申请签发换证凭单

C. 应向南昌检验检疫机构申请签发通关单

D. 应向广州检验检疫机构申请签发通关单

14. 该批货物的报检地点应该是(　　)。

A. 企业自由选择

B. 南昌

C. 广州

D. 根据报关地点决定

15. 发生以下情况,该企业将被停止实施直通放行的是(　　)。

A. 直通放行的出口货物因质量问题发生退货、理赔,造成恶劣影响

B. 直通放行后擅自调换货物

C. 非直通放行货物经口岸查验发现货证不符

D. 受到行政处罚

六、综合实务判断题

下列两个案例各有 10 个问题,请根据给出的单据对各题做出判断,在答题卡上将该题相对应答案的选项框涂满,答题卡上的"√"表示正确,"×"表示不正确。(答对 1 题得 1 分,答错 1 题扣 1 分,不答不得分也不扣分)

(一) 请根据所提供的单据判断填制《出境货物报检单》有关内容的正误。

SALES CONFIRMATION

No. : MH2009-1058

Date: July 3rd, 2009

The Buyer: Thunderain Worldwide Import & Export Corporation, Buenos Aires, Argentina

The Seller: Shanghai Red Dragon Industrial & Trade Corporation

(1)

Name of Commodity	Quantity	Unit Price	
LCD TV set 43″ 16:10 Type: RD43W (Red Dragon Brand)	2000 SETS 2000 CTNS	USD200/SET USD400 000	

(2) Packing: In Cartons

（3）Port of Loading：Yang Shan Port，Shanghai，China

（4）Port of Destination：Buenos Aires Port，Argentina

（5）Shipping Mark：LCD MONITOR 43″ 16：10 CTN NO. 1-2000

（6）Date of Shipment：December 2009/By Sea

（7）Terms of Payment：Letter of Credit（No. TR0069）

（8）Documents Required：Certificate of Quality issued by CIQ indicating the No. of L/C

1. "收货人（外文）"栏填写"Thunderain Worldwide Import & Export Corporation"。

2. "H. S 编码"栏填写"85285110"。

3. "信用证号"栏填写"TR0069"。

4. "货物总价值"栏填写"400 000 元"。

5. "合同、信用证订立的检验检疫条款或特殊要求"栏填写"无"。

6. "需要证单名称"栏的填写应包括"品质证书"。

7. "包装种类及数量"栏填写"2 000 台/2 000 箱"。

8. "输往国家（地区）"栏填写"阿尔及利亚"。

9. "标记及号码"栏填写"CTN NO. 1—2000"。

10. "用途"栏填写"＊＊＊"。

（二）成都 A 服装公司与美国 B 公司签订合同生产出口纯棉衬衣（检验检疫类别为 M/N），所用的棉布（检验检疫类别为 M/N）等主料由 B 公司提供，A 服务公司按照 B 公司要求进行加工，仅收取加工费。原料从珠海口岸报关入境。成品分两批出运，第一批货物货值 10 000 美元，拟海运出境，第二批货物货值 1 000 美元，拟从成都直接空运出境。第一批货物经检验检疫机构检验最终判定不合格。

11. A 服务公司应在原料进口后申请自理报检单位备案登记，取得备案登记号。

12. B 公司应向检验检疫机构申请办理进口原料国外供货商注册登记。

13. 报检单中的"贸易方式"栏应填写"进料加工"。

14. 两批出口货物均应向成都检验检疫机构申请检验。

15. 进口的原料免于品质检验。

16. 原料进口时，应向珠海检验检疫机构申请出具通关单。

17. 如果进口原料不符合合同要求，该公司应向程度检验检疫机构申请出具证书，向 B 公司索赔。

18. 第一批货物经检验不合格，免收品质检验费。

19. 第二批货物的货值低于 2 000 美元，免收品质检验费。

20. 检验检疫机构对第一批货物签发《出境货物不合格通知单》，不允许出口。

【参考答案】

(说明:试卷试题全部为客观选择型试题,共125题,满分150分)

一、单项选择题

(每题只有一个正确答案。1分/题,共25题,25分)

1. B   2. A   3. C   4. A   5. C   6. D   7. D   8. D   9. C   10. C
11. A   12. B   13. A   14. D   15. B   16. A   17. C   18. B   19. C   20. D
21. C   22. D   23. B   24. A   25. B

二、多项选择题

(每题有两个或两个以上正确答案,不选、错选、少选、多选均不得分。2分/题,共25题,50分)

1. C、D   2. A、B、C、D   3. A、B、C、D   4. A、C   5. B、D
6. A、B、D   7. A、B、C、D   8. A、B、C   9. A、C、D   10. A、B、C
11. A、B、D   12. B、C   13. A、B、C、D   14. A、B、C、D   15. A、C、D
16. A、B、C   17. A、C、D   18. A、B、C、D   19. B、C、D   20. B、C
21. A、B、C   22. A、B、C   23. B、C、D   24. A、B、C   25. A、B

三、判断题

(判断每题正误。答对1题得0.5分,答错1题扣0.5分,不答不得分也不扣分,满分15分。本题型得分扣完为止。√表示正确,×表示错误)

1. ×   2. √   3. √   4. √   5. ×   6. √   7. ×   8. √   9. ×   10. √
11. √   12. √   13. √   14. √   15. ×   16. √   17. ×   18. √   19. √   20. √
21. √   22. √   23. ×   24. ×   25. √   26. ×   27. ×   28. √   29. √   30. √

四、基础英语选择题

(每题只有一个正确答案。1分/题,共10题,10分)

1. C   2. D   3. B   4. D   5. A   6. B   7. B   8. C   9. A   10. B

五、综合实务选择题

(每题有一个或一个以上正确答案,不选、错选、少选、多选均不得分。2分/题,共15题,30分)

1. C   2. D   3. B、C、D   4. B、C、D   5. C
6. A、B、C   7. A、B   8. A、B、C、D   9. A、B   10. A
11. A、B、D   12. A、B、C、D   13. A、C   14. B   15. A、B、C、D

六、综合实务判断题

(判断每题正误。答对1题得1分,答错1题扣1分,不答不得分也不扣分,满分20分)

1. √   2. ×   3. √   4. ×   5. √   6. √   7. ×   8. ×   9. ×   10. ×
11. ×   12. ×   13. ×   14. √   15. √   16. √   17. √   18. ×   19. ×   20. √

2010 年报检员资格全国统一考试试题及参考答案(A 卷)

说明:本试卷所有题目均使用"答题卡"答题,采用计算机自动阅读答题卡判分,请按要求在答题卡上填涂答案。

一、单项选择题

请在下列各题的答案选项中选出最合适的答案,在答题卡上将该题相对应答案的字母标号框涂满。(每题 1 分,共 25 分)

1. 检验检疫机构对报检员日常报检行为实施(　　)。

A. 年度审核制度　　B. 差错登记制度　　C. 黑名单制度　　D. 分类管理制度

2. 一般货物《出境货物通关单》有效期为(　　)。

A. 14 天　　　　　B. 21 天　　　　　C. 35 天　　　　　D. 60 天

3. 入境货物通关后经检验检疫不合格需退运的,报检人凭哪种证单办理退运手续(　　)。

A. 入境货物通关单　　　　　　　B. 入境货物检验检疫证明

C. 检验检疫处理通知书　　　　　D. 出境货物不合格通知单

4. 出口下列货物,报检单上"许可证/审批号"可以填制为"＊＊＊"的是(　　)。

A. 羽绒服装　　　B. 大蒜　　　　　C. 木家具　　　　　D. 烟花爆竹

5. 以下进口货物,应在收货人所在地检验检疫机构申请检验的是(　　)。

A. 新鲜水果　　　　　　　　　　B. 散装无烟煤

C. 需要进行安装调试的机电仪器　D. 口岸卸货时发现残损的起重机

6. 以下不属于出入境检验检疫范围的是(　　)。

A. 出境动物产品的检疫　　　　　B. 入境旧机电产品的检验

C. 进出口药品的质量检验　　　　D. 装载非法检货物集装箱的检疫

7. 冷冻香菇的商品编码和检验检疫类别分别是(　　)。

A. 0710809020 和 A/B　　　　　B. 0710809020 和 P. R/Q. S

C. 0712391000 和 A/B　　　　　D. 0712391000 和 P. R/Q. S

8. 代理报检企业的代理报检业务档案保存期限为(　　)。

A. 1 年　　　　　B. 2 年　　　　　C. 3 年　　　　　D. 4 年

9. 某公司报检出口一批花生油(商品编码 1508900000),通关单的签发日期为 2010 年 10 月 8 日。由于船期原因,需要在 2010 年 11 月 12 日报关出口,该公司应(　　)。

A. 凭此通关单直接办理报关手续　B. 申请延长通关单有效期

C. 申请延长检验检疫有效期　　　D. 重新报检

10. 抗血清的检验检疫类别是(　　　)。

A. P/Q　　　　　　B. V/W　　　　　　C. V/W 或 P/Q　　　D. V/W 和 P/Q

11. 以下进境货物,不需要办理检疫审批手续的是(　　　)。

A. 水产品　　　　　B. 肉类产品　　　　C. 花卉种子　　　　D. 小麦

12. 获得《报检员资格证》后多长时间内未从事报检业务的,《报检员资格证》自动失效
(　　　)。

A. 3 个月　　　　　B. 6 个月　　　　　C. 1 年　　　　　　D. 2 年

13. 商品编码 9706000010 表示其对应的货物归类于(　　　)。

A. 第 9 类第 7 章第 6 个品目项下的第 1 个三级子目

B. 第 9 类第 7 章第 6 个品目项下的第 10 个三级子目

C. 第 97 章第 6 节下的第 1 个三级子目

D. 第 21 类第 97 章第 6 个品目项下的第 1 个三级子目

14. 对经检验检疫合格的进口化妆品,货主或其代理人应向检验检疫机构申领并加贴
(　　　)。

A. QS 标志　　　　B. CCC 标志　　　　C. CIQ 标志　　　　D. 原产地标记

15. 下列商品编码对应的检验检疫类别与其他 3 个不同的是(　　　)。

A. 0709591000　　B. 1504300010　　C. 2003901020　　D. 2005200000

16. 关于入境展览品,以下表述正确的是(　　　)。

A. 无需办理报检手续　　　　　　　　B. 入境动植物展品免予检疫审批

C. 展览期间应接受检验检疫监管　　　D. 留购的展品无需重新办理报检手续

17. 下列商品编码对应的货物无需实施进境动植物、动植物产品检疫的是(　　　)。

A. 0106392100　　B. 1513110000　　C. 1902302000　　D. 2918120000

18. 某企业进口一批婴儿配方奶粉(商品编码 1901100010),15 000 千克,应缴纳的"货
物检验检疫费"是货物总值的(　　　)。

A. 1.2%　　　　　B. 1.5%　　　　　C. 2.4%　　　　　D. 4%

19. 以下所列货物,第一标准计量单位为"千克"的是(　　　)。

A. 20 尺集装箱　　　　　　　　　　　B. 棉制男式针织背心

C. 用动植物材料制作的拼贴画　　　　D. 食用野鸭

20.《进境动植物检疫许可证》的有效期一般为(　　　)。

A. 12 个月　　　　B. 6 个月　　　　　C. 3 个月　　　　　D. 60 天

21. 某公司进口一批工业用柠檬酸(商品编码 2918140000),共 2 500 塑料桶、320 吨,
《入境货物报检单》中"数/重量"应填写(　　　)。

A. 2 500 塑料桶/320 000 千克　　　　B. 320 吨

C. 2 500 塑料桶　　　　　　　　　　D. 320 000 千克

22. 关于出境水生动物,以下表述正确的是(　　)。

A. 出境水生动物养殖场应向直属检验检疫局申请注册登记

B. 应在出境 30 天前报检

C. 报检时应提供出口商出具的《出境水生动物供货证明》

D. 应在出境口岸申请检验检疫

23. 出口水果的报检地点是(　　)。

A. 果园所在地　　　　　　　　　　B. 包装厂所在地

C. 发货人所在地　　　　　　　　　D. 出境口岸

24. 检验检疫类别为"L. M/N"的儿童玩具,入境报检时无需提供(　　)。

A. 玩具实验室的检测报告　　　　　B. 装箱单

C. 强制性产品认证证书复印件　　　D. 外贸合同

25. 食品级磷酸的检验检疫类别是(　　)。

A. R/S　　　　B. R/N　　　　C. P. R/Q. S　　　D. P. R/Q. N

二、多项选择题

下列各题的答案选项中,有两个或两个以上是最合适的答案,请将其选出,并在答题卡上将该题相对应答案的字母号框涂满。(每题 2 分,共 50 分,不选、错选、少选、多选均不得分)

1. 代理报检企业注册登记应当具备的条件有(　　)。

A. 注册资金人民币 100 万元以上

B. 有固定经营场所及办理代理报检业务所需的设施

C. 有不少于 10 名取得《报检员资格证》拟任报检员

D. 有健全的企业内部管理制度

2. 以下所列须办理检验检疫手续的有(　　)。

A. 进口用于玩具生产线上的探针仪　　B. 出口保鲜萝卜

C. 邮寄入境的向日葵种子　　　　　　D. 来自国外的邮轮

3. 以下属于"检验检疫类别"代码的有(　　)。

A. P、Q、N　　　B. V、W、L　　　C. A、B、D　　　D. R、S、M

4. 下列出口货物不实施直通放行的有(　　)。

A. 援外物资　　　　　　　　　　　B. 市场采购货物

C. 散装货物　　　　　　　　　　　D. 须在口岸出具检验检疫证书的货物

5. 以下商品编码对应的进口货物,需实施进口商品检验的有(　　)。

A. 6111300010　　　　　　　　　　B. 2930400000

C. 2003901010　　　　　　　　　　D. 1511100000

6. 以下应办理检验检疫手续的有(　　　)。

A. 出境旅客携带的宠物狗
B. 出口到埃及的针织棉布
C. 从深圳口岸进境的汽车
D. 经香港入境参加广州亚运会的赛马

7. 下列情况应重新报检的有(　　　)。

A. 超过检验检疫有效期限
B. 改换包装
C. 重新拼装
D. 变更输入国家且检验检疫要求不同

8. 以下商品编码对应的进口货物,报检人须申请《入境货物通关单》的有(　　　)。

A. 0810600000
B. 1516100000
C. 2809201900
D. 6108920090

9. 入境转基因大豆报检时需提供(　　　)。

A. 进境动植物检疫许可证
B. 原产地证书
C. 农业转基因生物安全证书
D. 农业转基因生物标识审查认可批准文件

10. 以下货物,属于 H.S 品目 0808 项下的有(　　　)。

A. 鲜樱桃
B. 鲜鸭梨
C. 鲜油桃
D. 鲜苹果

11. 以下属于报检员义务的有(　　　)。

A. 向本企业宣传检验检疫法律法规
B. 在规定时间和地点办理报检手续
C. 报检后配合完成相关检验检疫工作
D. 按规定缴纳检验检疫费

12. 以下货物进境报检时无须提供《进境动植物检疫许可证》的有(　　　)。

A. 鸵鸟
B. 火腿
C. 冻鳕鱼
D. 马铃薯淀粉

13. 入境的初榨椰子油(但未经化学改性),应向检验检疫机构申请(　　　)。

A. 进口商品检验
B. 进境动植物产品检疫
C. 进口食品卫生监督检验
D. 进境卫生检疫

14. 报检进口可用作原料的固体废物时需提供(　　　)。

A. 国外供货商注册登记证书
B. 装运前检验证书
C. 废物原料进口许可证
D. 国外官方卫生检疫证书

15. 市场采购货物出口报检时应提供的单据有(　　　)。

A. 出口合同
B. 装箱单
C. 市场采购发票
D. 质量合格验收报告

16. 商品编码 0810100000 对应的货物须实施(　　　)。

A. 进境动植物检疫
B. 出境动植物检疫
C. 进口食品卫生监督检验
D. 出口食品卫生监督检验

17. 装载以下出口货物的集装箱,须实施动植物检疫的有(　　　)。

A. 菠萝罐头
B. 盐腌海带
C. 烟熏牛肉
D. 陶瓷餐具

18. 某公司向埃塞俄比亚出口一批男式针织 T 恤（商品编码 6109100021），拟用纸箱包装。以下表述正确的有（　　）。

A. 该公司应报检并申请出境货物通关单和装运前检验证书

B. 检验检疫机构对该批货物实施品质检验

C. 检验检疫机构对该批货物进行价格核实

D. 检验检疫机构对该批货物的包装过程实施监视装载

19. 以下所列出口货物，其装运集装箱无需实施适载检验的有（　　）。

A. 电冰箱　　　　　　　　　　　　　B. 压力容器

C. 冷冻食品　　　　　　　　　　　　D. 旧家具

20. 以下所列，无须办理进口旧机电产品备案的有（　　）。

A. 因国外客户原因退回的出口货物　　B. 复运回国的对外承包工程施工器械

C. 送修后复进口的机床部件　　　　　D. 大型二手成套设备

21. 办理强制性产品认证手续的申请人可以是（　　）。

A. 生产者　　　　　　　　　　　　　B. 消费者

C. 销售商　　　　　　　　　　　　　D. 进口商

22. 以下所列，检验检疫机构实施注册登记制度的有（　　）。

A. 进境冻牛肉的境外生产厂　　　　　B. 进境儿童玩具的境外生产厂

C. 出口竹木草制品生产企业　　　　　D. 出口水果果园

23. 关于进口预包装食品的标签、说明书，以下表述正确的有（　　）。

A. 应有中文标签、说明书

B. 应符合食品安全国家标准的相关要求

C. 应载明食品的原产地

D. 应载明进口食品境内代理商的名称、地点、联系方式

24. 贸易术语所表示的贸易条件，说明了商品的价格构成是否包括成本以外的主要从属费用，即（　　）。

A. 保险　　　　　　　　　　　　　　B. 关税

C. 佣金　　　　　　　　　　　　　　D. 运费

25.《出入境检验检疫实施检验检疫的进出境商品目录》制定、调整的原则有（　　）。

A. 保护人类健康和安全、保护动物或植物的生命和健康

B. 保护环境

C. 防止欺诈行为

D. 维护国家安全

三、判断题

请对下述各题做出判断,在答题卡上将该题相对应答案的选项框涂满,答题卡上的"√"表示正确,"╳"表示不正确。(答对1题得0.5分,答错1题扣0.5分,不答不得分也不扣分)

1. 某公司进口一批红酒,取得《入境货物通关单》后即可将该批红酒投入市场销售。( )

2. 检验检疫机构对自理报检单位实行注册登记制度。( )

3. 出入境检验检疫机构对法定以外的进出口商品实施抽查检验。( )

4. 输入植物、种子、种苗或种畜、禽及其他繁殖材料的,应在入境前7天报检。( )

5. 某公司拟出口一批毛制针织男式T恤,商品编码6109909012,其检验检疫类别为"A/B"。( )

6. 检验检疫机构对代理报检企业的诚信状况实施分类管理。( )

7. 检验检疫机构对进口食品标签实行预审核制度。( )

8. 对于环保项目不合格的入境玩具,由检验检疫机构责令当事人退货或者销毁。( )

9. 对进口家用电冰箱,报检人凭检验检疫机构出具的非氯氟烃制冷剂、发泡剂证明和《入境货物通关单》办理报检手续。( )

10. 检验检疫机构对进口石材实施登记备案、专项检测制度。( )

11. 报检员办理报检手续时应主动出示《报检员资格证》。( )

12. 代理报检企业接受委托办理报检手续时,应提交报检委托书,列明委托事项,并加盖委托人和代理报检企业的公章。( )

13. 华夫饼干对应的检验检疫类别是"P. R/S"。( )

14. 进口成套设备的各组成部件,应按照其对应商品编码的检验检疫类别来确定是否办理报检手续。( )

15. "菠萝罐头"和"非用醋制作的其他菠萝"的检验检疫类别均为"R/S"。( )

16. 出口点火枪类商品上应加贴检验检疫机构颁发的验讫标志。( )

17. 经处理合格且加施IPPC标识的木质包装出口时无需报检。( )

18. 自检验检疫机构开具收费通知单之日起20日内,出入境关系人应交清全部检验检疫费。逾期未交的,自第21日起,每日加收未交纳部分5‰的滞纳金。( )

19. 某公司进口一批货物(商品编码8607191000),发票上显示的数(重)量为"20PCS/400TON",则报检单上"数/重量"应填写"20件"。( )

20. 通关单联网核查中,通关单状态信息为"海关已核注"的,表示该份通关单对应的报关单已申报成功。( )

21. 根据《进出境动植物检疫法》规定,运输动物过境的,必须事先商得检验检疫机构同

意,并按照指定的口岸和路线过境。（　　　）

22. 商品编码 6109100099 对应的货物既包括针织的棉制女式内衣,也包括钩编的棉制女式内衣。（　　　）

23. 出口动物产品无须办理检疫审批手续。（　　　）

24. 不含汞的进出口电池,无需办理《进出口电池产品备案书》。（　　　）

25. 边境贸易一般包括边境小额贸易、边民互市贸易、边境来料加工贸易三种形式。（　　　）

26. 需隔离检疫的出境动物在出境前 30 天预报,隔离前 7 天报检。（　　　）

27. 商品编码 1517100000 对应的货物是人造黄油,但液态的不归入此编码。（　　　）

28. 国际多式联运是将海陆空等各种运输方式有效地结合起来的一种运输方式,托运人只需一次委托、支付一次费用即可。（　　　）

29. 动植物检疫审批手续应在贸易合同或协议签订后 20 日内办理。（　　　）

30. 根据《对外贸易法》规定,实行自动许可的进出口货物免予检验检疫。（　　　）

四、基础英语单项选择题

请从各题给出的答案选项中选出可以填入空白处最合适的答案,在答题卡上将该题相对应答案的字母标号框涂满。（每题 1 分,共 10 分）

1. The products were processed, packed, stowed and transported（　　）the food hygienic requirement.

A. to　　　　B. of　　　　C. off　　　　D. under

2. Commodity inspection certifies whether quality, quantity and the packing of the goods are in compliance（　　）the contract requirements or not.

A. to　　　　B. with　　　　C. of　　　　D. that

3. All inspections are carried（　　）conscientiously to the best if our knowledge and ability.

A. in　　　　B. to　　　　C. out　　　　D. away

4. We can't accept your complaint of poor quality,（　　）you provide the certificate of inspection issued by CIQ.

A. why　　　　B. unless　　　　C. otherwise　　　　D. however

5. If you don't apply the certificate if quality in time, we will not（　　）the L/C again.

A. delay　　　　B. extend　　　　C. close　　　　D. write

6. The buyer complained that the goods were（　　）before shipment.

A. damaged　　　　B. good　　　　C. well　　　　D. manufactured

7. This lot of products was derived from animals slaughtered in a slaughter house which is ( ) licensed for export.

  A. office   B. officer   C. official   D. officially

8. Generally speaking, quality inspection is ( ) of visual inspection and interior inspection.

  A. composed   B. each   C. one   D. result

9. We lodge a claim for a shortage of 500 kg, enclosed a certificate of CIQ.

  A. phytosanitary B. quality   C. weight   D. disinfection

10. Quality certificate is not effective without the signature of the ( ).

  A. shipper   B. chief inspector

  C. consignee   D. opening bank of L/C

五、综合实务选择题

下列三个案例各有五个问题,每个问题的答案选项中,有一个或一个以上是合适的答案,请将其选出,并在答题卡上将该题相对应答案的字母号框涂满。(每题 2 分,共 30 分,不选、错选、少选、多选均不得分)

(一)深圳甲食品厂从东莞乙果园购买 4 000 公斤鲜荔枝,加工制成 8 000 个荔枝罐头,包装数量为 400 个纸箱,拟装于 1 个 20 尺冷藏集装箱从深圳口岸出口。

1. 鲜荔枝和荔枝罐头的检验检疫类别都包括( )。

  A. R、S   B. P、R   C. P、Q   D. Q、S

2. 以下表述正确的有( )。

  A. 生产该批罐头的鲜荔枝应在东莞报检 B. 生产该批罐头的鲜荔枝应在深圳报检

  C. 乙果园应申请出境水果果园注册登记 D. 乙果园应申请出境水果包装厂注册登记

3. 以下表述错误的有( )。

  A. 荔枝罐头应在深圳申请检验检疫

  B. 甲食品厂应办理检疫审批手续

  C. 甲食品厂应申请出口食品卫生注册登记(备案)

  D. 甲食品厂应申请出境水果包装厂注册登记

4. 甲食品厂办理荔枝罐头出口报检手续时,应提供的单证包括( )。

  A. 东莞检验检疫机构出具的鲜荔枝《产地供货证明》

  B. 乙果园的出境水果果园注册登记证书

  C. 甲食品厂的出境水果包装厂注册登记证书

  D. 甲食品厂的出口食品卫生注册登记(备案)证书

5. 对本批货物及集装箱,检验检疫机构实施(　　)。

A. 动植物产品检疫　　　　　　　B. 食品卫生监督检验

C. 集装箱适载检验　　　　　　　D. 纸箱的使用鉴定

(二) 江苏 A 食品厂生产一批冷冻香菇出口美国,8 000 千克/20 000 美元,纸箱包装,内用山东生产的塑料袋包装,香菇原料从浙江 B 蔬菜基地采购。该批货物计划装于集装箱从上海口岸出口。信用证中要求 A 食品厂须取得 FDA 注册并提供该批货物的植物检疫证书。

6. 该批货物出口报检前,A 厂应向检验检疫机构办理(　　)。

A. 卫生注册登记(备案)　　　　　B. FDA 注册

C. 蔬菜种植基地备案　　　　　　D. 国外收货人备案登记

7. 以下表述正确的有(　　)。

A. 应向江苏检验检疫机构申请塑料袋包装检验

B. 应向浙江检验检疫机构申请塑料袋包装检验

C. 该批货物应在江苏检验检疫机构报检

D. 该批货物可向浙江检验检疫机构申报

8. 以下表述正确的有(　　)。

A. 装载该批货物的集装箱须事先申请适载检验

B. 装载该批货物的集装箱须事先申请卫生处理

C. 该批货物必须在江苏装入集装箱并向检验检疫机构申请监装

D. 该批货物必须在上海口岸装入集装箱并向检验检疫机构申请监装

9. 报检时应提供的单据有(　　)。

A. 食品厂的卫生注册(备案)证书　　B. 信用证

C. 蔬菜种植基地备案证明　　　　　D. 食品包装材料检验结果单

10. A 厂报检时应向检验检疫机构申请出具的证单有(　　)。

A. 原料检验证书　　　　　　　　B. 出境货物换证凭单或换证凭条

C. FDA 注册证书　　　　　　　　D. 植物检疫证书

(三) 福州 Q 医院委托 W 机械设备进出口公司同香港 R 公司签订合同,进口两台德国 S 公司生产的医用 X 射线检查仪(检验检疫类别 L. M)。货物使用木箱包装,用集装箱从新加坡海运至厦门口岸入境。在 Q 医院安装调试后发现影像精度达不到合同要求,Q 医院拟将货物退运并要求外方换发新设备。

11. 以下表述正确的有(　　)。

A. 该批货物应在厦门报检并申请《入境货物通关单》

B. 该批货物应在福州申请检验

C. 该批货物应申请装运前检验

D. 货物报检时,应同时申报木质包装

12.《入境货物报检单》中收/发货人填制正确的有(　　)。

A. "收货人"填写福州 Q 医院

B. "收货人"填写 W 机械设备进出口公司

C. "发货人"填写 S 公司

D. "发货人"填写香港 R 公司

13. 入境报检应提供的单据有(　　)。

A. 国外生产商注册登记证书复印件　　B. 装运前预检验证明书

C. 装运前检验证书　　　　　　　　　D. 强制性产品认证证书复印件

14. 以下关于报检单填制正确的有(　　)。

A. "原产国"填写新加坡　　　　　　　B. "贸易国别(地区)"填写香港

C. "启运国家(地区)"填写德国　　　　D. "目的地"填写福州

15. 以下表述错误的有(　　)。

A. W 公司应在设备退运前申请出具《检验证书》

B. W 公司应在设备退运前申请出具《出境货物不合格通知单》

C. 重新换发的设备免予检验

D. 重新换发的设备无需实施装运前检验

六、综合实务判断

下列两个案例各有 10 个问题,请根据给出的单据对各题做出判断,在答题卡上将该题相对应答案的选项框涂满,答题卡上的"√"表示正确,"×"表示不正确。(答对 1 题得 1 分,答错 1 题扣 1 分,不答不得分也不扣分)

(一)请根据所提供的单据判断填制《入境货物报检单》有关内容的正误(见报检单上标注的题号)。

SALES CONTRACT

No. : 2010FJKDIK WH

Date: Aug. 10,2010

The Buyer: TIANJIN WUHE IMP/EXP CO. , LTD

The Seller: ABC FOODSTUFFS CORPORATION HONGKONG

This contract is made by and between the Seller and the Buyer, whereby the Seller agrees to sell and the Buyer agrees to buy the under-mentioned goods according to the terms and conditions stipulated below:

1. Name of Commodity: BANANA

2. Quantity: 35 000 KGS/1 100 Cartons

3. Unit Price：USD 20/CTN

4. Amount Total：USD 22 000

5. Packing：In Carton

6. Port of Loading：Manila

7. Port of Destination：Tianjin Port

8. Date of Shipment：Before Nov. 30，2010 / By Vessel

9. Terms of Payment：T/T

10. Shipping Mark：_____ WUHE _____

MADE INPHILIPPINES

The Buyer   The Seller

_____   _____

BILL OOF LADING

CONSIGNOR ABC FOODSTUFFS FORPORATION HONGKONG			OUR BOOK No. COSGH 89D	B/L No. COSU9938 HJCU
CONSIGNEE TIANJIN WUHE IMP/EXP CO.，LTD NO. 5 SHANGHAI ROAD, TIANJIN, CHINA			REMARKS：	
OTIFY； TIANJIN YUDU COMMERCIQAL & TRADE CO.，LTD				
FORT OF LOADING： MANILA	VESSEL： EAST RIBER		VOYAGE No. 419E	FLAG： DENMARK
PORT OF DISCHARGE TIANJIN XINGANG CHINA via INCHON			PLACE OF DELIVERY	
MARK	NO. OF PKGS	DESCRIPTION OF DOODS	GOROSS WEIGHT	MEASUREMENT

Container No. Seal No.

1×20′   HLXU5141889/0880923   400 CTNS   35 000KGS

1×40′   HLXU5133002/08924   700 CTNS

WUHE   PHILIPPINES BANANA

_____   CONTRACT N：2010FJKDIK-WH

MADE INPHILIPPINES PACKING：IN CARTON

_____

DATE：Oct.，23, 2010   ORIENT CO.，LTD.

BY   BY _____

中华人民共和国出入境检验检疫
入境货物报检单

报检单位(加盖公章):天津××进出口有限公司　　　　　　　　　　　　　　* 编　　号 ＿＿＿＿＿＿

报检单位登记号:12006000××　　　联系人:××　　　电话:022-668608××　　　报检日期:2010 年 11 月 10 日

收货人	(中文)天津××进出口有限公司					
	(外文)TIANJIN　××　IMP/EXP CO.,LTD.					
发货人	(中文)＊＊＊					
	(外文)×× FOODSTUFFS CORPORATION HONGKONG					

(106)货物名称(中/外文)	(107)H.S编码	(108)原产区(地区)	数/重量	货物总值	(109)包装种类及数量
香蕉 BANANA	0804300001	丹麦	35 000 千克	22 000 美元	纸箱

(110)运输工具名称号码		船舶 ＊＊＊		合 同 号	2010FJKDIK-WH
贸易方式	一般贸易	(111)贸易国别(地区)	菲律宾	损单/运单号	COSU9938HJCU
到货日期	2010-11-08	启运国家(地区)	菲律宾	许可证/审批号	AK-98329022
卸货日期	2010-11-10	(112)启运口岸	菲律宾	入境口岸	天津新港
索赔有效期至	＊＊＊	(113)经停口岸	仁川	目 的 地	天津

(114)集装箱规格、数量及号码	2个集装箱		
合同订立的特殊条款 以及其他要求		货物存放地点	天津新港
		用　　途	食用

(115)随附单据(划"✓")或补填		标记及号码	*外商投资财产(划"✓")	□是□否
✓合同	□到货通知			
✓发票	✓装箱单		* 检验检疫费	
✓提/运单	□质保书			
□兽医卫生证书	□理货清单	××	总金额(人民币元)	
□植物检疫证书	□磅码单	———————		
□动物检疫证书	□验收报告	MADE IN PHILIPPINES	计费人	
□卫生证书	□			
✓原产地证	□		收费人	
✓许可/审批文件	□			

报检人郑重声明: 　1. 本人被授权报检。 　2. 上列填写内容正确属实。 　　　　　　　　　签名: ××	领取取证单
	日 期
	签名

注:有"*"号栏由出入境检验检疫机关填写　　　　　　　　　　　　◆国家出入境检验检疫局制

（二）某公司从智利进口一批红酒，请根据所提供的单据，完成相关的判断题。

BILL OOF LADING

CONSIGNOR SINGER WORLD TRADE CORPORATION CONCEPCION CHILE			OUR BOOK No. LCA Ⅰ 125-2010	B/L No. MY031003
CONSIGNEE SHANGHAI R&H WORLD TRADE CORP. NO. 1606 TIANQIN ROAD, SHANGHAI, CHINA			REMARKS:	
NOTIFY PPARTY: SHANGHAI GOLDBAR WORLD TRADE CORP. NO. 888 ZUCHONGZHI ROAD, SHANGHAI, CHINA				
FORT OF LOADING: CONCEPCTION, CHILE	VESSEL: STARSHIP		VOYAGE No. 1207H	FLAG: NORWAY
PORT OF DISCHARGE YANGSHAN, SHANGHAI, CHINA VIA OSAKA, JAPAN			PLACE OF DELIVERY	
MARK	NO. OF PKGS	DESCRIPTION OF DOODS	GOROSS WEIGHT	MEASUREMENT

RED WINE(BRAZIL ORIGIN)
"SINGER CAF?"BRAND

SINGER

CTN 1-200   200 WOODEN CASES   2 400 BOTTLES, 2 400 LITERS   2 900KGS   60CBM

PACKED IN WOODENCASES

CONGTRACT No. CQ-008

1×20′ CONTAINER

NO. TPDK 30489/747503

DATE：Jun. 4，2010

BY ————————————

11. 该批货物提单号是"LCA Ⅰ 125-2010"。

12. 该批货物的航次/号是"1207H"。

13. 该批货物的原产国是智利。

14. 该批货物唛头是"CTN 1-200"。

15. 该批货物是从智利直航至中国。

16. 该批货物报检时须提供木质包装熏蒸证书。

17. 红酒的检验检疫类别是"R/S",表示其进境时须实施动植物检疫和卫生检疫。

18. 该批货物报检时除按规定提供相关单证外,还应提供产品中文标签样张和外文原标签及翻译件。

19. 该批货物报检时须提供《出入境食品包装备案书》。

20. 该批货物报检时,"用途"一栏可填写"＊＊＊"。

【参考答案】

(说明:试卷试题全部为客观选择型试题,共 125 题,满分 150 分)

一、单项选择题

(每题只有一个正确答案。1 分/题,共 25 题,25 分)

1. B　　2. D　　3. C　　4. A　　5. C　　6. C　　7. B　　8. D　　9. A　　10. C

11. A　12. D　13. D　14. C　15. B　16. C　17. D　18. B　19. D　20. B

21. D　22. A　23. B　24. A　25. B

二、多项选择题

(每题有两个或两个以上正确答案,不选、错选、少选、多选均不得分。2 分/题,共 25 题,50 分)

1. A、B、D　　2. A、B、C、D　3. A、B、D　　4. A、B、C、D 5. B、D

6. A、B、C、D 7. A、B、C、D 8. A、B、D　　9. A、B、C、D 10. B、D

11. A、B、C、D 12. B、C、D　13. A、B、C　14. A、B、C　15. A、B、C、D

16. A、B、C　17. B、C　18. A、B、C　19. A、B、D　20. A、B、C

21. A、C、D　22. A、C、D　23. A、B、C、D 24. A、D　25. A、B、C、D

三、判断题

(判断每题正误。答对 1 题得 0.5 分,答错 1 题扣 0.5 分,不答不得分也不扣分,满分 15 分。本题型得分扣完为止。"√"表示正确,"×"表示错误)

1. ×　2. ×　3. √　4. ×　5. ×　6. √　7. ×　8. √　9. ×　10. ×

11. ×　12. √　13. ×　14. ×　15. ×　16. ×　17. √　18. √　19. ×　20. √

21. √　22. ×　23. √　24. ×　25. ×　26. ×　27. √　28. √　29. ×　30. ×

四、基础英语选择题

(每题只有一个正确答案。1 分/题,共 10 题,10 分)

1. D　2. B　3. C　4. B　5. B　6. A　7. D　8. A　9. C　10. B

五、综合实务选择题

（每题有一个或一个以上正确答案,不选、错选、少选、多选均不得分。2分/题,共15题,30分）

1. A	2. C	3. B、D	4. D	5. B、C、D
6. A	7. C	8. A	9. A、B、D	10. B、D
11. A、B、D	12. B、D	13. D	14. B、D	15. B、C

六、综合实务判断题

（评分规则:判断每题正误。答对1题得1分,答错1题扣1分,不答不得分也不扣分,满分20分）

1. ✓	2. ✕	3. ✕	4. ✕	5. ✕	6. ✕	7. ✕	8. ✓	9. ✕	10. ✕
11. ✕	12. ✓	13. ✕	14. ✕	15. ✕	16. ✕	17. ✕	18. ✓	19. ✕	20. ✕

附 录

附录1 计量单位代码表

适用范围：

入境货物报检单——数/重量

出境货物报检单——数/重量

代码	中文名称	代码	中文名称
000	（无单位）	031	盘
001	台	032	平方米
002	座	033	立方米
003	辆	034	筒
004	艘	035	千克
005	架	036	克
006	套	037	盆
007	个	038	万个
008	只	039	具
009	头	040	百副
010	张	041	百支
011	件	042	百把
012	支	043	百个
013	枝	044	百片
014	根	045	刀
015	条	046	疋
016	把	047	公担
017	块	048	扇
018	卷	049	百枝
019	副	050	千只
020	片	051	千块
021	组	052	千盒
022	份	053	千枝
023	幅	054	千个
025	双	055	亿支
026	对	056	亿个
027	棵	057	万套
028	株	058	千张
029	井	059	万张
030	米	060	千伏安

代码	中文名称	代码	中文名称
061	千瓦	131	册
062	千瓦时	132	本
063	千升	133	发
067	英尺	134	枚
070	吨	135	捆
071	长吨	136	袋
072	短吨	139	粒
073	司马担	140	盒
074	司马斤	141	合
075	斤	142	瓶
076	磅	143	千支
077	担	144	万双
078	英担	145	万粒
079	短担	146	千粒
080	两	147	千米
081	市担	148	千英尺
083	盎司	163	部
084	克拉	500	尾
085	市尺	501	百尾
086	码	502	千尾
088	英寸	503	枚
089	寸	504	百枚
095	升	505	头份
096	毫升	506	千头份
097	英加仑	507	种
098	美加仑	508	群
099	立方英尺	509	小时
101	立方尺	510	头次
110	平方码	511	样次
111	平方英尺	512	项
112	平方尺	513	标箱
115	英制马力	520	每头每样
116	公制马力	521	每样每项
118	令	522	每只每次
120	箱	523	每只每天
121	批	524	每头每天
122	罐	525	每平方米每天
123	桶	526	每次每平方米
124	扎	527	每批每品种
125	包	540	艘次
126	箩	541	架次
127	打	542	厢次
128	筐	543	辆次
129	罗	544	标准箱次
130	匹	545	百吨

代码	中文名称	代码	中文名称
646	总吨	561	每项
547	次	562	每项每双
548	航班次	563	每元素
549	舱次	564	每只
550	车次	565	每只次
551	每单元	566	每种
552	每蹲位次	567	每种商品
553	每个机构	568	模
554	每个领域	569	样
555	每户次	570	样份
556	每企业	571	页
557	每人每小时	572	证
558	每人日	998	金额
559	每试验室	999	元
560	每头只		

附录 2　包装容器名称代码

适用范围：

入境货物报检单——包装种类

出境货物报检单——包装种类

出境货物运输包装检验申请单——包装容器名称

包装种类代码

代码	中文名称	代码	中文名称
1	圆桶	5	袋
2	木琵琶桶	6	复合包装
3	罐	9	其他
4	箱		

包装物材料

代码	中文名称	代码	中文名称
9	其他	G	纤维板
A	钢	H	塑料材料
B	铝	L	纺织品
C	天然木	M	纸、多层的
D	胶合板	P	玻璃、瓷器或粗陶瓷
F	再生木		

包装容器名称

代码	中文名称	英文名称	简　称
190	其他桶	TUB	桶
1A1	钢制不可拆装桶顶圆桶	TUB	闭口钢桶
1A2	钢制可拆装桶顶圆桶	TUB	开口钢桶
1A3	镀锌闭口钢桶	TUB	镀锌闭口钢桶
1A4	镀锌开口钢桶	TUB	镀锌闭口钢桶
1B1	铝制不可拆装桶顶圆桶	TUB	闭口铝桶
1B2	铝制可拆装桶顶圆桶	TUB	开口铝桶
1C	木圆桶	WOOD TUB	木圆桶
1D	胶合板圆桶	TUB	胶板圆桶
1G	纤维圆桶	TUB	纤维圆桶
1H1	塑料不可拆装桶顶圆桶	PLASTIC TUB	闭口塑料圆桶
1H2	塑料可拆装桶顶圆桶	TUB	开口塑料圆桶
2C1	塞式木琵琶桶	TUB	木琵琶桶
2C2	非水密型木琵琶桶		木琵琶桶
390	其他罐		罐
3A1	钢制不可拆装罐顶罐		闭口钢罐
3A2	钢制可拆装罐顶罐		开口钢罐
3B1	铝制不可拆装罐顶罐		闭口铝罐
3B2	铝制可拆装罐顶罐		开口铝罐
3H1	塑料制不可拆装罐顶罐		闭口塑料罐
3H2	塑料制可拆装罐顶罐		开口塑料罐
490	其他箱	BOX	箱
4A	钢箱	BOX	钢箱
4B	铝箱	BOX	铝箱
4C11	大木箱	BIG WOODEN BOX	大木箱
4C12	中木箱	MIDDLE WOODEN BOX	中木箱
4C13	小木箱	SMALL WOODEN BOX	小木箱
4C2	箱壁防撒漏木箱	BOX	防漏木箱
4D	胶合板箱	BOX	胶合板箱
4F	再生木木箱	BOX	再生木木箱
4G	纤维板箱	BOX	纤维板箱
4H1	膨胀的塑料箱	BOX	塑料箱
4H2	硬质的塑料箱	BOX	塑料箱
4M	纸箱	BOX	纸箱
4M1	单瓦楞纸箱		单瓦楞纸箱
4M2	双瓦楞纸箱		双瓦楞纸箱
590	其他袋	BAG	袋
5991	麻袋	SACK	麻袋
5992	布袋/包	CLOTH BAG	布袋/包
5H1	塑料编织无内衬或涂层的袋	BAG	塑料编织袋
5H2	塑料编织防撒漏的袋	BAG	塑料编织袋
5H3	塑料编织防水袋	BAG	塑料编织袋
5H4	塑料薄膜袋	BAG	塑料薄膜袋
5H5	无涂层或内衬的编织集装袋		编织集装袋

续表

代码	中文名称	英文名称	简　称
5H6	带涂层的编织塑料集装袋		编织集装袋
5H7	无内衬的编织塑料集装袋		编织集装袋
5H8	带涂层或内衬的编织集装袋		编织集装袋
5L1	纺织品无内衬或涂层的袋	BAG	布袋
5L2	纺织品防微漏的袋	BAG	布袋
5L3	纺织品防水的袋	BAG	布袋
5M1	多层的纸袋	PAPER BAG	纸袋
5M2	多层防水纸袋	PAPER BAG	纸袋
5M91	纸袋	PAPER BAG	纸袋
6HA1	塑料容器在钢桶内复合包装		钢桶塑料复包
6HA2	塑料容器在钢条或钢皮箱内复合包装		钢皮箱塑料复包
6HB1	塑料容器在铝桶内复合包装		铝桶塑料复包
6HB2	塑料容器在铝条或铝皮箱内复合包装		铝皮箱塑料复包
6HC	塑料容器在木箱内复合包装		木箱塑料复包
6HD1	塑料容器在胶合板桶内复合包装		胶板桶塑料复包
6HD2	塑料容器在胶合板箱内复合包装		胶板箱塑料复包
6HG1	塑料容器在纤维桶内复合包装		纤维板桶塑料复包
6HG2	塑料容器在纤维板箱内复合包装		纤维板箱塑料复包
6HH1	塑料容器在塑料桶内复合包装		塑料桶塑料复包
6HH2	塑料容器在硬塑料箱内复合包装		硬塑料箱复包
6PA1	玻璃、陶瓷、粗陶器在钢桶内复合包装		玻璃钢桶复包
6PA2	玻璃、陶瓷、粗陶器在钢条或钢皮箱内复合包装		玻璃陶瓷钢皮复包
6PB1	玻璃、陶瓷、粗陶器在铝桶内复合包装		玻璃陶瓷铝桶复包
6PB2	玻璃、陶瓷、粗陶器在铝条或铝皮箱内复合包装		玻璃陶瓷铝皮箱复包
6PC	玻璃、陶瓷、粗陶器在木箱内复合包装		玻璃陶瓷木箱复包
6PD1	玻璃、陶瓷、粗陶器在胶合板内复合包装		玻璃陶瓷胶板复包
6PD2	玻璃、陶瓷、粗陶器在柳条筐内复合包装		玻璃陶瓷柳条筐复包
6PG1	玻璃、陶瓷、粗陶器在纤维桶内复合包装		玻璃陶瓷纤维桶复包
6PG2	玻璃、陶瓷、粗陶器在纤维板箱内复合包装		玻璃陶瓷纤维板复包
6PH1	玻璃、陶瓷、粗陶器在膨胀塑料包装内复合包装		玻璃陶瓷膨塑复包
6PH2	玻璃、陶瓷、粗陶器在硬塑料包装内复合包装		玻璃陶瓷硬塑复包
9990	竹箩	BAMBOO BASKET	竹箩
9991	竹笼	BAMBOO CAGE	竹笼
9992	植物性铺垫材料	PLANT MATERIAL	植物铺垫材料
9993	散装	BALK	散装
9994	裸装		裸装
9995	挂装	HANG UP	挂装
9996	铺席		铺席
9997	捆装	BUNDLES	捆装
9999	其他	OTHER PACKAGE	其他
9A91	铁托	IRON	铁托
9A92	铁笼	IRON CAGE	铁笼
9A93	铁皮	SHEET IRON	铁皮
9C91	天然木木托	WOODEN	天然木木托
9F91	再生木木托		再生木木托

附录 3　运输工具名称代码

适用范围：

入境货物报检单——运输工具名称

出境货物报检单——运输工具名称

代　码	中文名称	英文名称
20	船舶	BY VESSEL
29	海运集装箱	BY CONTAINER
31	火车	BY TRAIN
32	汽车	BY VEHICLE
39	陆运集装箱	BY CONTAINER
50	飞机	BY AIR
59	空运集装箱	BY CONTAINER
99	其他	OTHER CONVEYANCE

附录 4　贸易方式代码

适用范围：

入境货物报检单——贸易方式

出境货物报检单——贸易方式

代　码	中文名称	代　码	中文名称
1	一般贸易	12	暂时进出口留购货物
2	来料加工	13	保税区进出境仓储、转口货物
3	进料加工	14	保税区进出境货物
4	易货贸易	15	出口加工区进出境货物
5	补偿贸易	16	出口加工区进出区货物
6	边境贸易	17	退运货物
7	无偿贸易	18	过境货物
8	外商投资	19	暂时进出口货物
9	其他贸易	20	展览品
10	样品	21	其他非贸易性样品
11	对外承包工程进出口货物		

附录5　集装箱规格代码

适用范围：

入境货物报检单——集装箱规格

出境货物报检单——集装箱规格

代　码	中文名称	代　码	中文名称
111	海运40尺普通	211	海运20尺普通
112	海运45尺普通	222	海运25尺冷藏
121	海运40尺冷藏	231	海运20尺罐式
122	海运45尺冷藏	232	海运25尺罐式
131	海运40尺罐式	311	列车40尺普通
132	海运45尺罐式	312	列车40尺冷藏
201	空运IKE(1.5×1.5×1.6)	321	列车20尺普通
202	空运DPE(1.15×1.5×1.6)	322	列车20尺冷藏
203	空运BJF(3.3×1.5×1.6)	331	列车10尺其他集装箱

附录6　环境保护部、商务部、国家发改委、海关总署、国家质检总局

2009年第36号公告

根据《中华人民共和国固体废物污染环境防治法》、《控制危险废物越境转移及其处置巴塞尔公约》和有关法律法规，环境保护部、商务部、发展改革委、海关总署、国家质检总局对2008年公布的《禁止进口固体废物目录》、《限制进口类可用作原料的固体废物目录》和《自动许可进口类可用作原料的固体废物目录》（以下简称"进口废物管理目录"）进行了修订和增补，现予发布，有关事项公告如下。

一、不符合《限制进口类可用作原料的固体废物目录》或《自动许可进口类可用作原料的固体废物目录》相应"其他要求或注释"中规定的进口固体废物，按照禁止进口固体废物管理，口岸检验检疫机构不予签发入境货物通关单，海关不予放行并依法责令进口者或承运人实施退运。

二、对新增列入进口废物管理目录的固体废物，在本公告发布前已经商务主管部门批准的加工贸易业务，允许按照原规定向海关办理保税加工备案、料件进口等海关手续，并在经审批的合同有效期内执行完毕；以企业为单元管理的联网监管企业，允许在2010年6月30日前执行完毕。

上述业务中,对列入《禁止进口固体废物目录》固体废物的加工贸易业务,到期仍未执行完毕的不予延期;对列入《限制进口类可用作原料的固体废物目录》或《自动许可进口类可用作原料的固体废物目录》固体废物的加工贸易业务,到期仍未执行完毕需要延期的,应按照有关规定申请固体废物进口许可证后办理。

自本公告发布日起,商务主管部门不再批准新增列入《禁止进口固体废物目录》固体废物的加工贸易业务。

三、本公告自 2009 年 8 月 1 日起执行。原国家环境保护总局、商务部、发展改革委、海关总署、国家质检总局 2008 年第 11 号公告所附目录同时停止执行。

       附件①:1. 禁止进口固体废物目录(略)
            2. 限制进口类可用作原料的固体废物目录(略)
            3. 自动许可进口类可用作原料的固体废物目录(略)

附录7　实施备案管理的进口旧机电产品目录

(国家质检总局 2009 年 12 月 30 日发布)

产品类别	涉及的 HS 编号
一、金属制品	7309、7310、7311、7321、7322、7611、7612(除 76121,7612901 外)、7613、7615190010
二、机械及设备	84 章(除 8401,84061,8407101,8407102,8407210,8407290,84091,84099,8412800010,8412800020,8412901020,8412901090,8428909020,8479891,8479901,8483101,84871 外)
三、电器及电子产品	85 章(除 8526101,8526109001,8526109011,8526109091,8548100000 外)
四、运输工具	86 章; 87 章(除 8710 外)
五、仪器仪表	9006—9008、9010—9013、9015(除 9015800010,9015800020,9015900010 外)、9018—9031、9032(除 9032890002 外)、9033000090
六、医用家具、办公室用金属家具、各种灯具及照明装置	9402、9405
七、其他(含电子乐器、儿童带轮玩具、带动力装置的玩具及模型、健身器械等)	7011; 9207; 95041、95043、9504901、95049021、95049029、9506911、9506919、950699、9508
*再制造用途旧轮胎(比照旧机电产品管理)	4012(除 40121300、401290 外)

① 详见国家质检总局网站(http://www.aqsiq.gov.cn)查询。

附录8　不予备案的进口旧机电产品范围

（国家质检总局 2009 年 12 月 30 日发布）

（一）国家规定禁止进口的旧机电产品（2 类）	
序号	产品目录及范围
1	国家规定禁止进口的旧机电产品。①
2	国家规定加工贸易禁止类旧机电产品。②③
（二）涉及安全、卫生、健康、环境保护的进口旧机电产品（13 类）	
序号	产品目录及范围
3	制造年限超过 15 年或设备运行时间超过 8 000 小时的工程机械。
4	组装、销售、维修用旧工程机械零部件。
5	制造年限超过 10 年的印刷机。
6	组装、销售、维修用旧印刷机零部件（散件）。
7	销售、维修用旧复印机零部件。
8	旧玻壳、旧显像管、再生显像管、旧监视器等。④
9	制造年限超过 8 年或使用时间超过 15 000 小时的发电机组。
10	旧钢管式脚手架及其附件或构件。
11	带有以氯氟烃物质（包括 CFC-11〔R11〕、CFC-12〔R12〕、CFC-113〔R113〕、CFC-114〔R114〕、CFC-115〔R115〕）为制冷剂的工业、商业用压缩机的旧机电产品。⑤
12	带有以氯氟烃物质（CFC-11〔CFCl3〕、CFC-12〔CF2Cl2〕、CFC-113〔C2F3Cl3〕等）为制冷剂、发泡剂的旧家用电器产品和以氯氟烃为制冷工质的家用电器产品用压缩机的旧机电产品。⑥
13	安装、维修用旧机电产品零部件。⑦

① 详见国家质检总局网站（http://www. aqsiq. gov. cn）查询。
② 详见商务部、海关总署：《加工贸易禁止类商品目录》。
③ 限于加工贸易形式。
④ 详见质检总局、发改委、信息部、海关总署、工商总局、认监委公告 2005 年第 134 号附表。
⑤ 详见商务部、海关总署、国家质检总局、国家环保总局公告 2005 年第 117 号附件。
⑥ 详见环保总局、发改委、商务部、海关总署、质检总局环函〔2007〕200 号附件。
⑦ 详见所有列名零部件的 HS 编码。

附录9　中华人民共和国禁止携带、邮寄进境的动植物及其产品和其他检疫物名录①

一、动物及动物产品类

（一）活动物（犬、猫除外②），包括所有的哺乳动物、鸟类、鱼类、两栖类、爬行类、昆虫类和其他无脊椎动物,动物遗传物质。

（二）（生或熟)肉类(含脏器类)及其制品;水生动物产品。

（三）动物源性奶及奶制品,包括生奶、鲜奶、酸奶,动物源性的奶油、黄油、奶酪及其他未经高温处理的奶类产品。

（四）蛋及其制品,包括鲜蛋、皮蛋、咸蛋、蛋液、蛋壳、蛋黄酱及其他未经热处理的蛋源产品等。

（五）燕窝（罐头装燕窝除外)。

（六）油脂类,皮张、毛类、蹄、骨、角类及其制品。

（七）动物源性饲料(乳清粉、血粉等)、动物源性中药材、动物源性肥料。

二、植物及植物产品类

（八）新鲜水果、蔬菜。

（九）烟叶(不含烟丝)。

（十）种子(苗)、苗木及其他具有繁殖能力的植物材料。

（十一）有机栽培介质。

（十二）土壤。

三、其他检疫物类

（十三）动物尸体、动物标本、动物源性废弃物。

（十四）菌种、毒种等动植物病原体,害虫及其他有害生物,细胞、器官组织、血液及其制品等生物材料。

（十五）转基因生物材料。

（十六）国家禁止进境的其他动植物、动植物产品和其他检疫物。

---

① 通过携带或邮寄方式进境的动植物及其产品和其他检疫物,经过国家有关行政管理部门审批许可,并具有输出国或地区官方出具的检疫证书,不受此名录的限制。

② 具有输出国官方兽医出具的动物检疫证书和疫苗接种证书的犬、猫等宠物,每人仅限一只。

参考文献

1. 卞耀武、葛志荣：《中华人民共和国进出口商品检验法释义》，北京：法律出版社 2002 年版。

2. 孙大伟：《进出境集装箱检验检疫实务》，北京：中国标准出版社 2002 年版。

3. 洪雷：《WTO 与最新出入境检验检疫实务全书》，北京：中国海关出版社 2003 年版。

4. 洪雷：《中国进出境食品检验检疫实务大全》，北京：中国海关出版社 2004 年版。

5. 洪雷：《新外贸企业与检验检疫》，北京：中国海关出版社 2004 年版。

6. 宋大涵、葛志荣、蒲长城：《中华人民共和国进出口商品检验法实施条例释义》，北京：法律出版社 2005 年版。

7. 陈文培、陈培芳：《加工贸易业务员》，北京：中国海关出版社 2007 年版。

8. 孙跃兰：《海关报关实务》，北京：机械工业出版社 2007 年版。

9. 洪雷：《进出口商品检验检疫》，上海：格致出版社、上海人民出版社 2008 年版。

图书在版编目(CIP)数据

出入境检验检疫报检实用教程/洪雷编著.—2版.
—上海:格致出版社:上海人民出版社,2012
外贸通关系列用书
ISBN 978-7-5432-2154-3

Ⅰ. ①出… Ⅱ. ①洪… Ⅲ. ①国境检疫-卫生检疫-
中国-教材 Ⅳ. ①R185.3

中国版本图书馆 CIP 数据核字(2012)第 188214 号

责任编辑　高　璇　王亚丽
封面装帧　人马艺术设计工作室·储平

外贸通关系列用书

出入境检验检疫报检实用教程(第二版)

洪雷 编著

出　版	世纪出版股份有限公司　格致出版社 世纪出版集团　上海人民出版社 (200001　上海福建中路 193 号　www.ewen.co)	印　刷	苏州望电印刷有限公司印刷	
		开　本	787×1092 毫米　1/16	
		印　张	25.75	
	编辑部热线 021-63914988 市场部热线 021-63914081 www.hibooks.cn	插　页	1	
		字　数	533,000	
		版　次	2012 年 10 月第 1 版	
发　行	上海世纪出版股份有限公司发行中心	印　次	2015 年 11 月第 2 次印刷	

ISBN 978-7-5432-2154-3/F·568　　　　　　　　　　　　　　　定价:45.00 元